食事療法はじめの一歩シリーズ

「やせてきたね」といわれたら

慢性閉塞性肺疾患 COPDの安心ごはん

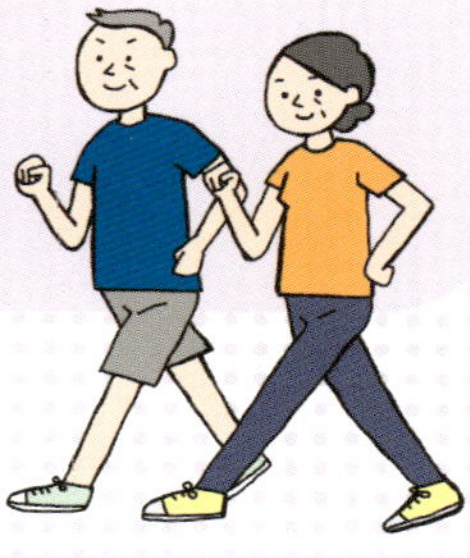

女子栄養大学出版部

咳《せき》や痰《たん》、息切れ。体重がどんどん減ってきた。

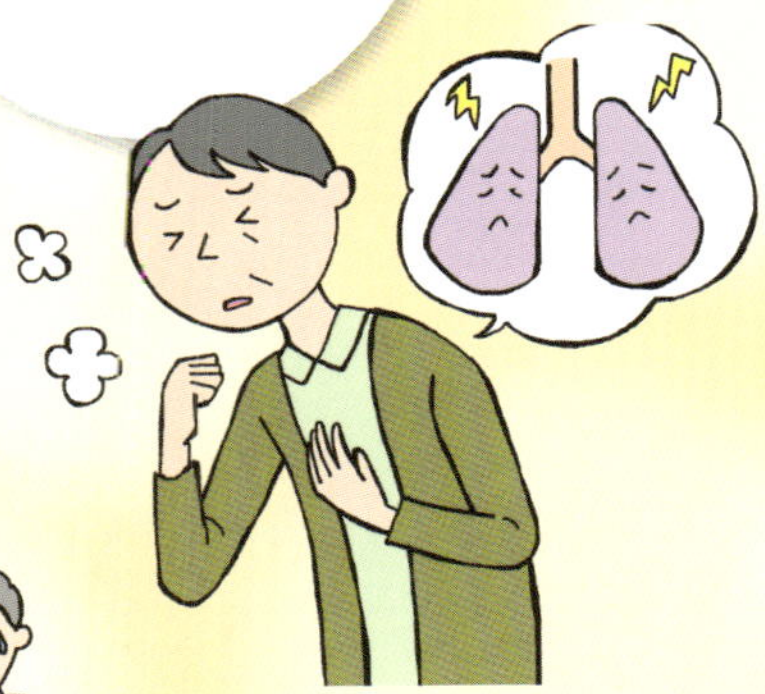

慢性閉塞性肺疾患（COPD=Chronic Obstructive Pulmonary Disease）のおもな原因は喫煙。タバコの煙によって肺に炎症が起こり、咳や痰、息切れがあるために体を動かすことがつらくなり、しだいに食欲もなくなって食べる量が激減。加えて、呼吸するためにたくさんのエネルギーを使うので、どんどんやせてしまうことが多いのです。

やせてきたら体を動かすのも食事をするのもつらい…

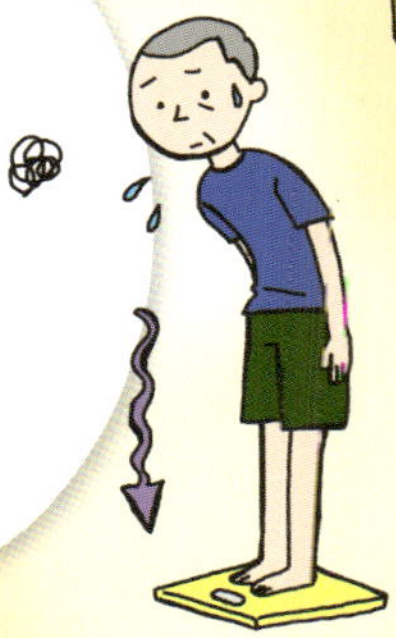

栄養不足が続くと、呼吸するための筋肉が衰えて呼吸がうまくできず、ますます息苦しくなります。しかも体重がどんどん減ってしまうと生活の質が低下するだけでなく、命にかかわることもあるのです。

食事療法を始めるかたへ

不規則な食生活、食べすぎ、運動不足などの生活習慣が原因で起こる「生活習慣病」。よく知られているのが糖尿病、高血圧、脂肪肝、脂質異常症などです。そのおもな原因は「高脂肪・高エネルギー食」と指摘され、生活習慣病と診断された多くの人が脂質、エネルギーのとりすぎを改善する食事を指導されます。

かたや、「慢性閉塞性肺疾患（ＣＯＰＤ）」はその反対。咳や痰など慢性気管支炎のような症状が長期間続いたり、同年代の人と比べるとすぐに息切れを感じてしまう、といった自覚症状から専門医を受診し、精密検査を受けたら、聞き覚えのない「慢性閉塞性肺疾患（ＣＯＰＤ）」と診断されてしまった…。いちばんの原因である禁煙を指導され、呼吸法、運動療法、薬物療法に加え、食事療法では「栄養をとりなさい」「高エネルギー食品を食べなさい」と指導されます。そんなことをいわれたって、なにを

この本は、こんな人におすすめです

「やせないように」といわれてもなにをどのくらい食べればいいの？

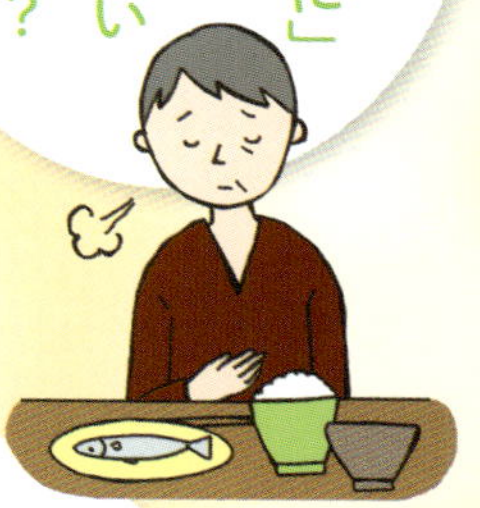

食べる意欲を高めてまた家族と楽しく食事がしたい！

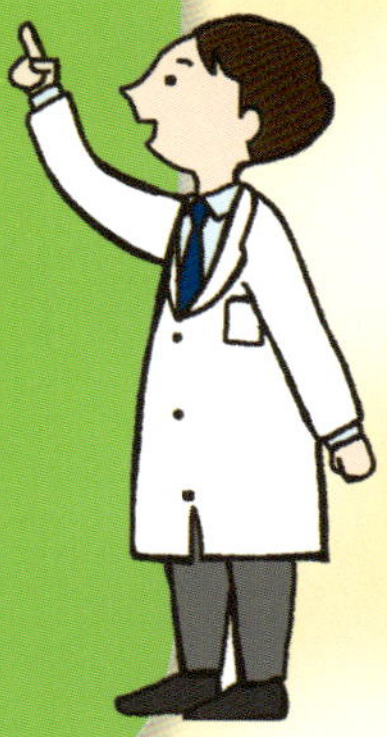

COPDの人は〝やせない食事〟が大きなカギ。そこで本書では、エネルギー、栄養をしっかりとって体重減少を改善するための食事のポイントを、わかりやすく解説しています。積極的にとりたい食材をどのように活用するかを具体的に紹介しています。

本書では、少量でも必要なエネルギーや栄養をとることができ、食欲を高めるくふうが詰まったレシピをたくさん紹介しています。その〝おいしさ〟に食べる楽しみがきっとよみがえってくるはずです。根気よく、食事療法にとり組んでください。

どのくらい食べればいいのかさっぱりわからない…そんな人に読んでいただきたいのが本書です。

COPDは「肺の生活習慣病」ですが、前述の生活習慣病とは違い、食べる量が減ることによって栄養障害に陥り、どんどんやせてしまう人が多い病気です。よって、食事療法の基本は脂質の多い高エネルギー食品や筋肉を作るたんぱく質をとることです。本書は、管理栄養士さんのアイデアが詰まったレシピが満載です。活用して食事療法を続け、適正体重に戻しましょう。

現在、未診断、未治療のCOPDの人が、約530万人も存在すると推定されています。COPDは早めに治療を始めることで病気の悪化を防ぐことができます。COPDになったときに役立つと思われる情報を本書に掲載しました。できることから始めて、生活の質を維持しましょう。

慶應義塾大学医学部呼吸器内科教授
福永興壱

もくじ

本書の使い方

「やせないように食べましょう」と指導される慢性閉塞性肺疾患（COPD）。なにをどれくらい食べるかをイメージしやすいように、メニューを組み合わせた１日の献立例を紹介しています。

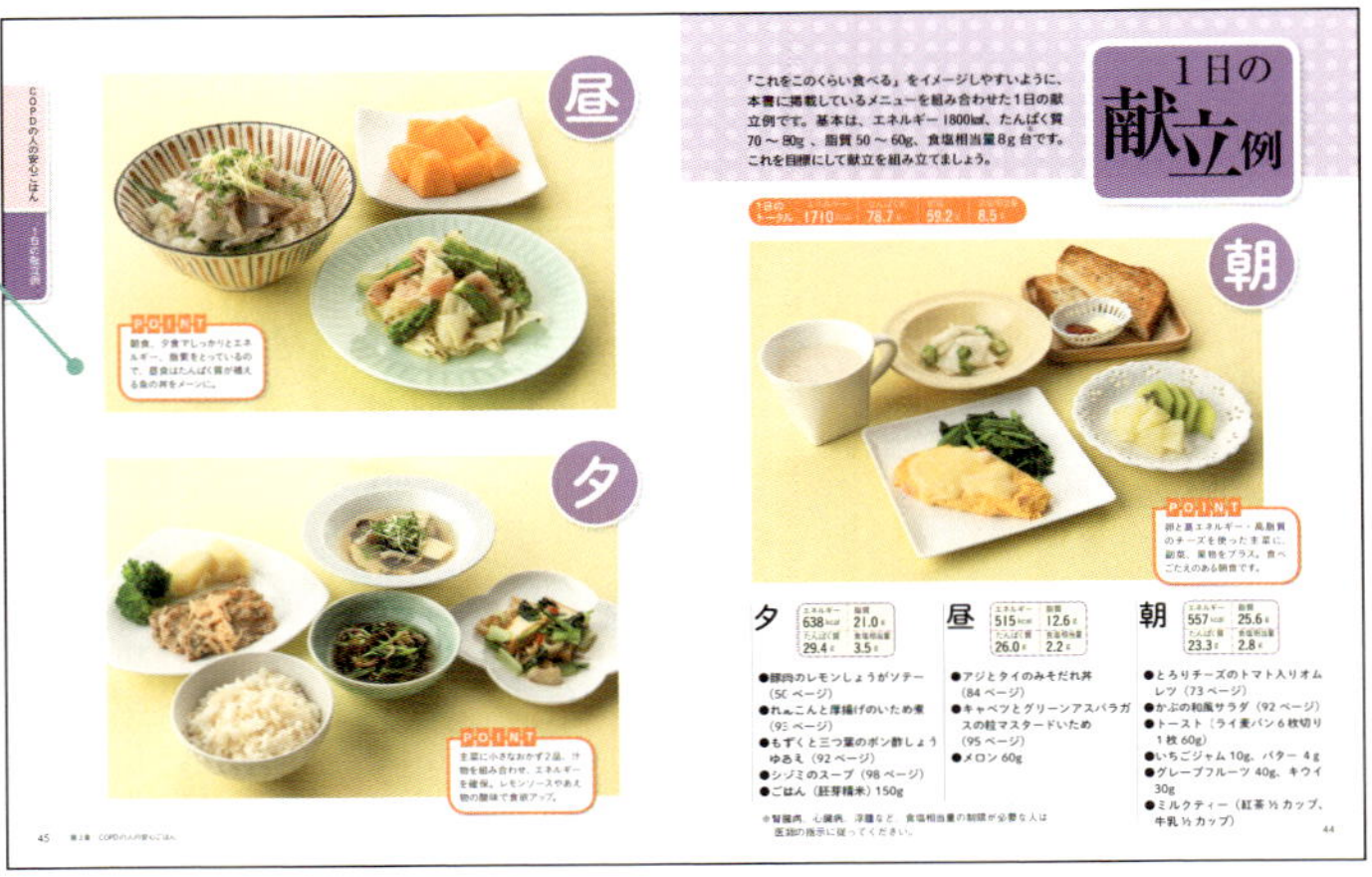

全メニューに、１人分のエネルギー、たんぱく質、脂質、食塩相当量を紹介しています。くわしくは「栄養成分値一覧」（106 ～ 110 ページ）も要チェック！

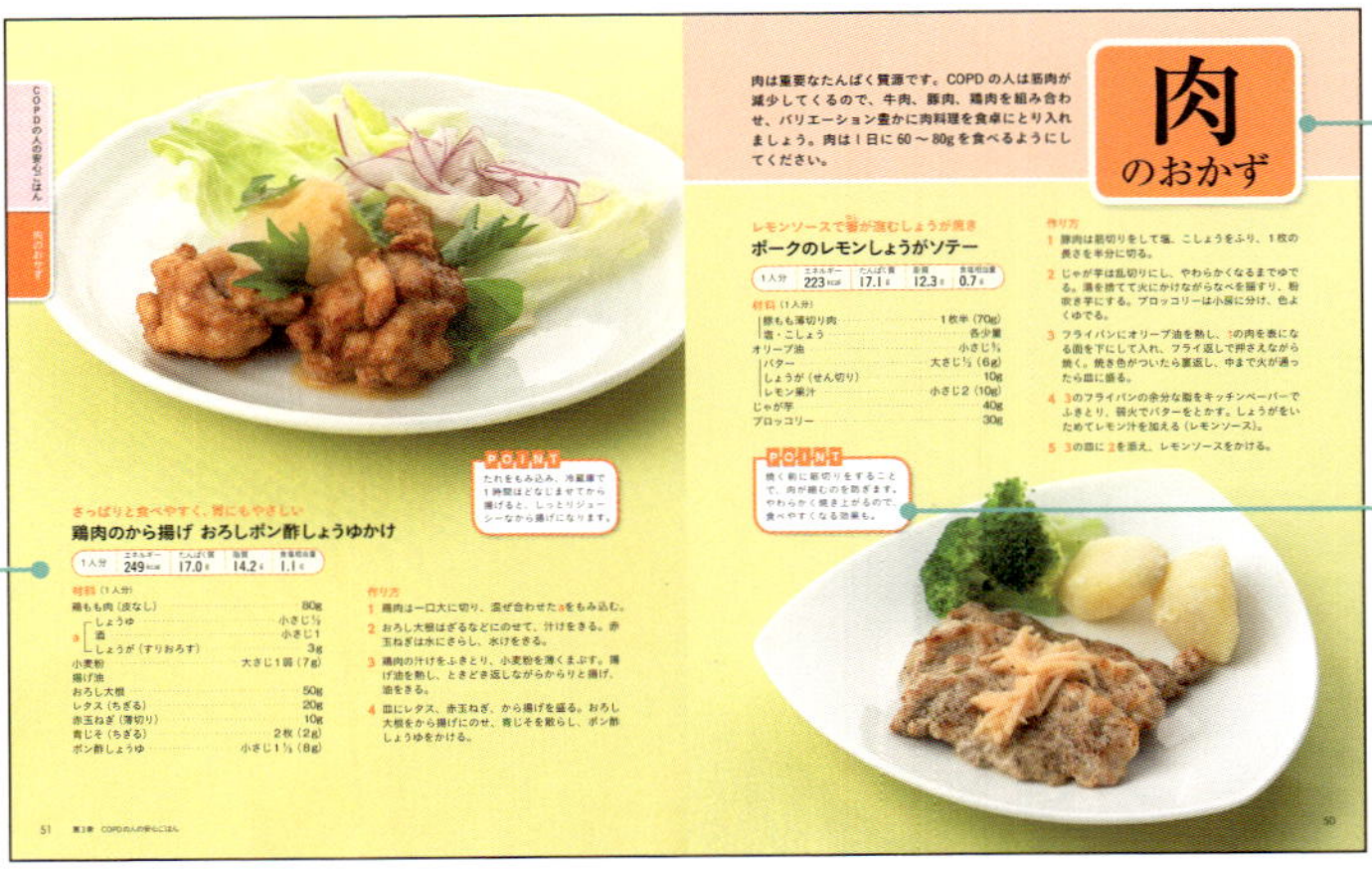

肉、魚介、卵、豆腐、野菜・海藻・芋のおかず、ごはん・パン・めんの主食、汁物、間食を合わせて 69 レシピを掲載しています。

料理の特長、COPD の人向きの食材の選び方や食べやすくする調理のくふうなど、ポイントつき！

「料理レシピ」「栄養成分表示」の見方

- レシピの分量は、基本的に正味重量（下処理したあとの口に入る重さ）で示しています。
- 調味料は塩＝精製塩、砂糖＝上白糖、酢＝穀物酢、しょうゆ＝濃い口しょうゆ、みそ＝淡色辛みそや赤色辛みそを使っています。
- 食物繊維、ビタミンなどをより多く摂取するために、献立（メニュー）のごはんはすべて胚芽精米ごはんを使用しています。
- １カップは 200mℓ、大さじ１は 15mℓ、小さじ１は 5mℓ、ミニスプーン１は 1mℓです（標準計量カップ・スプーンの重量表は 111 ページ参照）。
- 「塩」の分量は「ミニスプーン ½」（精製塩で 0.6g）まで表記し、それ未満を「少量」と表記しています。
- 火加減は、特に表記がない場合は「中火」です。
- フライパンはフッ素樹脂加工のものを使用しました。
- 電子レンジは 600W のものを使用しました。お使いの電子レンジの W 数がこれより小さい場合は加熱時間を長めに、大きい場合は短めにして、様子を見ながら加減してください。
- 「食塩相当量」は「ナトリウム」の量を「食塩（塩化ナトリウム）」に換算した量です。

ミニスプーン
（実物大）

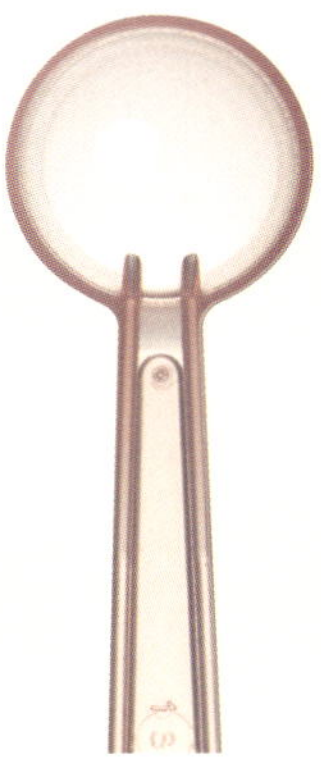

第1章

Chronic Obstructive Pulmonary Disease

慢性閉塞性肺疾患の基礎知識

長引く咳や息切れが気になって専門医を受診したら
診断された「慢性閉塞性肺疾患（COPD）」。ほうっておくと
息切れが悪化して日常生活に支障をきたすことも。まずは
病気のことを知って、じょうずにつき合っていきましょう。

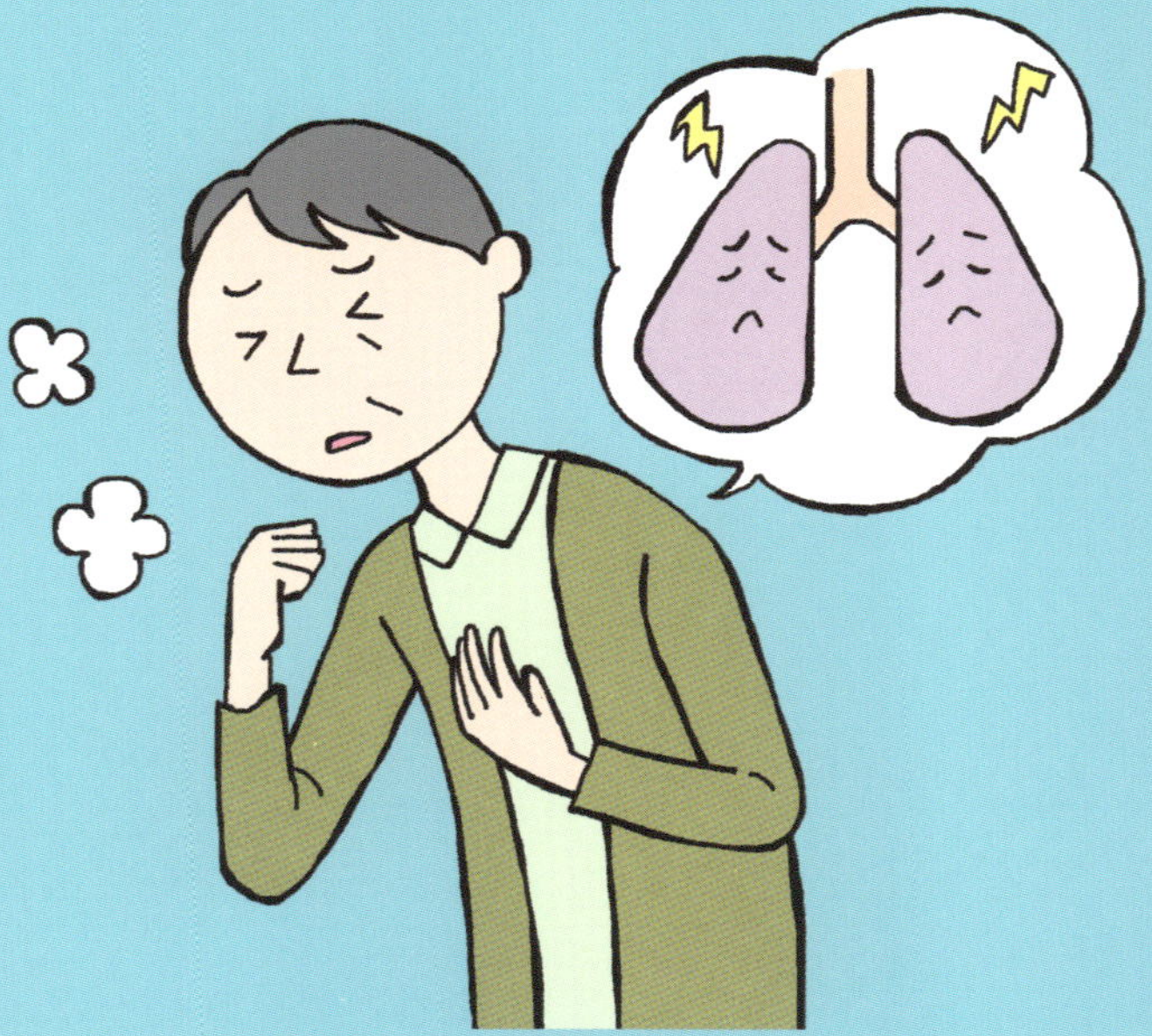

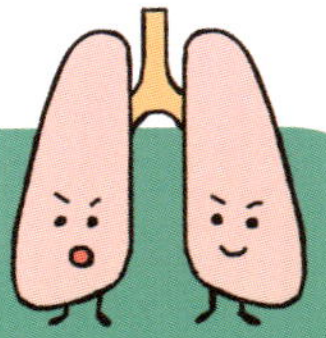

COPDの
基礎知識

肺は呼吸するためのたいせつな器官

肺の中はどうなっているの?

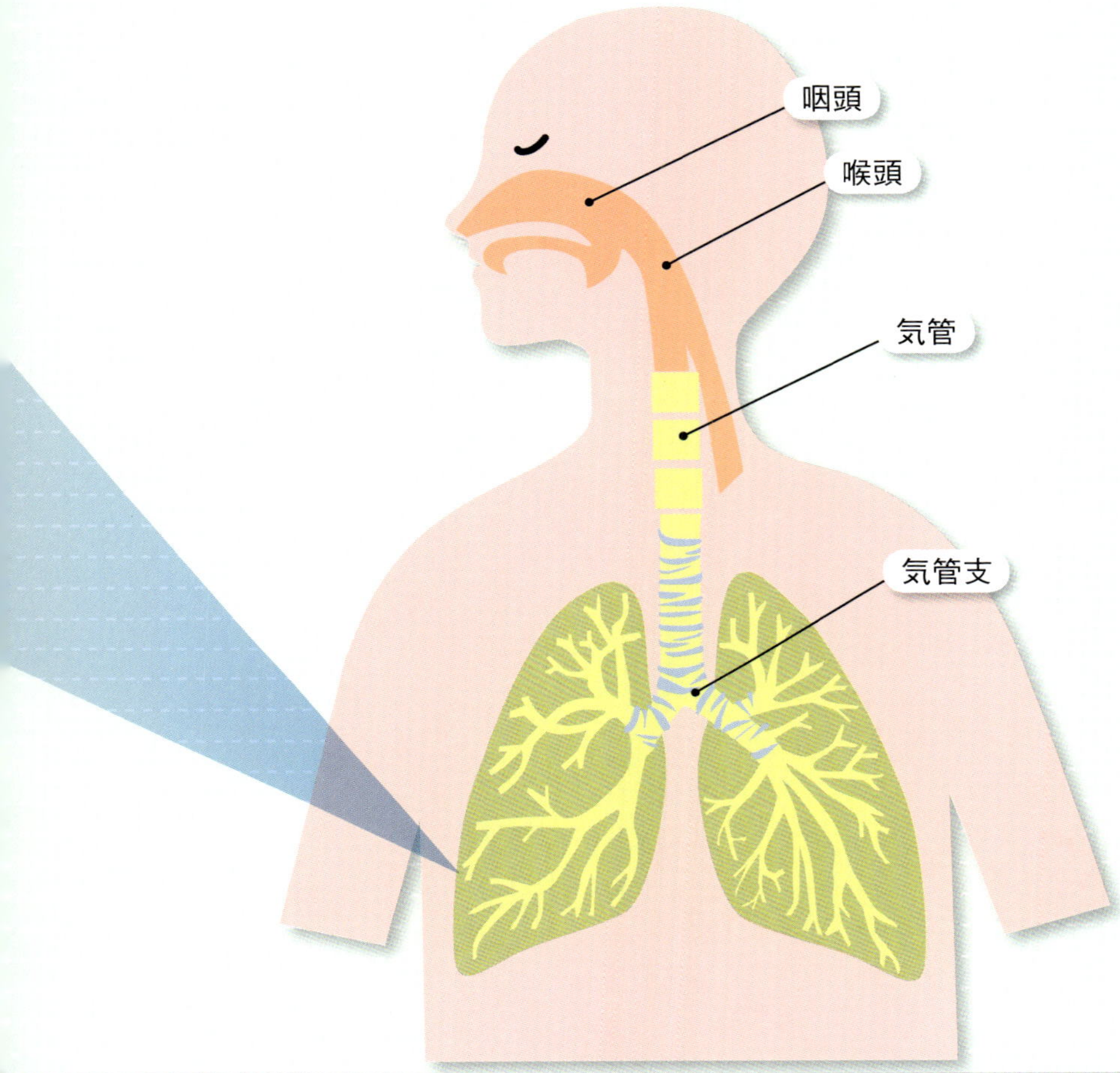

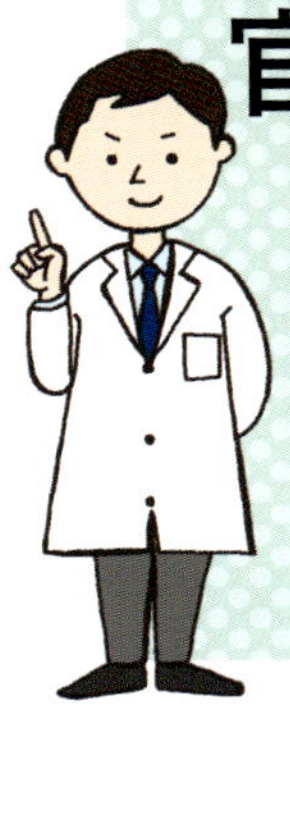

枝分かれしながらどんどん細くなっている肺

まず、肺の構造を見てみましょう。肺を含め、呼吸をするために必要な器官をまとめて「呼吸器」と呼びます。鼻や口からとり込まれた空気は「咽頭」、「喉頭」、「気管」を通って肺に送り込まれます。左右の肺に2つに分かれた部分が「気管支」です。

気管支は、20回以上もの分岐をくり返しながら徐々に細くなります。直径2㎝あった気管が末端のいちばん細い部分では直径0.1㎜。その先端の「肺胞管《はいほうかん》」の先には「肺胞《はいほう》」という空気が入った細胞がぶどうの房のようについた構造になっています。肺胞が集まったものが「肺胞のう」です。

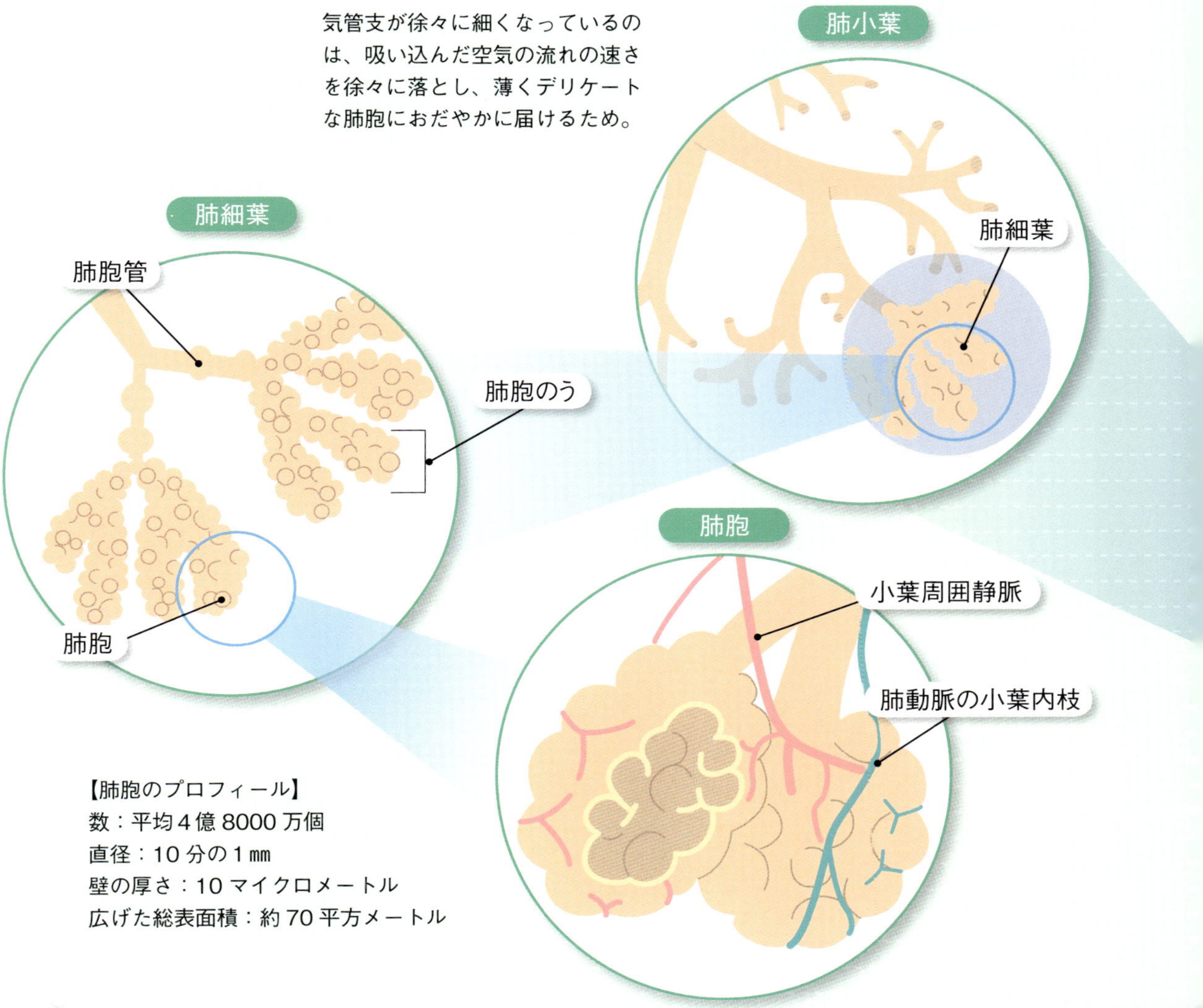

肺の先端の小さな細胞内で酸素と二酸化炭素を交換

肺胞の数は平均4億8000万個で、ひとつの直径はわずか10分の1㎜ほど。肺全体の容積の9割を占め、広げるとテニスコート半面の広さになるといわれています。また肺胞は厚さ10マイクロメートルという薄い壁に囲まれ、そこには網の目のように毛細血管がめぐっています。

肺の重要な働きは酸素と二酸化炭素の「ガス交換」です。生命維持に欠かせない〝酸素〟を呼気からとり入れて血液中に送り込み、全身の細胞に供給します。そして、体内で酸素が燃焼してエネルギーに変わるときに発生した〝二酸化炭素〟を血液から受けとり、呼気として体外に排出します。このガス交換は、「肺胞」と肺胞をとり囲んでいる「毛細血管」との間で行なわれているのです。

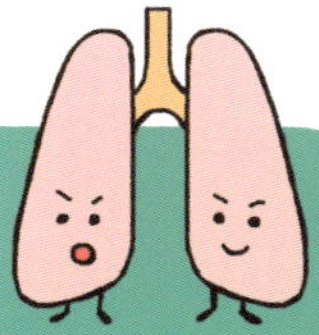

COPDの基礎知識

慢性閉塞性肺疾患ってどんな病気？

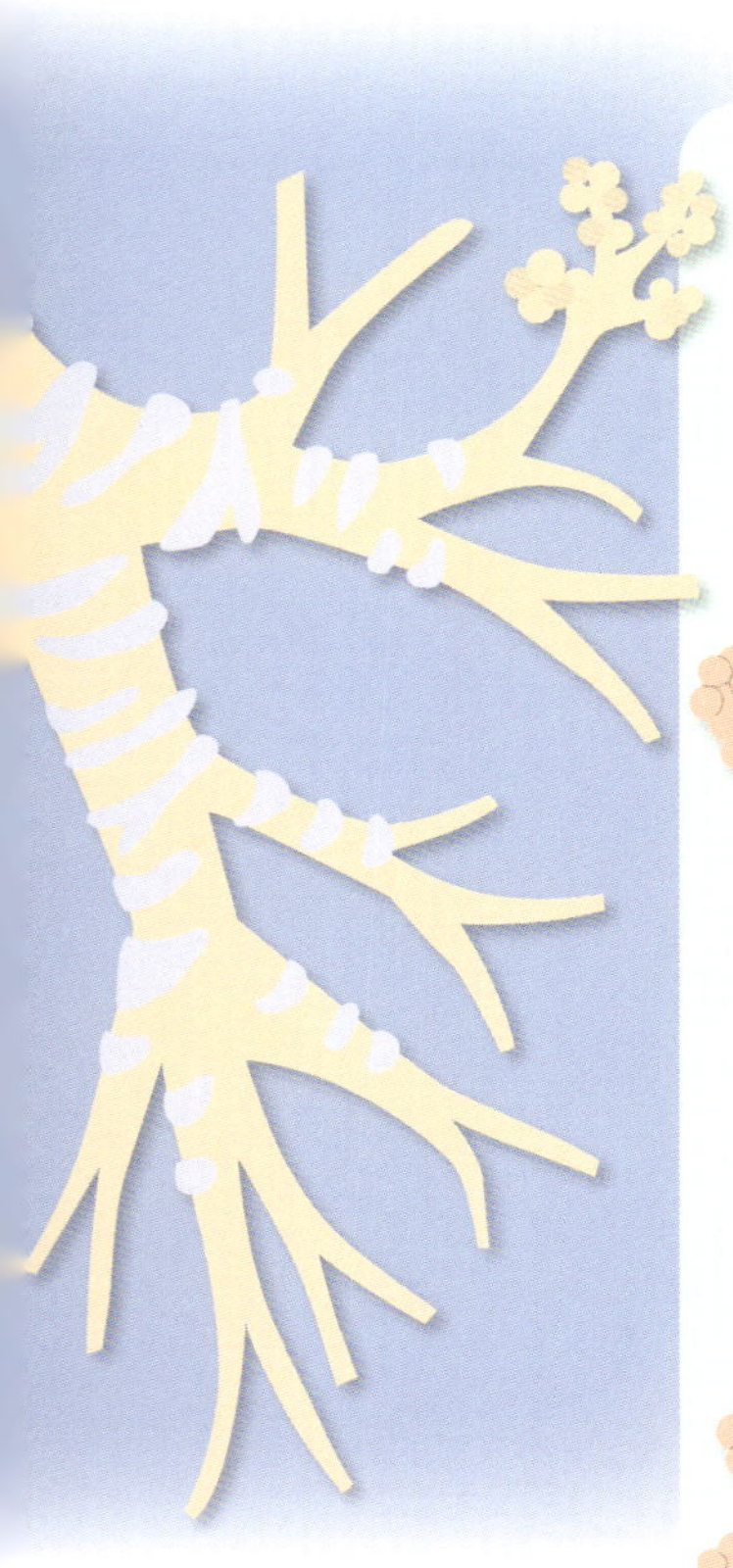

肺胞が広くこわれる「肺気腫」

健康な肺胞

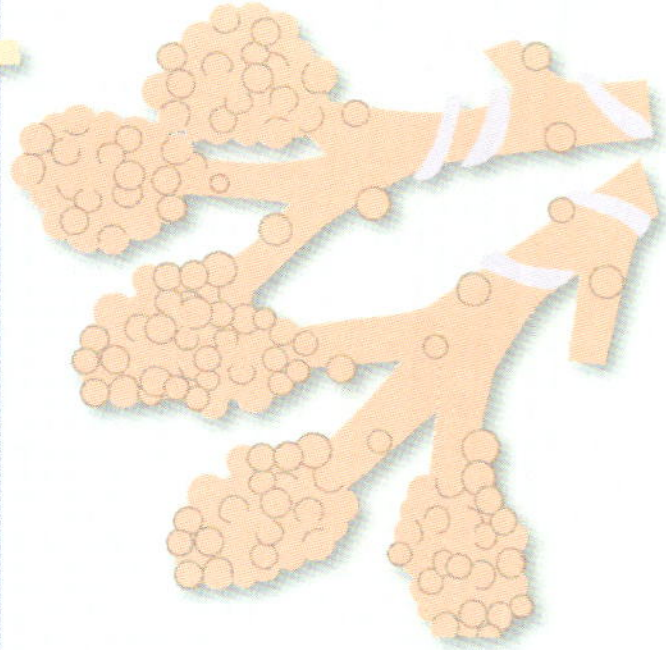

肺胞と、肺胞を網の目のようにとり囲んでいる毛細血管との間で、酸素と二酸化炭素のガス交換がスムーズに行なわれている。

COPDの肺胞

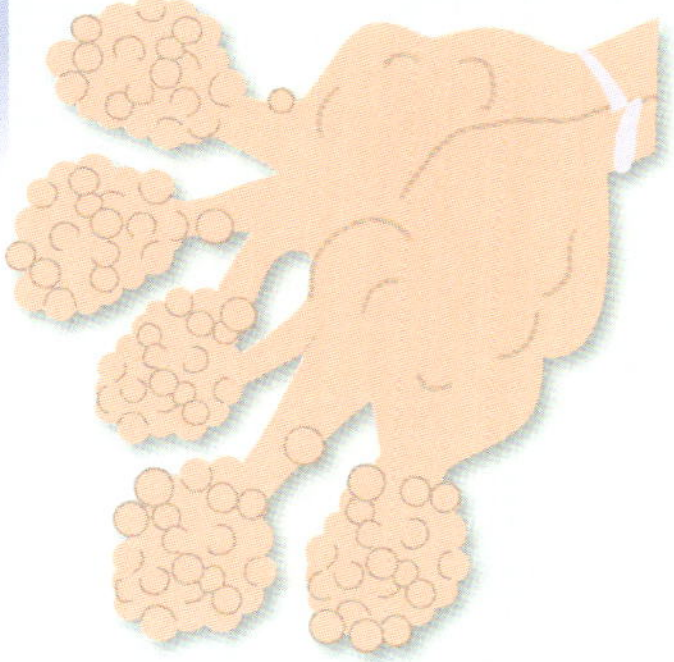

肺胞に炎症が起こると、肺胞がふくらんでつながり、血管がこわれる。ガス交換がうまく行なえず、酸素不足を起こして息切れが強くなる。

ガス交換がうまくできなくなる肺の生活習慣病

慢性閉塞性肺疾患（Chronic Obstructive Pulmonary Disease：「COPD」と略す）は、タバコの煙などの有毒物質の刺激を長期間受け続けることによって起こる肺の病気。最近、最も注目されている〝肺の生活習慣病〟です。

病名が示すとおり、COPDは慢性的に肺の中の空気の通りが悪くなった状態（気流閉塞）です。いらなくなった二酸化炭素が肺にたまったままになり、さらに新鮮な酸素を肺にとり込みにくくなります。

進行すると、命にかかわる呼吸不全に至ることもある、けっして軽視できない重大な病気の一つです。

慢性的に炎症が起こる「慢性気管支炎」

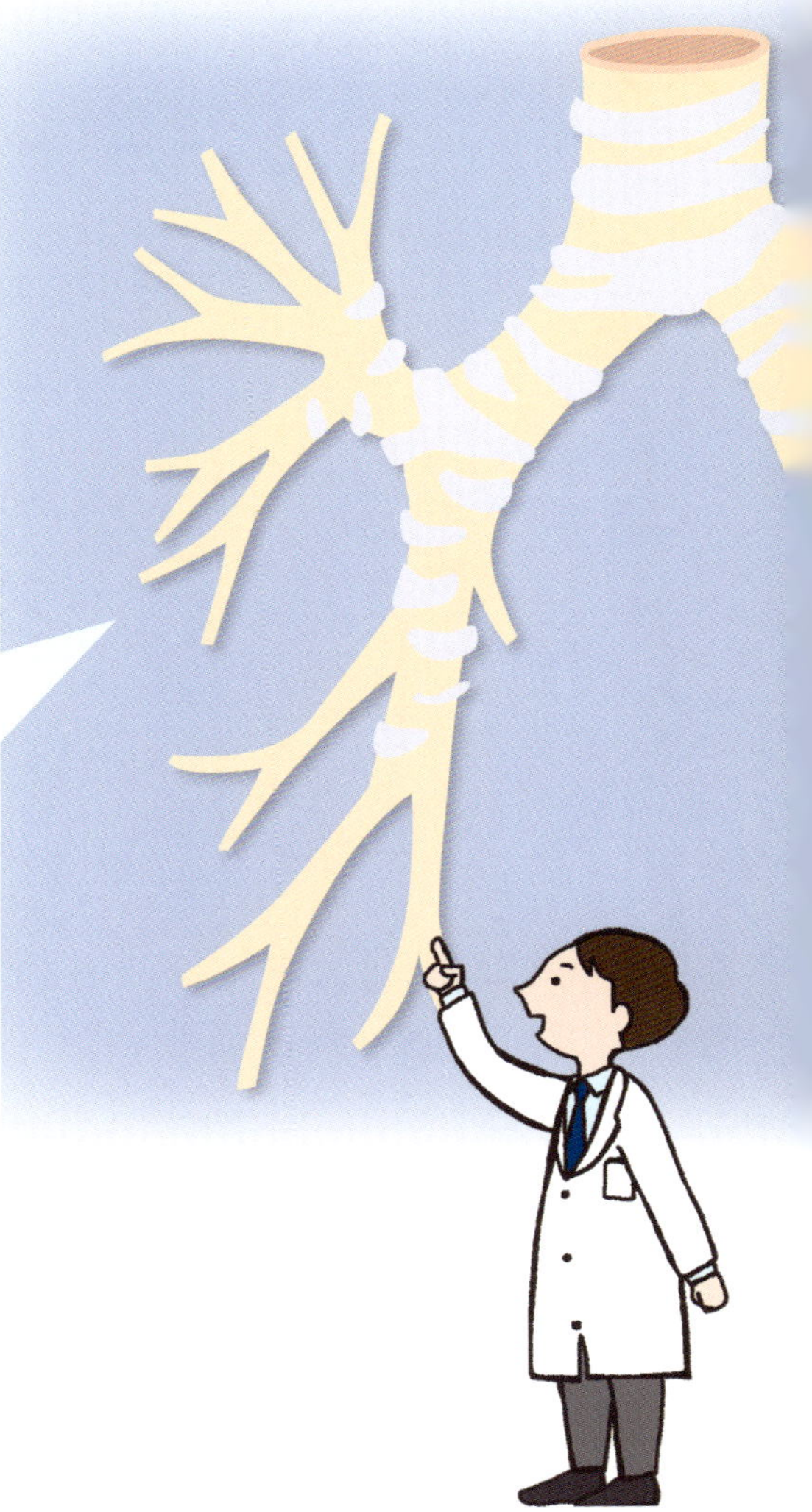

健康な気管支

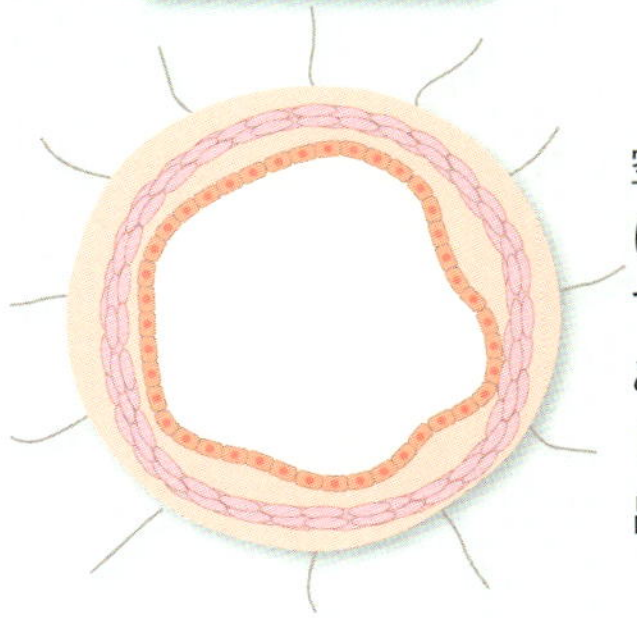

空気を肺に届けるとともに、粘膜から粘液を分泌《ぶんぴつ》して異物をキャッチ。表面にある線毛がのどのほうに押し出し、痰《たん》として体外に排出する。

COPDの気管支

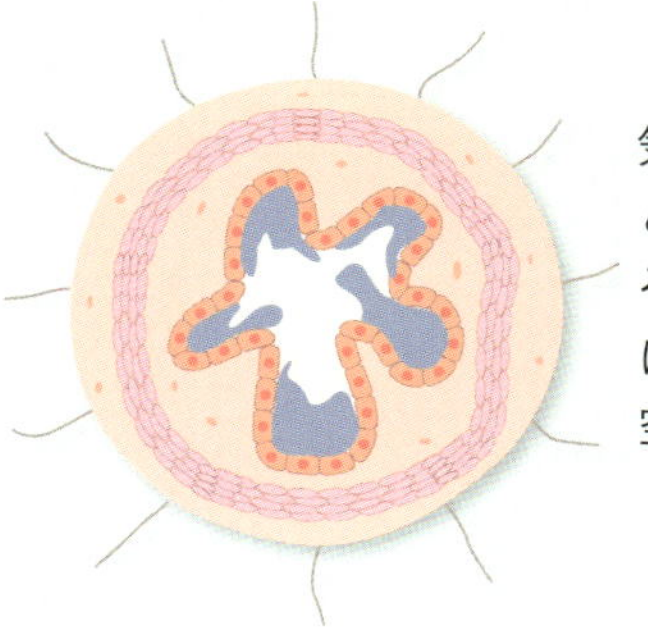

気管支の壁に炎症が起こると気管支が腫《は》れて狭くなる。そこに、炎症によって過剰に分泌された痰が詰まり、空気の流れが妨げられる。

気流閉塞を招く二つの病気をあわせ持つ

病気の一つは、肺胞が炎症によって広くこわれた「肺気腫」。タバコなどの有害物質によって肺胞の壁が破壊されると、肺胞は古いゴム風船のように弾力がなくなります。ガス交換を充分に行なえないために酸素不足に陥り、息切れが現われるのです。もう一つの病気は「慢性気管支炎」。気管支に慢性的に炎症が起こると、押しつぶされて狭くなった気管支内に、本来なら異物をからめとって体外に排出される痰が気管支に詰まり、空気が通れなくなります。

以前は、これらは別の病気とされていましたが、二つをあわせ持っていることが多く、明確に病名を分けるのがむずかしいと考えられ、慢性的に気流閉塞を起こしている病気を「COPD」と呼ぶことが2001年に国際的に統一されました。

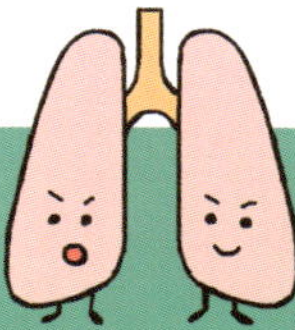

COPDの基礎知識

患者の90％以上が喫煙歴あり

喫煙とCOPDの関係

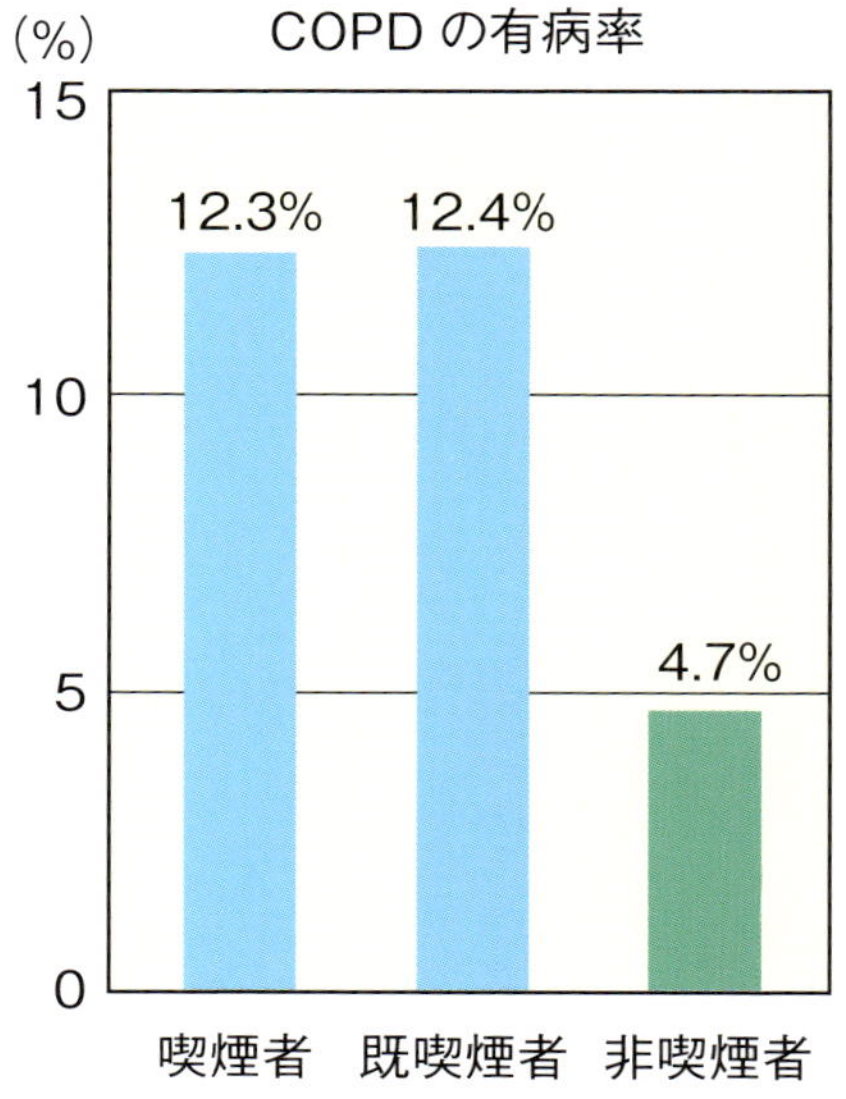

（NICE スタディ 2001より）

喫煙経験のない人の COPD 発症率は５％以下ですが、現在喫煙している人、または過去に喫煙経験のある人の約 12％が発症しています。

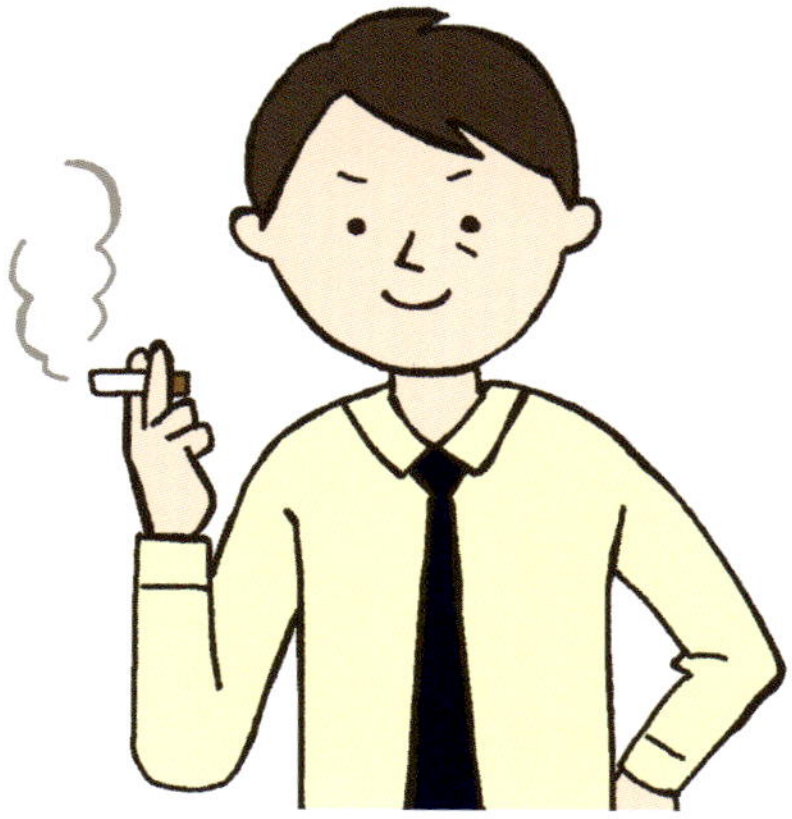

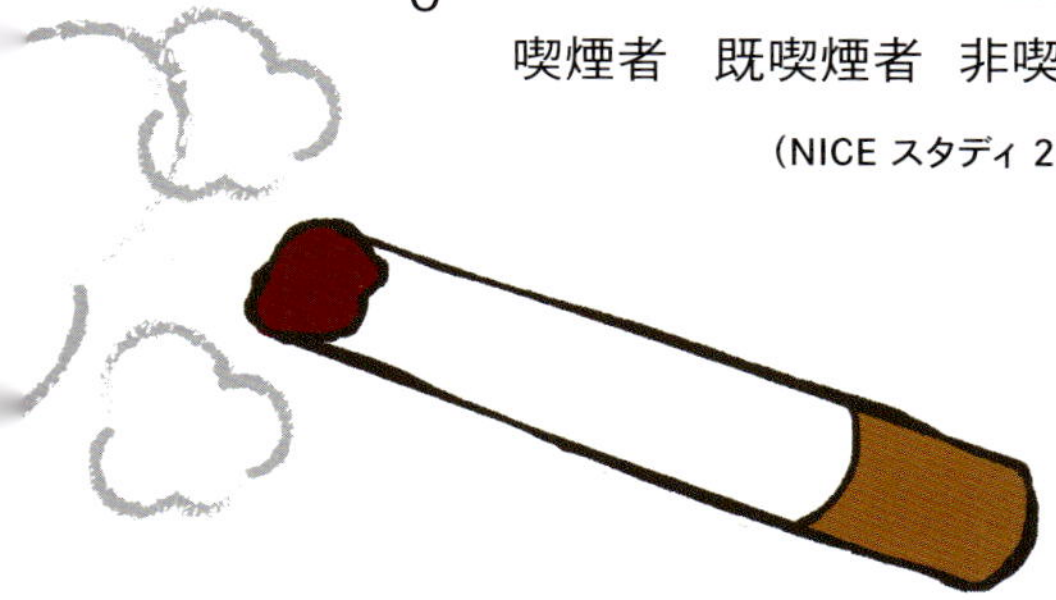

タバコの煙には重金属、ダイオキシン類、ベンゾピレン、ニトロソアミン類、アルデヒド類など発がん性物質が約 70 種類含まれている

微粒子状のタバコの煙が肺の奥の肺胞まで到達

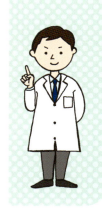

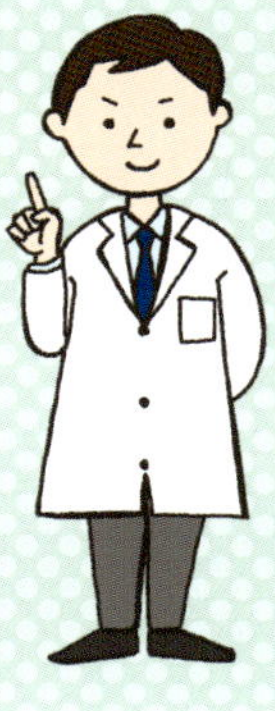

肺の機能は年齢とともに徐々に低下していきますが、喫煙者の低下の度合いは極端で、機能低下の速度は非喫煙者の数倍以上といわれています。ＣＯＰＤに関しても、遺伝性に発症することもありますが、わが国ではごくまれ。ＣＯＰＤの原因には大気汚染物質や粉塵《ふんじん》などがありますが、トップにあげられるのはタバコの煙。日本では、ＣＯＰＤの患者さんの90％以上が喫煙している人か、かつて喫煙していた人です。

喫煙すると、肺の中ではなにが起こるのでしょうか。

タバコの煙は直径わずか0.4～１マイクロメートルほどの微粒子状物質

タバコの煙が炎症を起こす仕組み

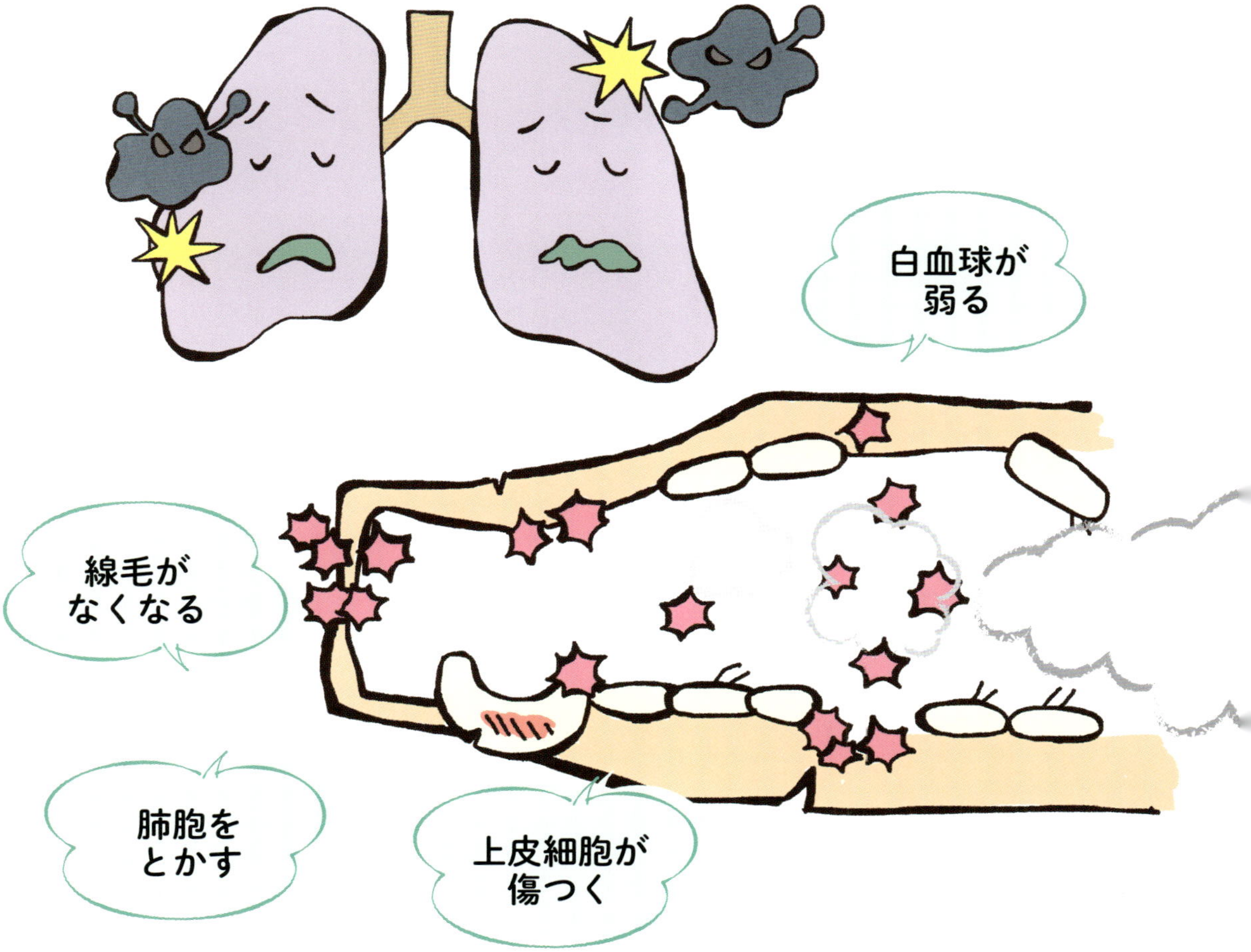

（健康に影響を及ぼすPM2.5）です。非常に細かいために上気道では除去されず、肺の奥の肺胞までたやすく入り込みます。その中にはカドミウムなどの重金属、ダイオキシン類など約70種類の発がん性物質をはじめ、数千種類の有害物質が含まれます。

有害物質が細胞を傷つけ、炎症を起こす

タバコの煙の肺への影響は多くの研究でわかっています。タバコの煙を吸入することで、これらの有害物質が肺や気管支の細胞を傷つけ、慢性的に炎症を起こします。やがて、白血球やリンパ球などの免疫力が弱まり、炎症がさらに広がります。すると、気管支およびその周囲の組織がこわれ、気管支の壁が弾力を失い、気管支が押しつぶされて空気が通れなくなります。また肺胞がこわれてかたくなり、ガス交換を行なえなくなるのです。

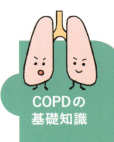

慢性閉塞性肺疾患はゆっくり進行する

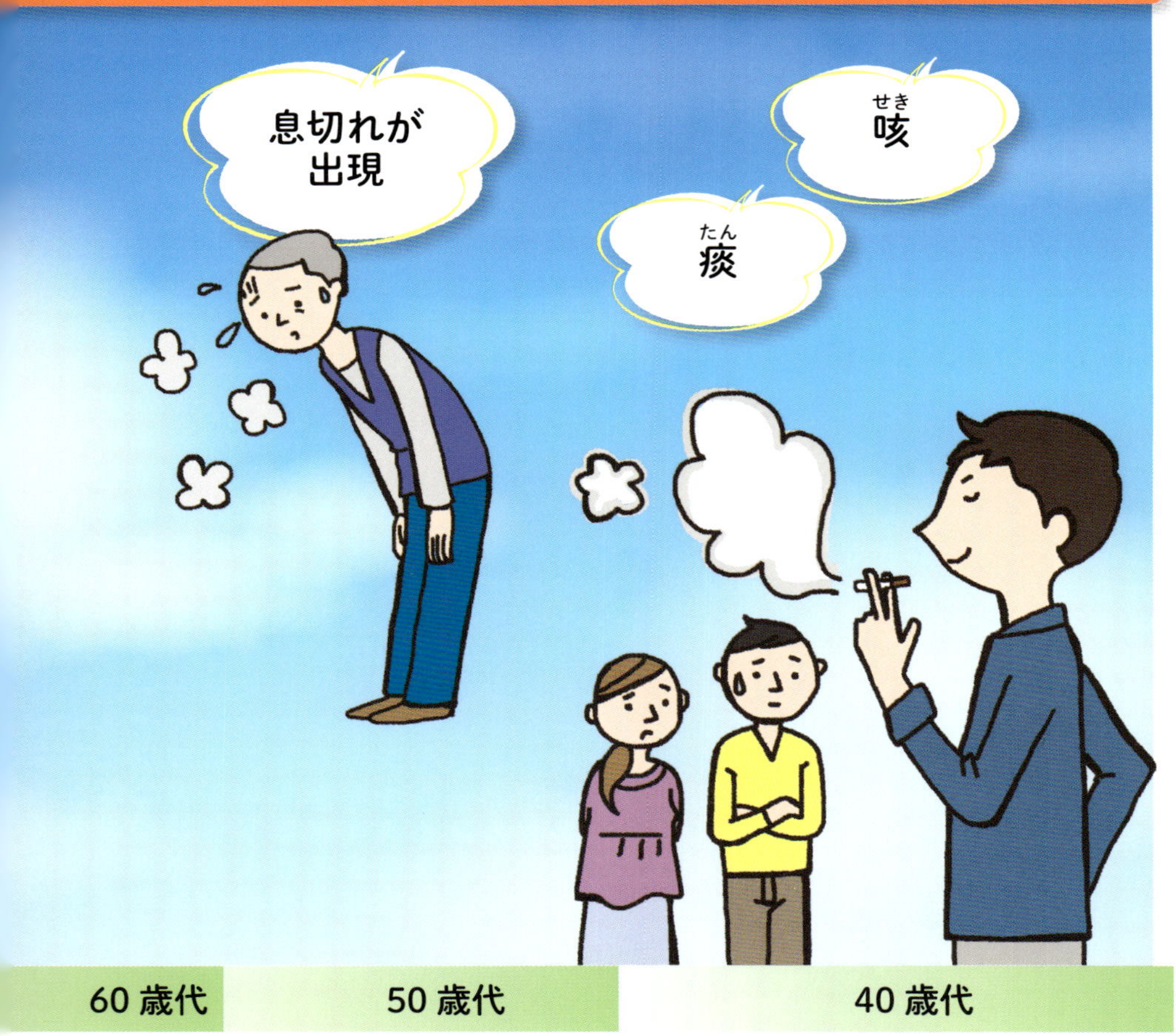

悪化する息切れは体が発しているサイン

ＣＯＰＤはゆっくりと進行していく病気です。初めは咳や痰が現われる程度なので、〝かぜかな?〟と軽く考え、見逃すことが少なくありません。喫煙者は咳込みながらタバコを吸ったり、痰がからまったりする経験をしているのではないでしょうか。

しかし、肺胞や気管支の破壊が進んでくると、階段や坂道を上るとき、ゴルフでラウンドしているとき、重い荷物を持ったときなどに、息切れを感じるようになります。かぜをひくと、なかなか治らないこともあります。

さらに病気が進行すると、息切れが悪化して、平地を歩いても途中で

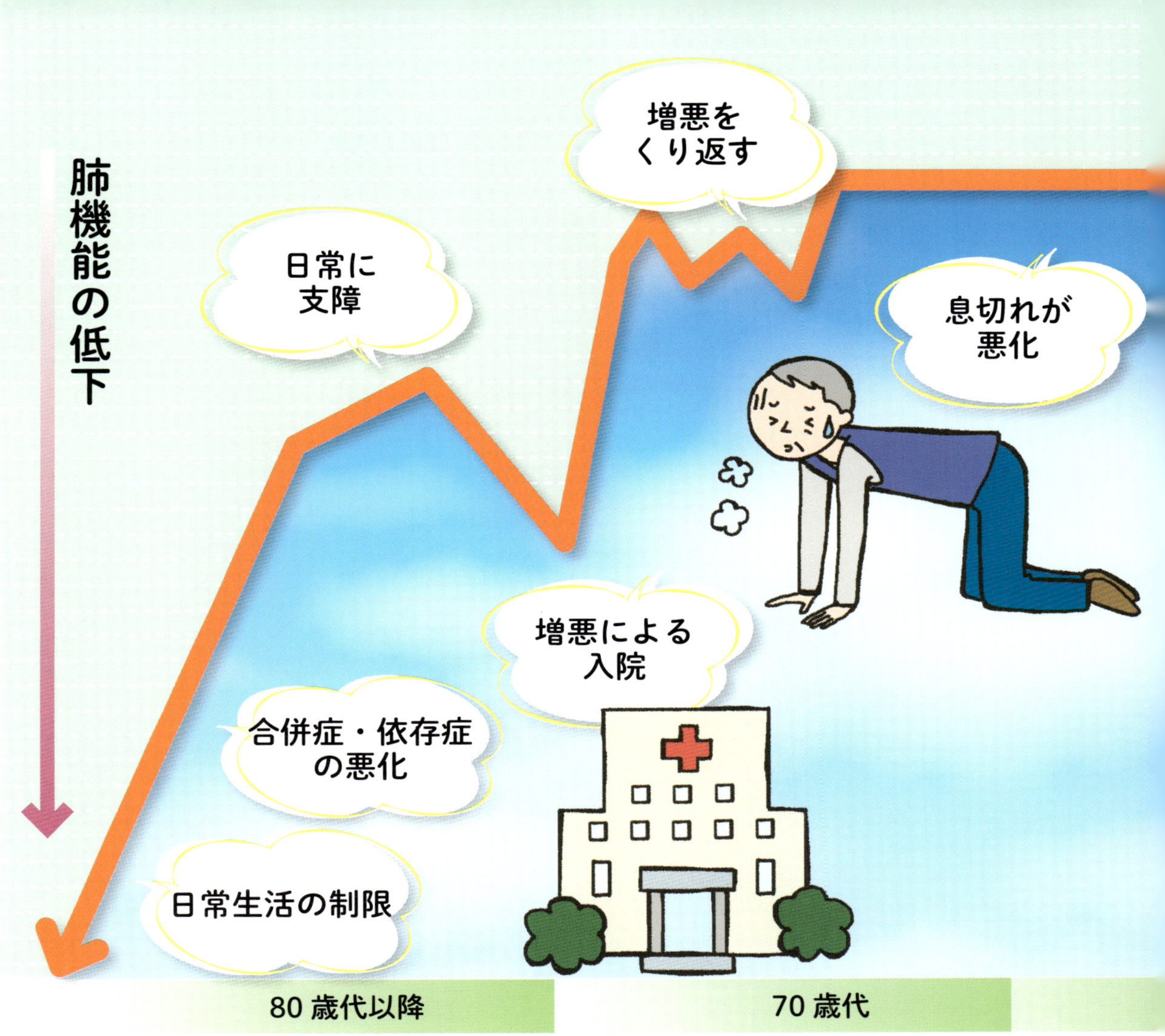

立ち止まったり、歩くのが遅くなったりすることもあります。酸素を体にとり入れる機能だけでなく、二酸化炭素を肺から排出する機能も低下し、「呼吸不全」といわれる状態に至っているからです。

重症化すると生活の質も著しく低下

そして、安静にしていても充分な酸素をとり込むことができなくなり、トイレや入浴といった軽い作業をするだけでも酸欠状態になってしまいます。重症になり、血液中の酸素濃度が非常に低くなったときには、在宅酸素療法がすすめられます。

咳、痰、息切れなどの症状が急に悪化する「増悪《ぞうあく》」をくり返すようになると日常生活に支障をきたし、入院することにもなります。合併症や併存症が悪化すると、ますます日常生活も制限され、生活の質が著しく下がってしまいます。

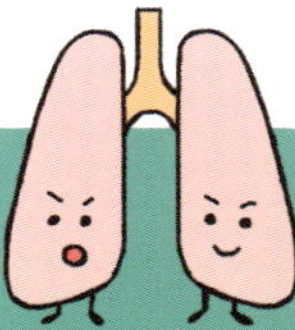

診断の決め手は肺機能検査

スパイロメーターによる肺機能検査

努力肺活量（FVC）

胸いっぱい吸い込んだ空気を、“一気に最後まで吐き出せる”空気の量。COPDの人は一気に吐き出すことができないため、“ゆっくりと吐き出す”「肺活量（VC）」より少なくなります。

1秒量（FEV_1）

「努力肺活量」のうち、最初の1秒間に吐くことができた空気の量。性別、年齢、身長によって標準値が異なります。

1秒率（FEV_1 ／ FVC × 100）

「努力肺活量（FVC）」に対する「1秒量（FEV_1）」の割合。70％未満の場合に「閉塞性換気障害」と診断され、COPDの可能性があります。

1秒量から「肺年齢」がわかります！

「肺年齢」は「1秒量」から標準の人に比べて呼吸機能がどの程度かを“年齢”という指標で確認する目安。肺の健康意識を高め、病気の予防、早期発見に役立ちます。

●肺年齢の計算式

男性:（0.036×身長（㎝）－1.178－1秒量（ℓ））÷0.028
女性:（0.022×身長（㎝）－0.005－1秒量（ℓ））÷0.022

●たとえば、60歳男性で、身長168㎝、努力肺活量3.62ℓ、1秒率68%、1秒量2.46ℓの場合を計算してみましょう。

（0.036×168－1.178－2.46）÷0.028＝86.071…

計算の結果は「肺年齢は86歳」です。1秒率も70%以下なので、COPDやほかの呼吸器疾患が疑われます。

肺機能検査の「1秒率70％」が診断の基準

COPDの診断は、息切れの強さだけでは診断できません。また、かなり病変が進行しないと、胸部エックス線などの画像検査でも発見するのがむずかしい病気です。

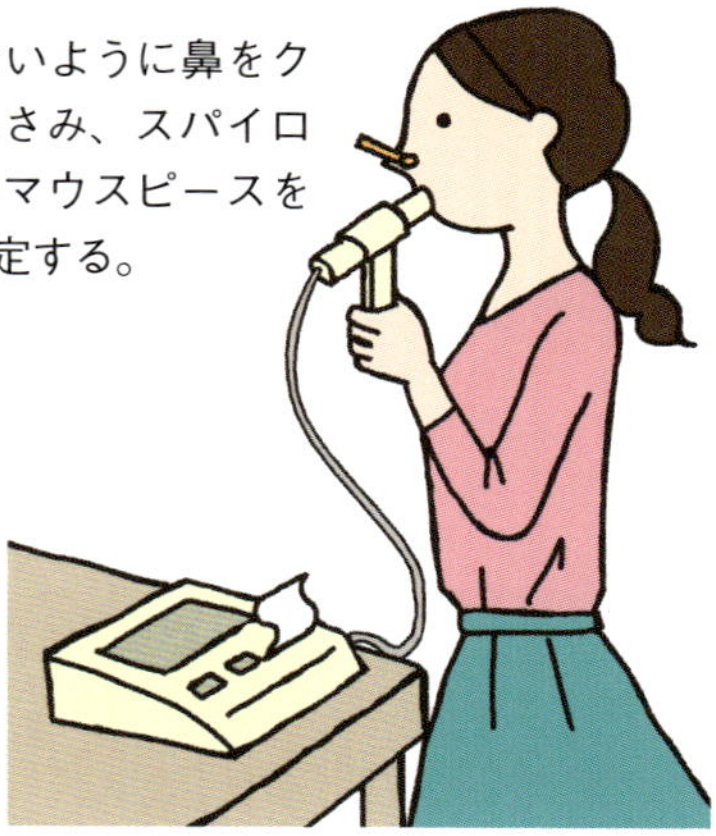

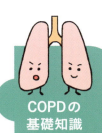

息が漏れないように鼻をクリップではさみ、スパイロメーターのマウスピースをくわえて測定する。

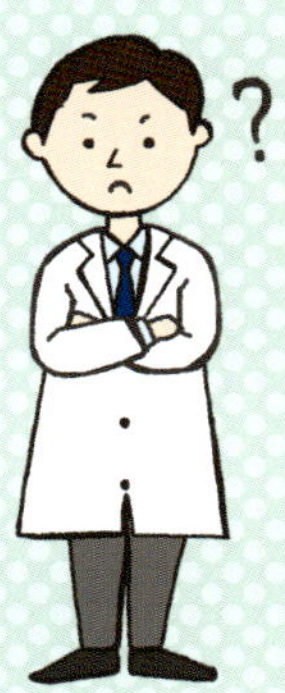

診断を確定するためのその他の検査

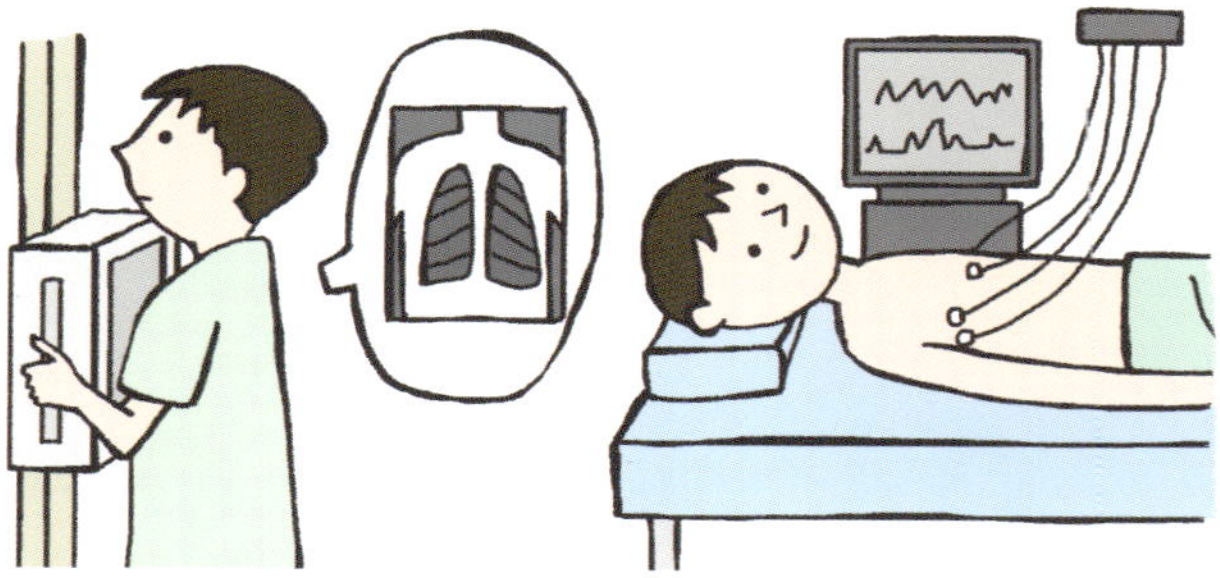

心臓病が疑われる場合は心臓の超音波検査も行ないます。

血液・生化学検査

咳《せき》、痰《たん》、息切れなどの症状が感染症から生じているものかどうかを調べます。また血液中のたんぱく質、酵素、ホルモンなどの数値を調べ、COPD以外の病気の有無の判断基準にもなります。

6分間平地歩行テスト

息切れの強さを調べるために、「パルスオキシメータ」という機器をつけ、看護師や理学療法士のつき添いのもと、平地を6分間歩く検査を実施します。健康であれば、歩行距離は500m以上、酸素飽和度は92%以上で、歩行前との差は4%以内。この差が4%以上になると、息切れが重症であると診断されます。また前回の測定時より、歩行距離が45m以上低下していたり、酸素飽和度の低下などが見られたりしたら、症状が悪化していることがわかります。

胸部エックス線撮影

症状が進むと、「肺が黒っぽく写る」「肺が大きくなって心臓が細長く見える」「横隔膜が平らに写る」などが見られます。間質性肺炎など似た病気の可能性を除外したり、肺がんの有無を確かめられます。

心電図検査

COPDは心臓への負担が大きくなるため、不整脈、肺の機能異常に由来する「肺性P波」がないかを心電図によって調べます。心臓の筋肉の壁が肥厚している「心肥大」の診断基準にもなります。

診断の決め手となるのが「スパイロメーター」という装置を使って行なう肺機能検査です。まず、息を思いきり吸い込み、一気に吐き出した空気の総量「努力肺活量」を測ります。このとき、最初の1秒間に吐き出した空気の量が「1秒量」です。「努力肺活量」に対する「1秒量」の割合が「1秒率」で、ＣＯＰＤかどうかを判断するための基準となります。70%以上が正常。1秒間に肺の中の空気を70%以上吐き出すことができることを示しています。

逆に70%未満であれば、ＣＯＰＤやぜんそくなどの病気が考えられます。ただし、ぜんそくなどの既往歴がなく、現在も喫煙している、もしくは過去に長期間の喫煙歴がある人はＣＯＰＤが疑われます。

肺機能検査は、健康診断では受診年度に40歳および50歳の人は「付加健診」で、あるいは呼吸器内科など専門の医療機関で受けられます。

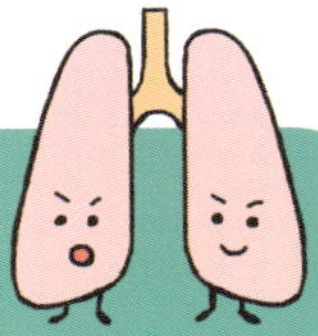

COPDの
基礎知識

治療の基本は生活習慣の改善

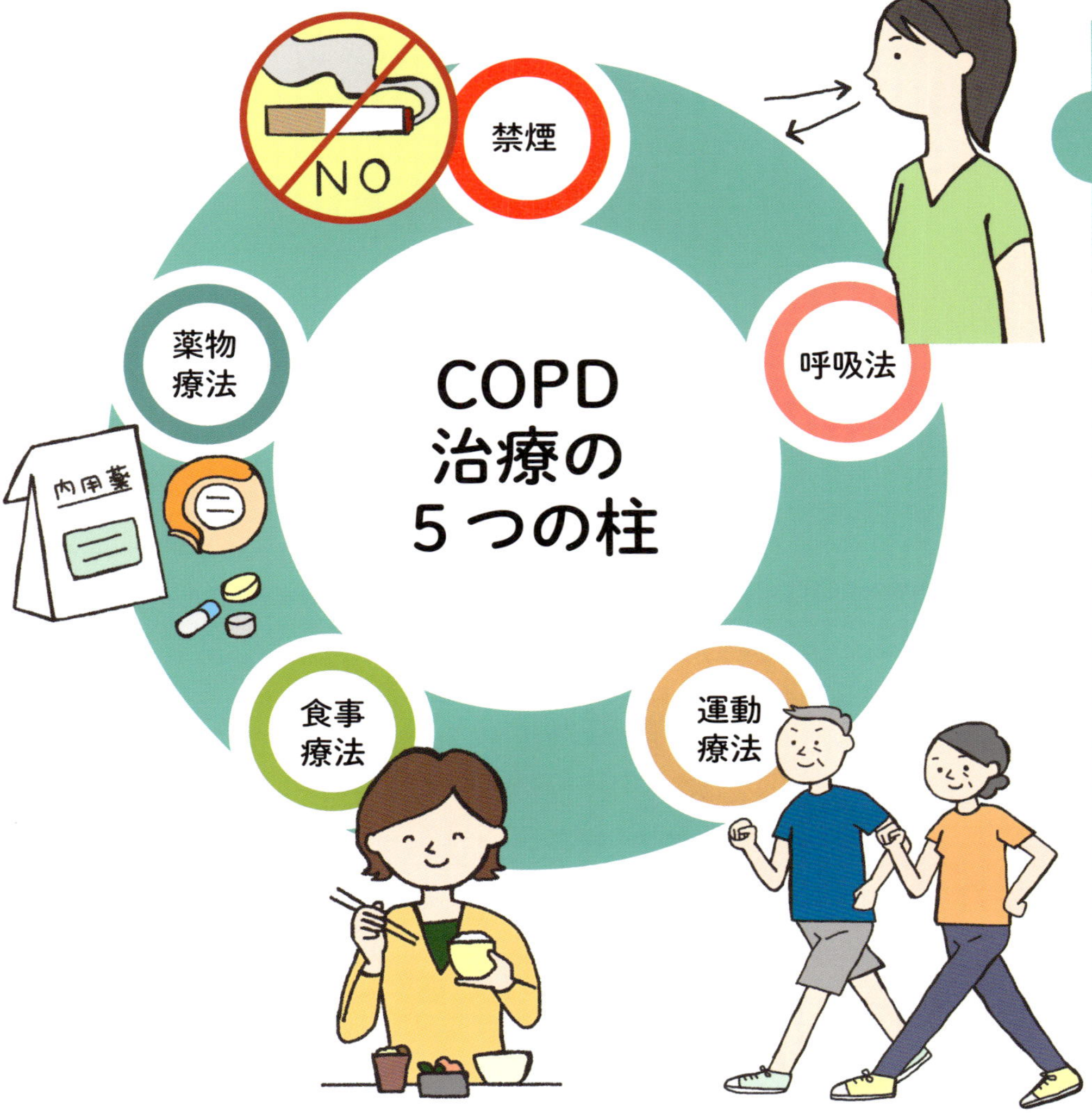
禁煙
NO
呼吸法
運動療法
食事療法
薬物療法
内用薬
COPD
治療の
5つの柱

生活改善、適切な治療で生活の質を保ちましょう

ＣＯＰＤは、自分で日常の生活習慣を改善することが治療の基本となります。

それにはまず、「ＣＯＰＤはどんな病気か」「自分はどんな状態で、どんな治療が必要か」「生活面ではなにを注意すべきか」など病気のことを理解することがたいせつ。そのうえで、禁煙することはもちろん、呼吸法、運動、食事などに注意しながら、薬による治療を続けましょう。

慢性の病気なので、治療は長期にわたって続きます。生活を改善し、適切な治療を生涯続けていくことで、生活の質を保ちながら社会活動の範囲を広げることが可能になるのです。

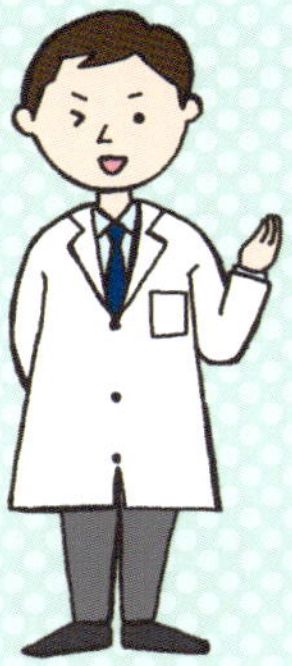

① 禁煙

禁煙はもっとも効果の高い予防・治療法です。早く禁煙すればするほどCOPDの予防効果が高くなり、高齢になってからでも発症リスクが減少することがわかっています。

喫煙によって破壊された肺は元に戻らず、肺年齢を若返らせることはできませんが、禁煙することで肺の機能低下の速度は、喫煙していたころよりずっとゆるやかになります。COPDが発症している場合でも、直ちに禁煙すれば治療効果が上がり、進行を止めることが可能です。

タバコは喫煙者本人だけでなく、受動喫煙もCOPDの危険因子になります。家族のためにも、禁煙を成功させましょう。禁煙を確実にサポートしてくれる禁煙補助剤を利用するのも手。自分の力だけで禁煙するよりも楽に禁煙することができます。

禁煙を成功させる10のコツ

- 家族、職場の同僚に禁煙を宣言する
- タバコ、ライター、灰皿を処分
- タバコが吸いたくなったら水を飲む
- 食後、すぐに歯をみがく
- 禁煙は“家族のためにもなる”と考える
- タバコの害についてイメージを持つ
- “若返る”“健康長寿”など禁煙のメリットを思い浮かべる
- まわりの人に禁煙をすすめる
- 喫煙する人のそばに近づかない
- コーヒーやお酒を控える

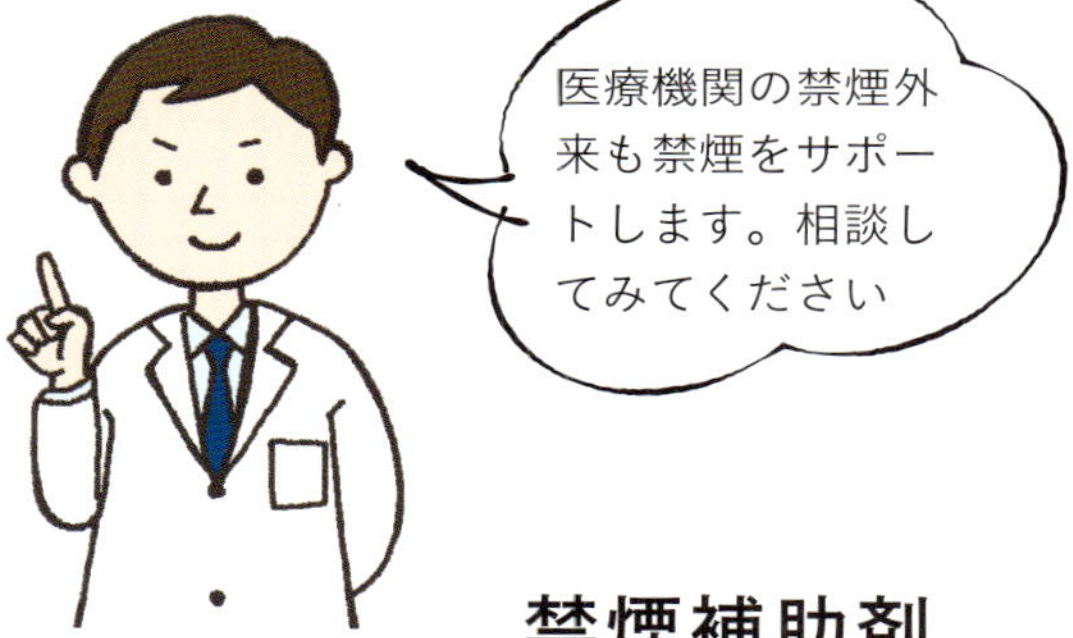

禁煙補助剤

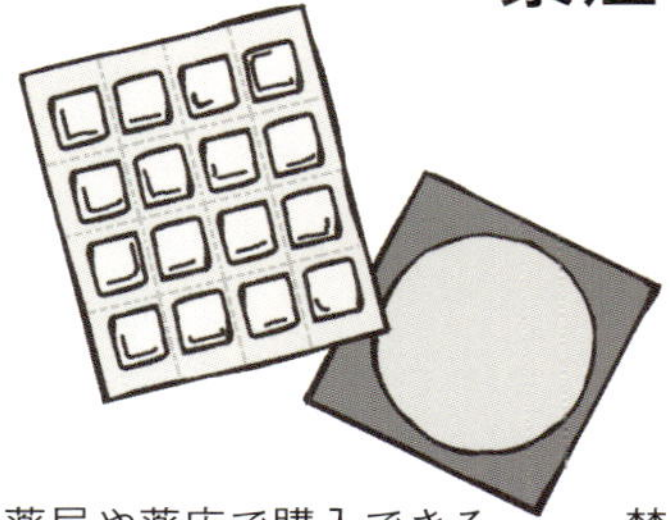

薬局や薬店で購入できる「ニコチンガム」や「ニコチンパッチ（貼り薬）」。

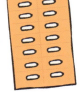

禁煙外来で処方される「バレニクリン」。標準的な使用期間は12週間。

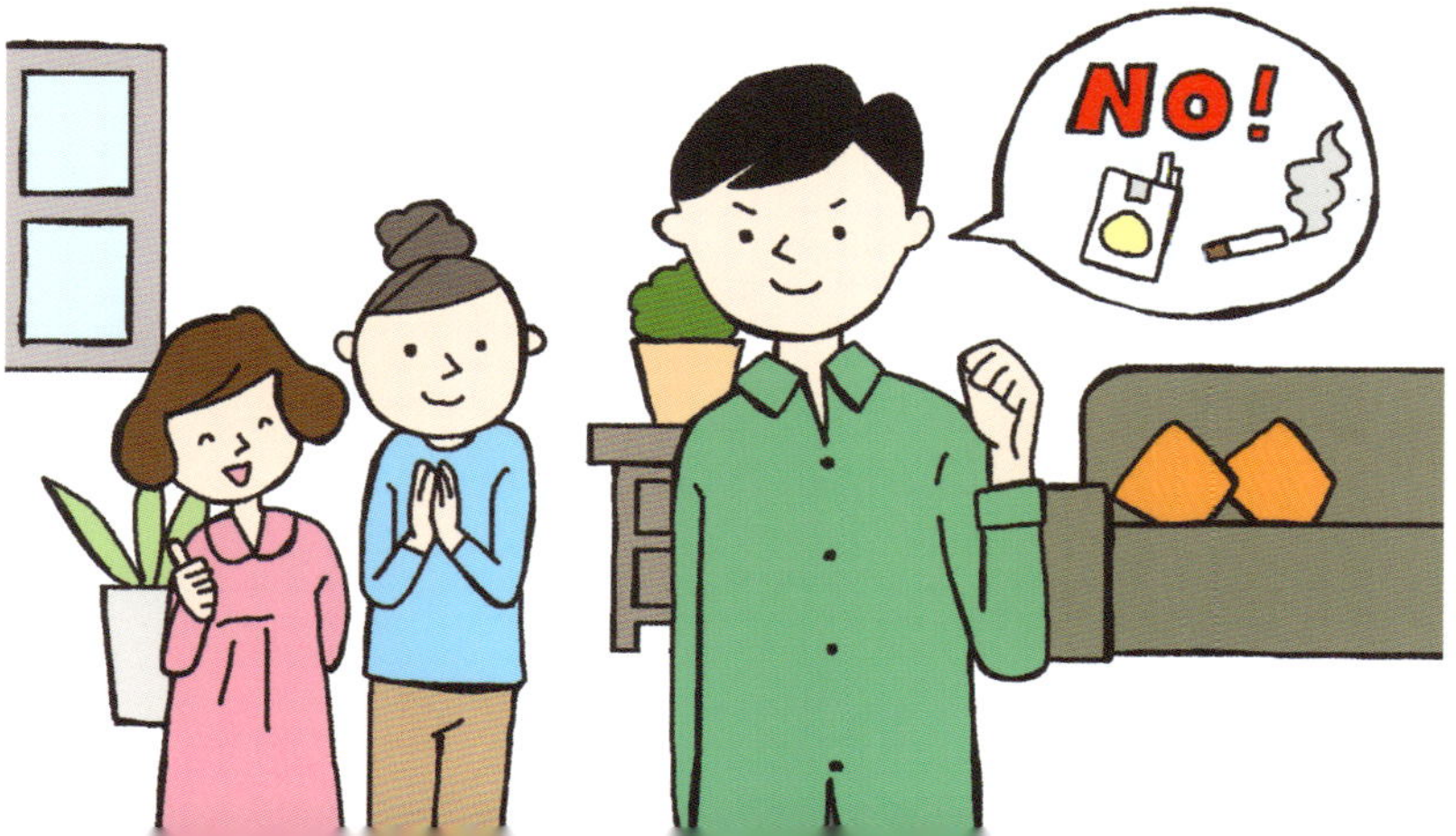

② 呼吸法

　息苦しくなると、息を吸うことばかりに一生懸命になって充分に息を吐かなくなります。どんどん肺がふくらんで呼吸がうまくできず、かえって息苦しさが増加。これを避けるために息を吐くことを意識した呼吸法「口すぼめ呼吸」を練習します。医師、理学療法士が正確な方法を指導します。

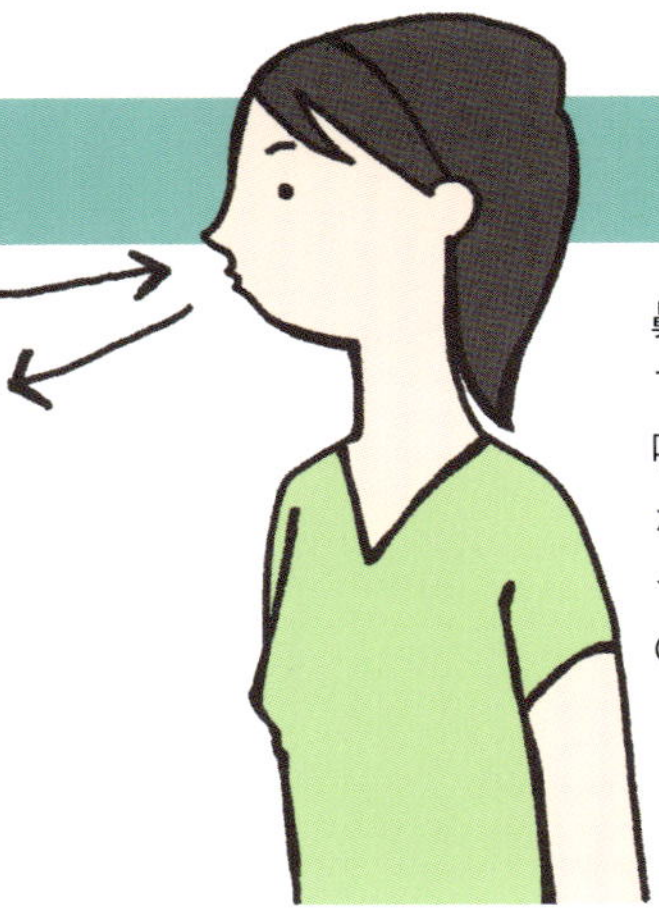

鼻から息を吸い、口をすぼめて「フー」と長めに息を吐く。吸うときの３～５倍の時間をかけてゆっくりと吐くのがポイント。１分間に10回程度のペースで。

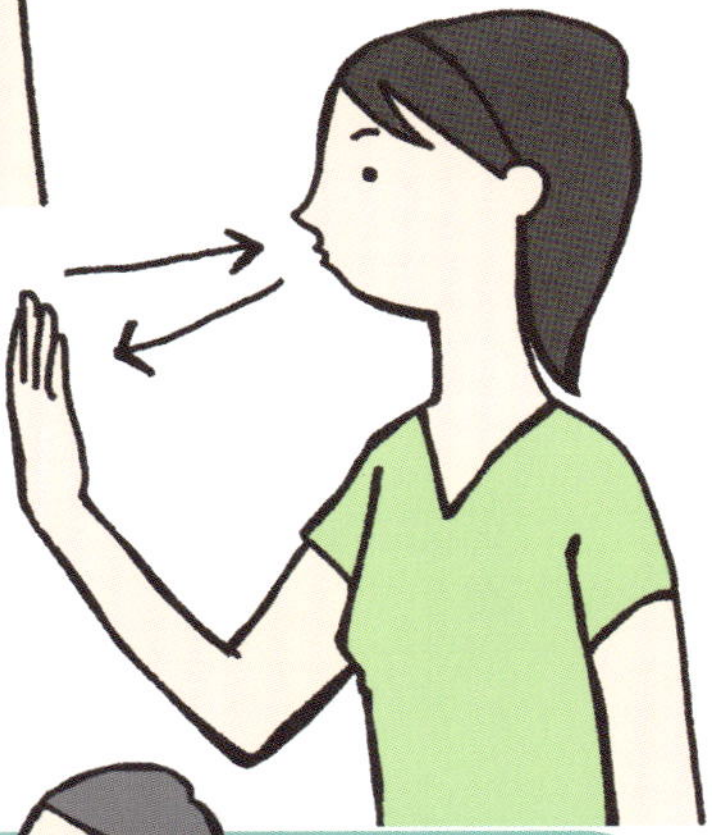

口元から30㎝ほど離した手のひらに向かって息を吐き、その息が感じられるかをチェック！

●マスターしたい「口すぼめ呼吸」

口をすぼめて長く息を吐く呼吸法です。口をすぼめて息を吐くと、気管支の内側に圧力がかかり、気管支のつぶれを防ぎながら空気を効率よく吐き出すことができます。

③ 運動療法

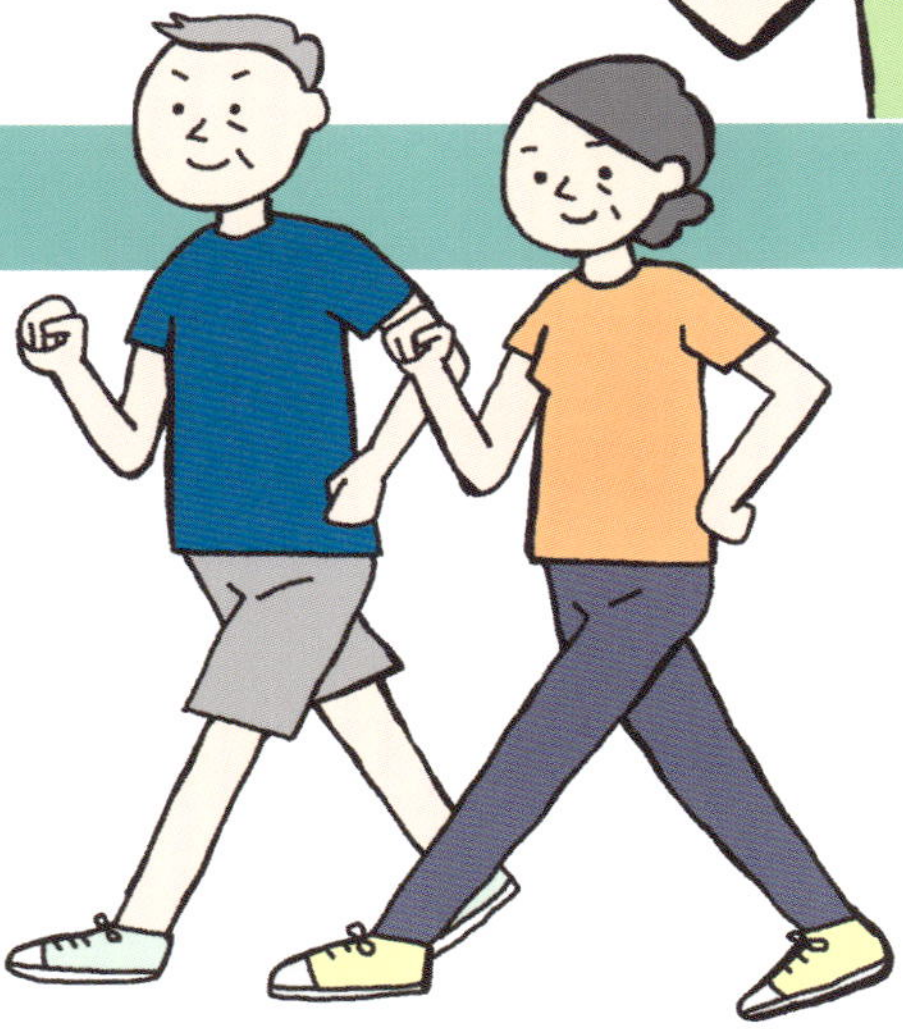

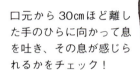

　動くと息切れがするので、動くのがおっくうになり、すわってばかりの生活で筋力がどんどん低下します。すると、軽い動作をしても必要とする酸素量が増えてしまうので、息切れがしだいに強くなります。COPDの人には運動療法が不可欠。足腰の筋肉だけでなく、呼吸を行なうさいに使われる腕や腹筋も鍛えると効果的です。

●呼吸法、運動療法を続けると症状が改善！

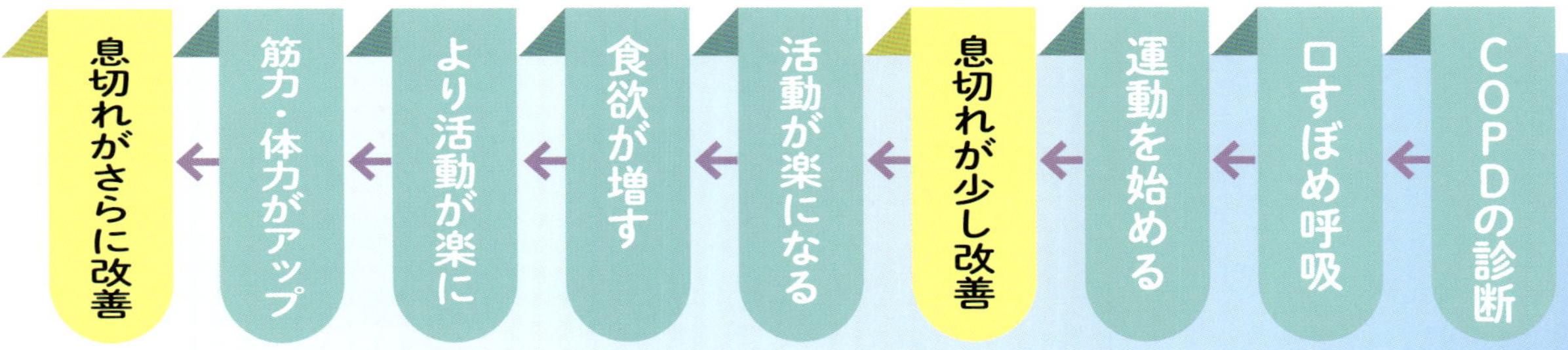

4 食事療法

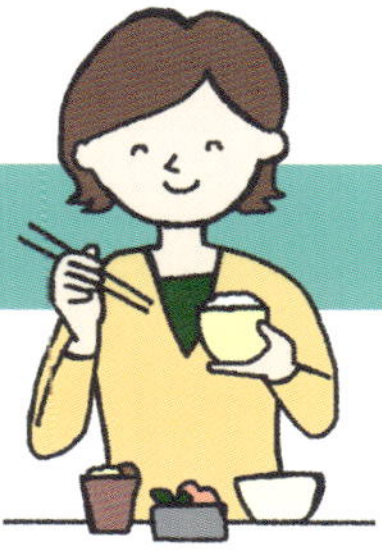

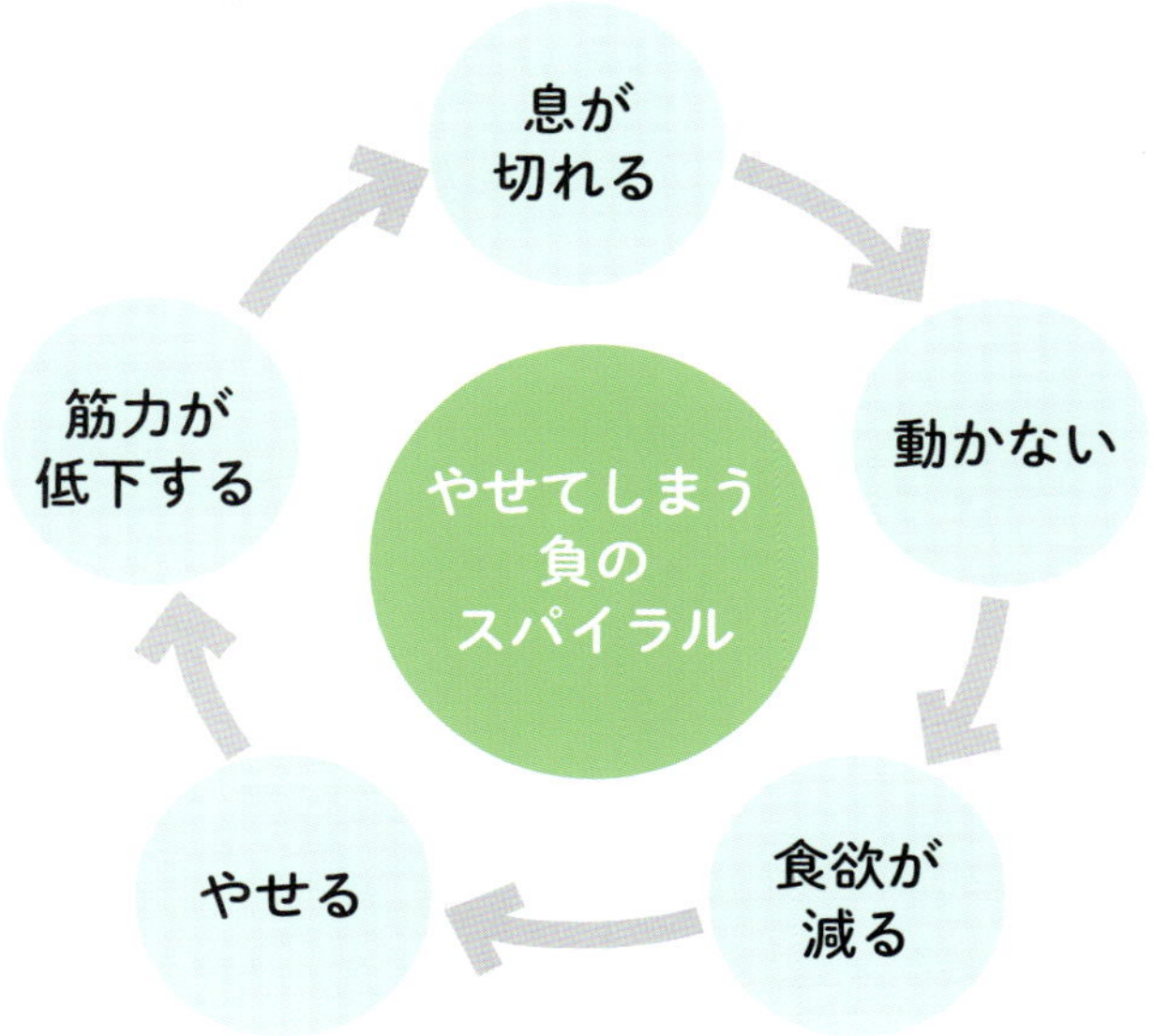

COPD の患者さんの多くは、息切れのために体を動かさなくなり、動かないので食欲が減ります。それに伴って体重が減り、体力・筋力が低下してますます息切れが強くなる…「やせてしまう負のスパイラル」に陥ってしまうのです。急激に体重が減った人は、第２章の食事療法（27 ページ）で必要なエネルギーと栄養をとりましょう。

5 薬物療法

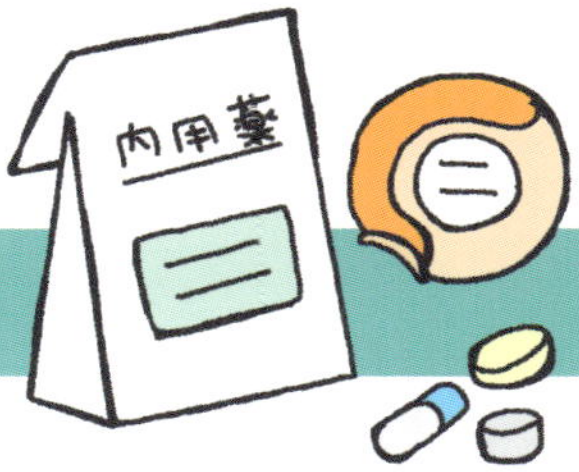

薬物療法の中心は気道を広げる「気管支拡張薬」。「抗コリン薬」「β２《ベータツー》刺激薬」「テオフィリン薬」の３種類があります。症状の緩和のための薬ですが、空気の通りがよくなって呼吸困難が軽減し、動作を楽に行なえるようになります。吸入薬、貼付薬、内服薬などがあります。気管支に作用し、副作用が少ないメリットがある吸入薬がおもに使われます。

①毎日使う

「長時間作用性抗コリン薬（LAMA《ラマ》）」または「長時間作用性β２刺激薬（LABA《ラバ》）」

作用が 24 時間持続する LAMA が優先される。LAMA には口渇、吐きけ、排尿困難、便秘などの副作用がある。緑内障患者は使用禁忌、前立肥大症の患者は慎重投与。

②追加する

「長時間作用性抗コリン薬（LAMA）」と「長時間作用性β２刺激薬（LABA）」を併用し、「テオフィリン薬」を追加

さらに症状が持続する場合は３種類を併用することがある。LABA の副作用は動機、頻脈、手指の震えなど。テオフィリン薬の副作用は吐きけ、食欲不振、けいれんなど。

③さらに追加する

「吸入ステロイド薬（ICS《アイシーエス》）」または「長時間作用性β２刺激薬（LABA）」＋ ICS 合剤

増悪を繰り返す場合、気管支ぜんそくが併存する患者には、最初から ICS を使用。副作用はのどの刺激感、口腔内カンジダ症、しゃがれ声など。

●必要に応じて使う

「短時間作用性β２刺激薬（SABA《サバ》）」または「短時間作用性抗コリン薬（SAMA《サマ》）」

毎日薬を使っていても、運動や入浴時に一時的に呼吸が苦しくなったときに使われる。前もって使う場合もある。SABA は効果が出るまでの時間が短く、よく使われる。

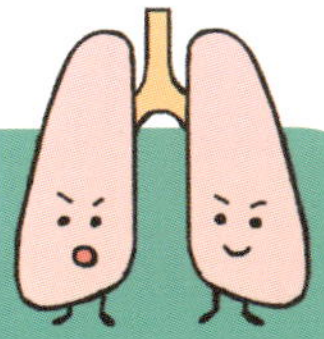

全身に病気が合併・併存!?

心・血管疾患

心筋梗塞や狭心症など命にもかかわる「虚血性心疾患」をはじめ、心不全や脳梗塞につながる「不整脈」、血管壁やさまざまな臓器にダメージを与える「高血圧」も発症率が高い併存症です。

肺炎

免疫力が低下しているため、肺炎を合併しやすく、しかも治りにくく重症化しやすくなるので注意が必要です。インフルエンザワクチン、肺炎球菌ワクチンを接種することで発症、重症化を予防できます。

メタボリック症候群

COPDの人の約30％がメタボリック症候群を併存しているという報告があります。また喫煙がメタボリック症候群、特に糖尿病を相乗的に悪化させる、COPDの人は2型糖尿病の発症リスクが高くなる、とされています。

肺がん

COPDがない人と比較してCOPDの人は肺がんを発症する確率が6～13倍高まると報告されています。喫煙歴が長いほど、そのリスクが高まるともいわれています。

心臓病からうつまで ＣＯＰＤは全身の病気

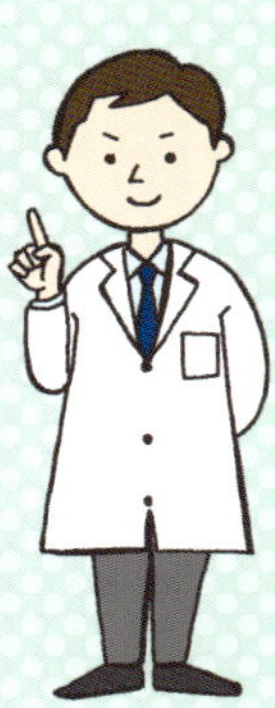

　ＣＯＰＤは、病気の進行とともにウイルス、細菌などに感染して肺炎を合併したり、息切れ、咳《せき》、痰《たん》など呼吸器の症状だけでなく、メタボリック症候群、骨粗鬆症、ときにはうつなどの精神症状までも見られるなど、病気の影響が全身に及ぶことが最近、注目されています。

　ＣＯＰＤには国際ガイドライン「ＧＯＬＤ」のほかに、日本呼吸器学会が発行している「ＣＯＰＤ診断と治療のためのガイドライン」があり、第5版（２０１８年改訂）では、ＣＯＰＤは全身疾患であることが明記されています。その中で、ＣＯＰＤ以外の疾患が肺に存在した

うつ病・不安症状

息切れが強まって外出できなくなり、精神的な疎外感や孤独感からうつ病や不安症状に。うつ病の治療を始めると、COPDの治療効果も高まりますが、呼吸に影響を与えない治療薬の使用が必要です。

骨粗《そ》鬆《しょう》症

喫煙や運動不足、体重の減少、ビタミンD摂取の低下が骨粗鬆症を併存させると考えられています。骨折、それに伴って長期間、身体活動が低下することにつながるため、充分に予防していく必要があります。

胃食道逆流症

COPDのない人よりもCOPDの人のほうがより併存する率が高いことが知られています。胃食道逆流症が、安定していた症状が急激に悪化する「急性増悪」を引き起こすきっかけになると報告されています。

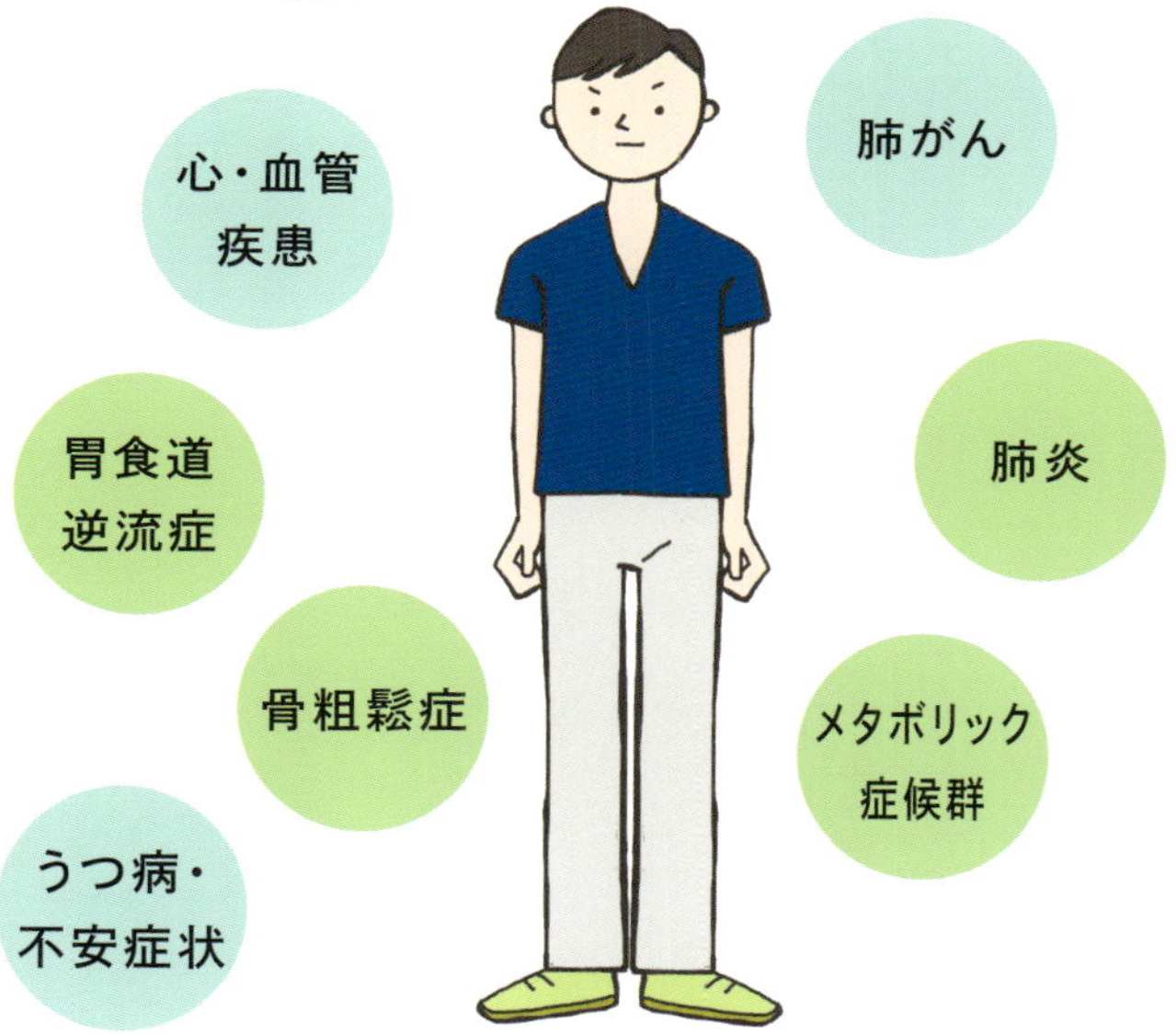
肺がん
心・血管疾患
肺炎
胃食道逆流症
骨粗鬆症
メタボリック症候群
うつ病・不安症状

場合に「合併症」、肺以外にあった場合に「併存症」とあります。

合併症、併存症の早期発見・治療が肝要

合併症で特に注意したいのが、かぜ、インフルエンザ、肺炎です。呼吸器に慢性的な炎症があるCOPDは、気管支などの粘膜でウイルス感染を予防する力が低下し、かぜやインフルエンザにかかりやすく、肺炎などの二次感染のリスクも高くなります。発見が遅れると急激な悪化を招く恐れもあります。そうなると安定期の状態に戻るまでに1か月近くかかってしまうことも。早めにかかりつけ医を受診してください。

また併存症があることでCOPDの治療が困難になったり、COPDの治療が不充分であれば併存症も悪化します。併存症も早期に発見して早期に治療を始めることがたいせつです。

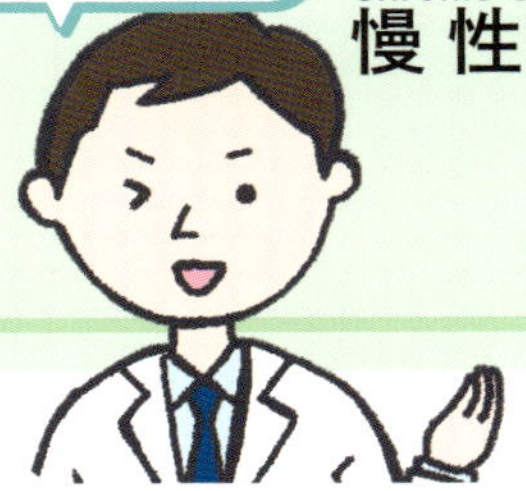

Chronic Obstructive Pulmonary Disease

慢性閉塞性肺疾患 Q&A

COPDと診断されて“今後の生活が不安…”など患者さんがかかえる悩み、病気に関するさまざまな疑問にドクターがお答えします。

Q COPDが疑われたら どこを受診すればいいですか？

A

かぜの治療をしても咳《せき》が長引く、痰《たん》がしつこくからむ、動くと息苦しくなるといった症状があったり、健康診断で「肺に異常がある」といわれたら、COPDを疑いましょう。かかりつけ医に相談して医療機関を紹介してもらい、呼吸器の病気を専門とする「呼吸器内科」を受診してください。

呼吸器内科では専門的な視点から長期的な治療計画を立てて効果的な治療を施し、症状が悪化する「増悪」を避けることができます。専門医とかかりつけ医が連携することで、通院しやすいかかりつけ医で体調の変化に速やかに対応した水準の高い治療を継続することができます。

Q 肺機能の検査はどのくらいの間隔をあければいいでしょうか？

A

経過観察のために、3か月～半年に1回程度の間隔で、定期的な肺機能検査を受けましょう。気管支拡張薬吸入後の「1秒量」が年間50mℓ以上低下していないか、「6分間平地歩行テスト」で前回よりも45m以上低下していないかを目安にし、肺の機能を確認します。

これらの検査は、薬の効果が出ているかなど経過を知ることにも有用です。

医師に指示されたとおりに薬を吸入しているのに、肺機能検査の数字が改善されない場合は、薬を正しく吸入できていないのかもしれません。医師や薬剤師にチェックしてもらい、吸入方法を見直すことも必要です。

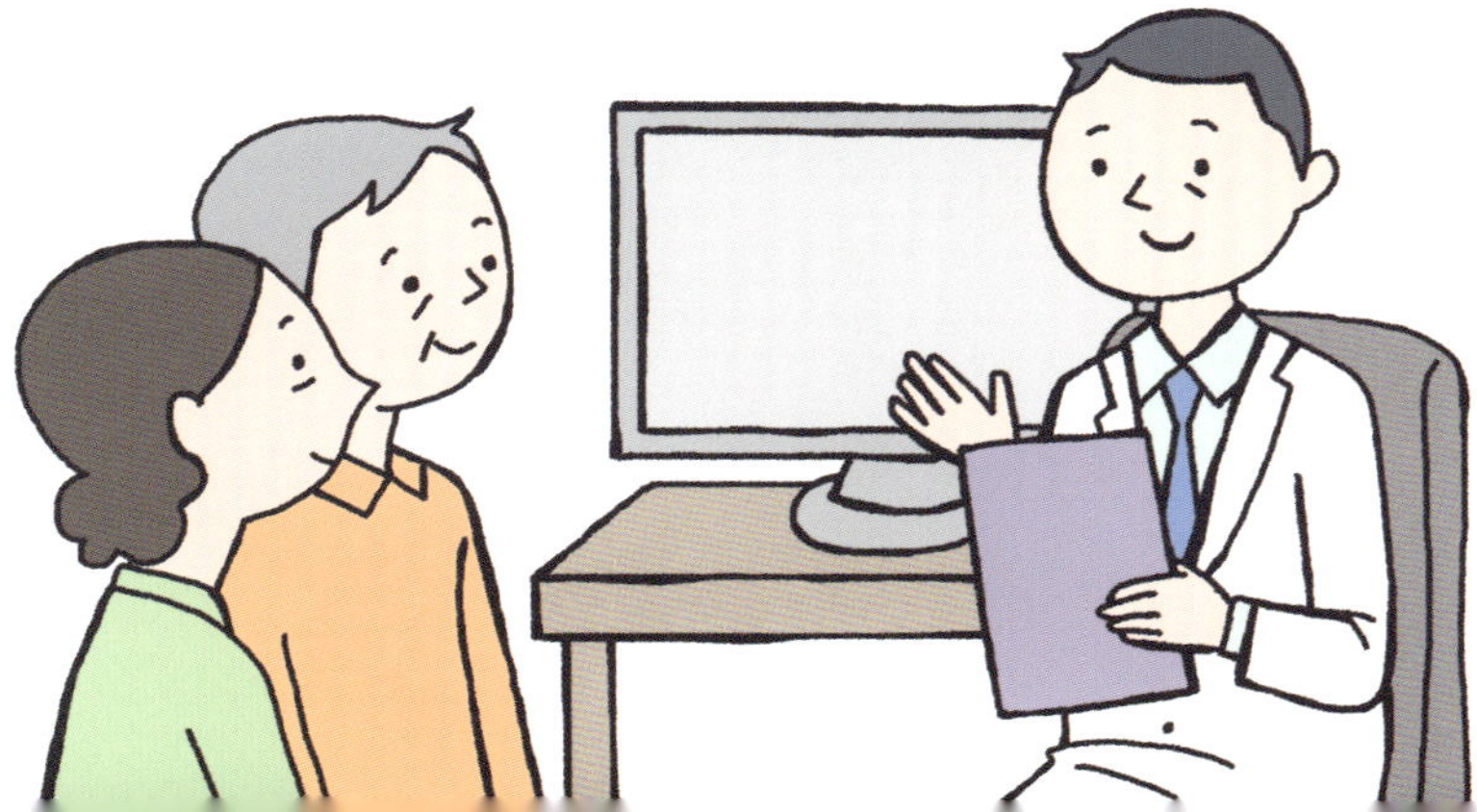

Q 吸入薬を使うと声がかすれるって本当ですか？

A

内服薬は効果・効能が全身に行きわたるのに対して、COPDの治療に使われる吸入薬は、肺や気管支に直接薬を届けるため、薬の量が少量でよく、全身への副作用が少ないのが特長です。

吸入薬の中でもステロイド薬は、口の渇き、声のかすれ、のどの刺激などの副作用が見られることもあります。吸入法がうまくなってくると、口腔内に薬剤が長く沈着することによって副作用が現われやすくなります。吸入後はかならずうがいをしましょう。

また最近は、声のかすれの副作用が少ない吸入薬もありますので、薬の変更を医師に相談してください。

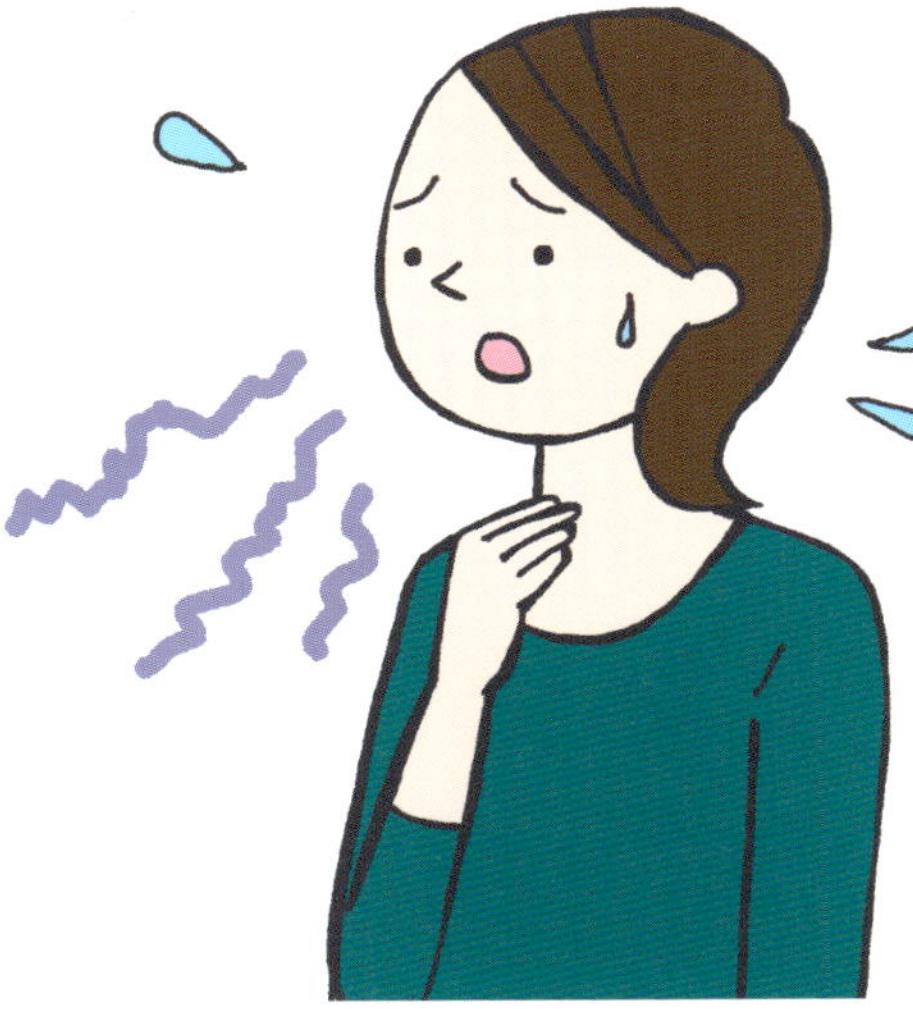

Q 酸素療法をしながら旅行をするときの注意点を教えてください

A

交通・宿泊手段によって手続きが異なるので、旅行をするさいはかならず主治医に相談してください。交通機関ごとに持ち込める酸素ボンベの量や使用に関するルールがあります。長期旅行なら充分な酸素量を準備し、必要な機器を宿泊先に届けてもらうと安心です。

飛行機の場合は、機器の持ち込みには医師の診断書が必要です。航空会社によっては、別の書類が必要な場合もあります。事前に航空会社へ問い合わせてください。また、機内では、標高2500メートル相当の気圧になることがあります。医師に相談し、機内での酸素流量を確認しておきましょう。

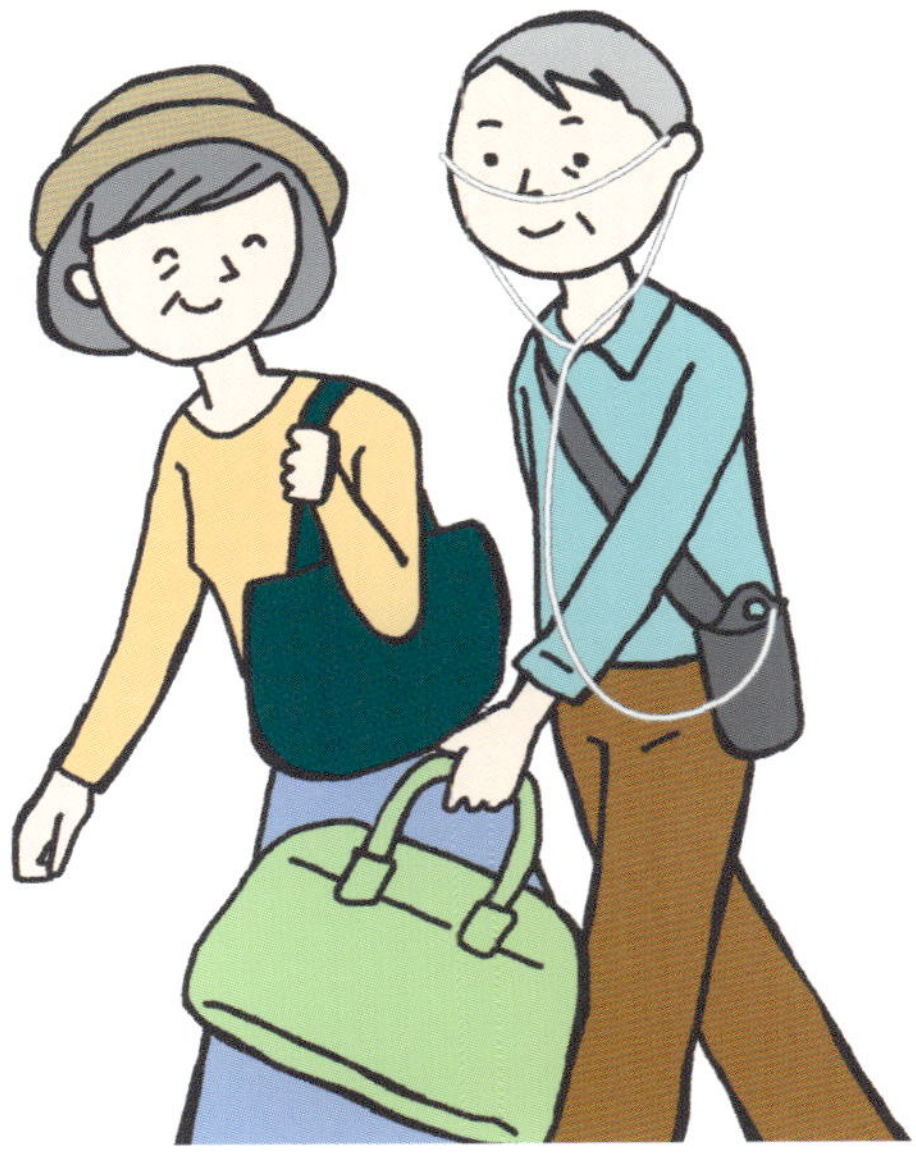

Q 散歩がよいといわれるのですが歩くのが苦手で…

A

〝歩くこと〟は運動療法の基本です。散歩なら特別な道具も必要なく、いつでもどこでも気軽にできます。まず、1日20分歩くことから始めましょう。

いつもは自転車を使っていたスーパーやコンビニまでの買い物を歩いて行ったり、ウインドーショッピングを楽しんだりするのもおすすめです。

続けていると筋肉が増えて体力も向上し、今までは苦しかった距離を息切れせずに歩けるようになります。まわりの自然や風景を見る余裕もでき、季節を感じながら散歩を楽しめます。

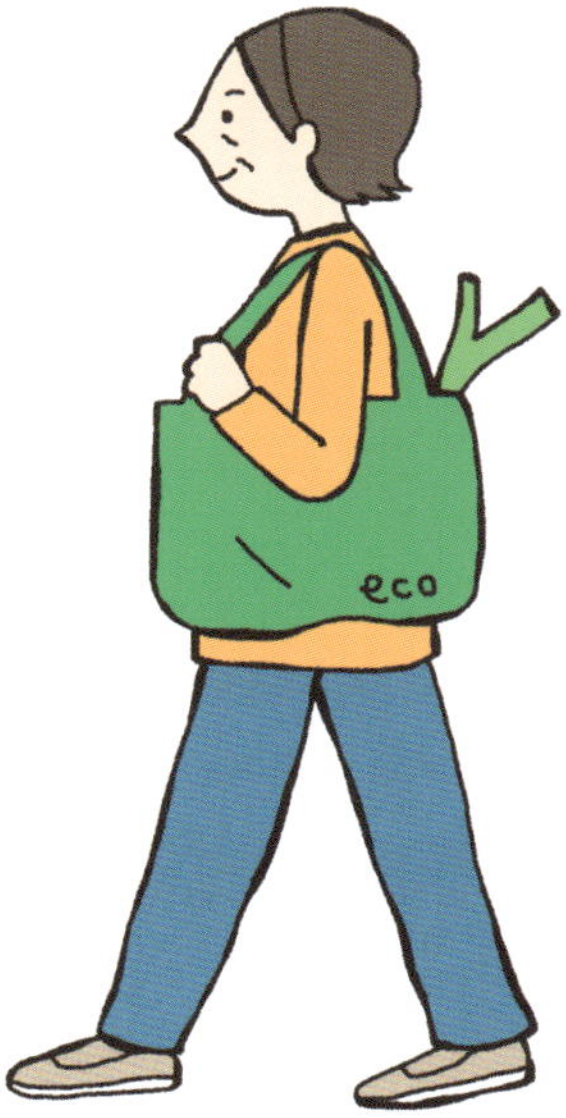

Q ズボンをはくだけで息苦しさを感じます。軽減する方法はありますか？

A

息苦しくなるのは、前かがみの姿勢が腹部や呼吸に関わる筋肉の動きを制限し、呼吸がしにくくなるためです。セーターなどかぶりの服を脱ぎ着するなど腕を上げる動作も息苦しくなる動作です。着がえるときはいすにすわり、口すぼめ呼吸で息を整えながら行ないます。腕を肩より上に上げないように着がえるのもポイントです。

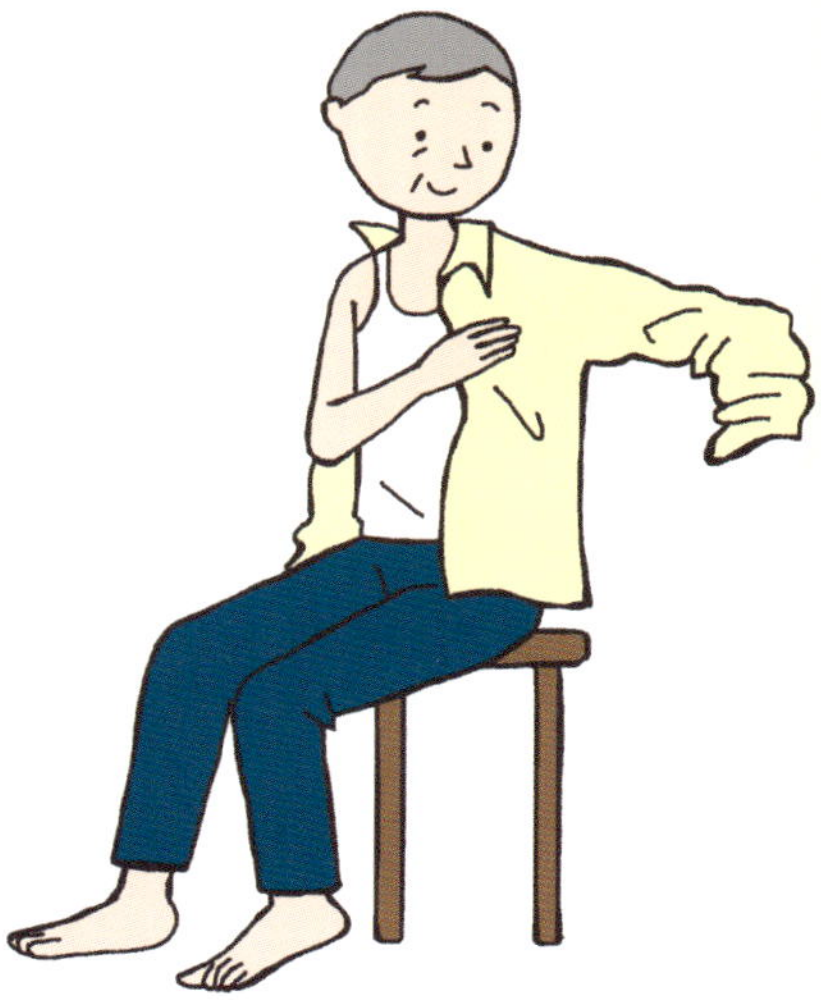

Q ほかの病気があるので食事のとり方に苦労しています

A

COPDの人は、糖尿病、高血圧などほかの病気が併存していることが多いことも特徴です。糖質、塩分の摂取量などこまかなくふうが必要になるので、主治医管理と栄養士に相談して食事療法を続けてください。

COPDの人は体重が減少する人が多いのですが、メタボリック症候群を併存していて肥満ぎみの人、タバコをやめたことで体重が増えてしまう人もいます。肥満の人はおなかの脂肪が横隔膜を圧迫して息切れを増長してしまいます。適正エネルギー（30ページ）を摂取して肥満を解消し、適正体重を維持しましょう。

第 2 章

Chronic Obstructive Pulmonary Disease

慢性閉塞性肺疾患の人の食事療法

急激な体重減少は症状が悪化している前触れです。
COPD の人は、必要なエネルギーと栄養素をとる
食事療法が、欠かせない治療の一つです。
体重を維持して体力を戻し、生活の質を高めましょう。

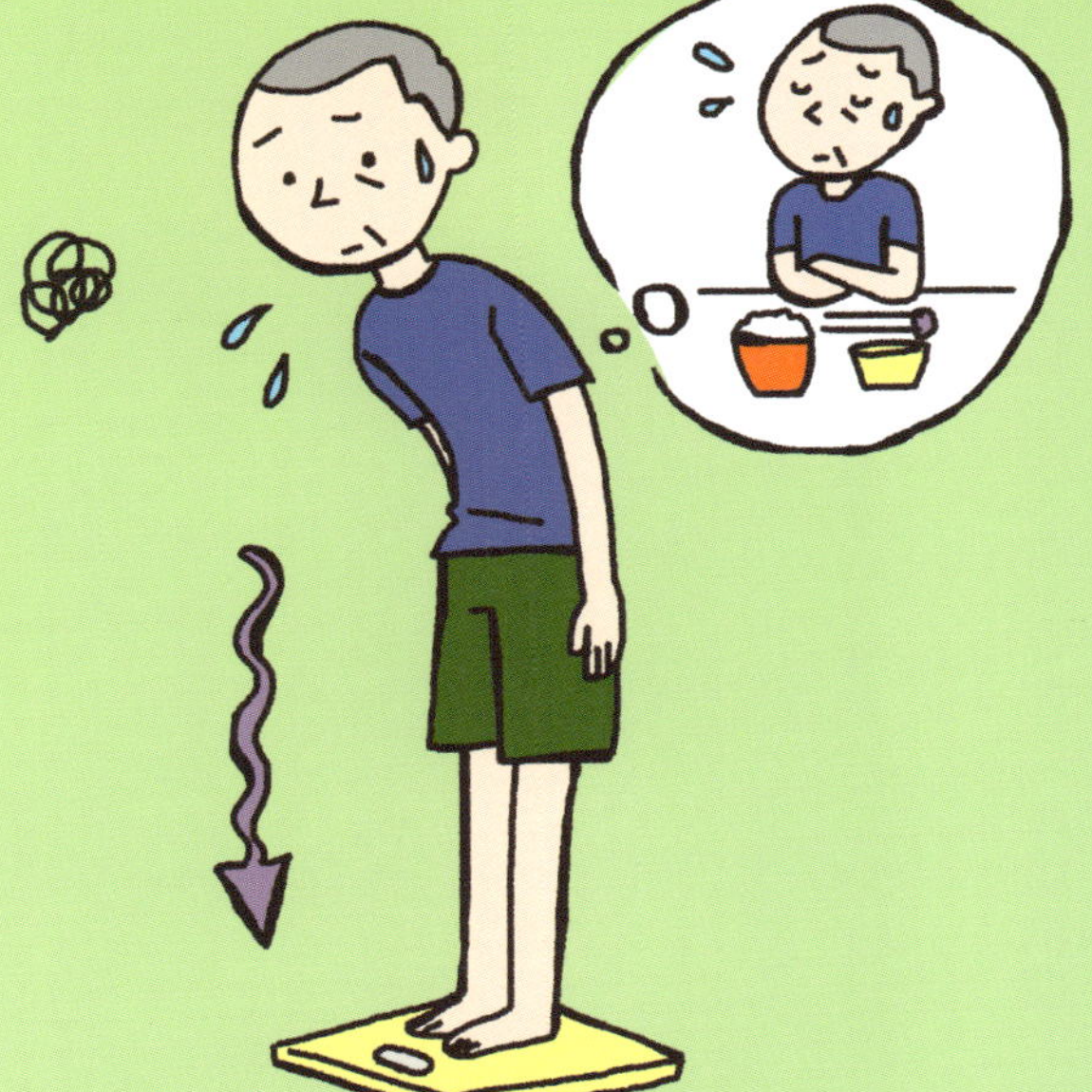

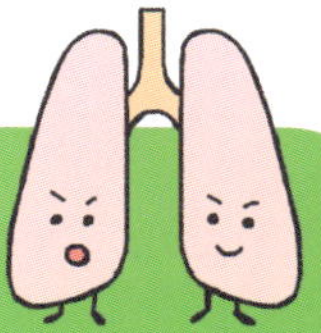

COPDの人の食事療法

やせてしまうのはなぜ？

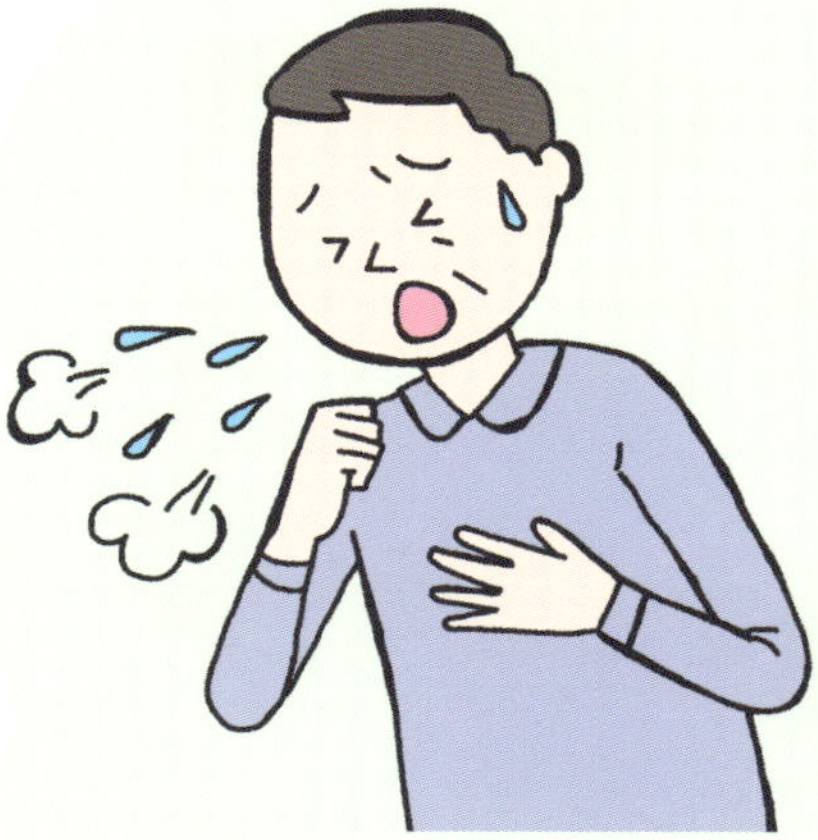

呼吸消費エネルギーは健康な人の約10倍！

健康な人の場合

呼吸消費エネルギー：

36 ～ 76kcal／日

COPDの人の場合

呼吸消費エネルギー：

430 ～ 720kcal／日

食欲低下によって摂取エネルギーが激減！

食欲低下の理由は、横隔膜の動きが悪くなることで胃が圧迫されてすぐに満腹感を覚える、食事中に咳《せき》や痰《たん》が出たり息切れが起こって食べづらい、体を動かさないので食欲が湧《わ》かない、食べたい気持ちがうすれる…。

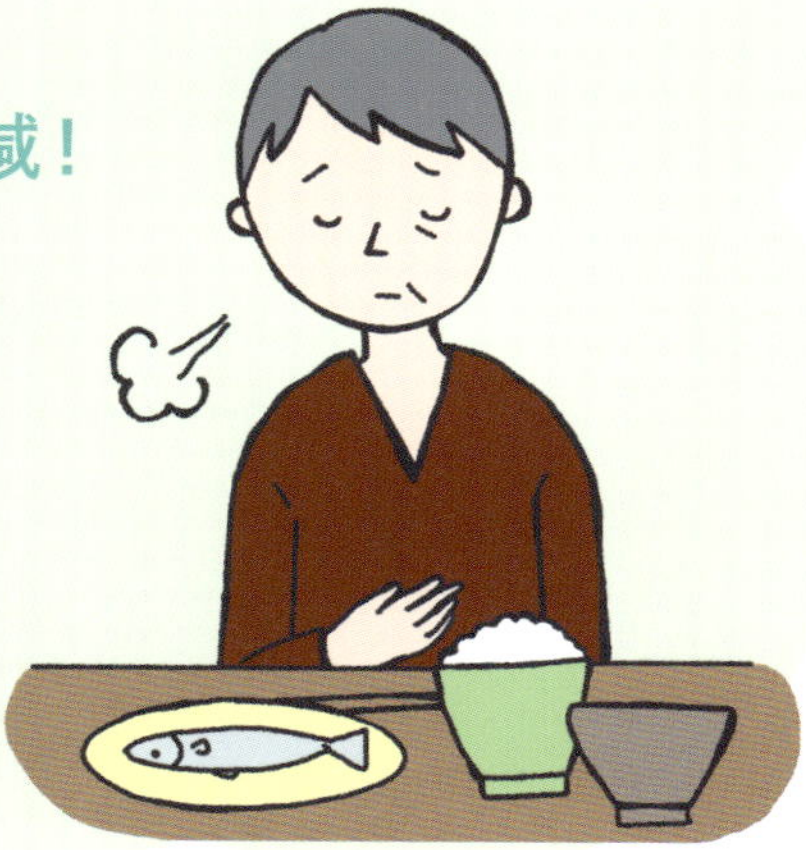

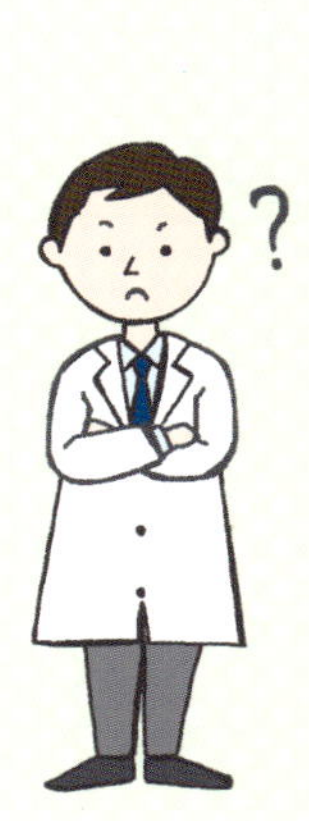

やせる原因は呼吸消費エネルギー増大と摂取エネルギーの低下

生活習慣病の多くは「体重を減らしましょう」「肥満を解消しましょう」と指導されますが、慢性閉塞性肺疾患（COPD）の人はその逆です。肥満の人も見られますが、COPDの人の約9割が、徐々に体重が減ってやせてしまいます。

COPDになるとやせてしまう原因は大きく分けて、〝呼吸消費エネルギーの増大〟と〝摂取エネルギーの低下〟の二つです。咳や痰、息切れのために動かない、動かないからおなかが減らない、おなかが減らないから食べない、それに伴って摂取エネルギーも減ります。

それなのに、ガス交換がうまくで

エネルギーバランスがくずれてやせてしまう

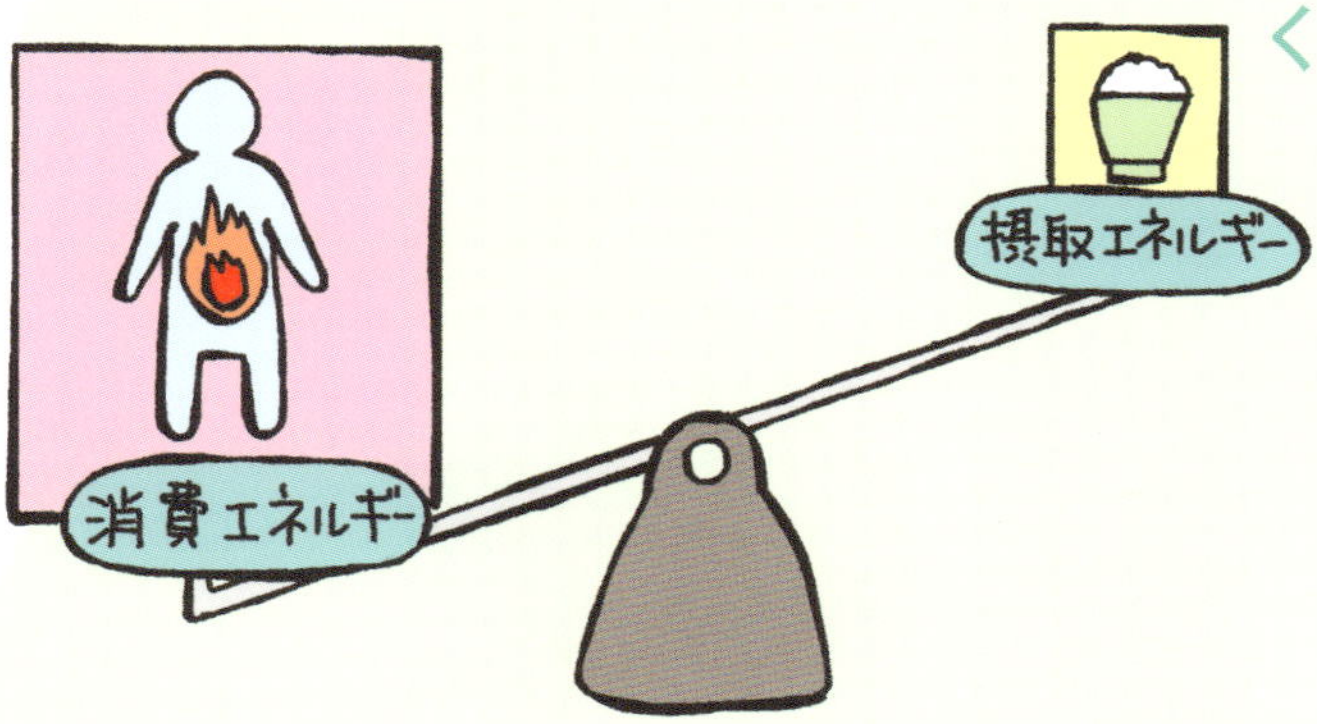

食べ物から摂取するエネルギーが消費エネルギーを上まわれば太りますが、呼吸不全の状態が続いて消費エネルギーが摂取エネルギーを上まわれば、やせていく一方。

COPDの人の三大栄養素のエネルギー比率

三大栄養素「たんぱく質」「脂質」「炭水化物」はバランスよく摂取することが基本。COPDの人に適した三大栄養素のエネルギー比率は、たんぱく質15～20%、脂質30%、炭水化物50～55%です。

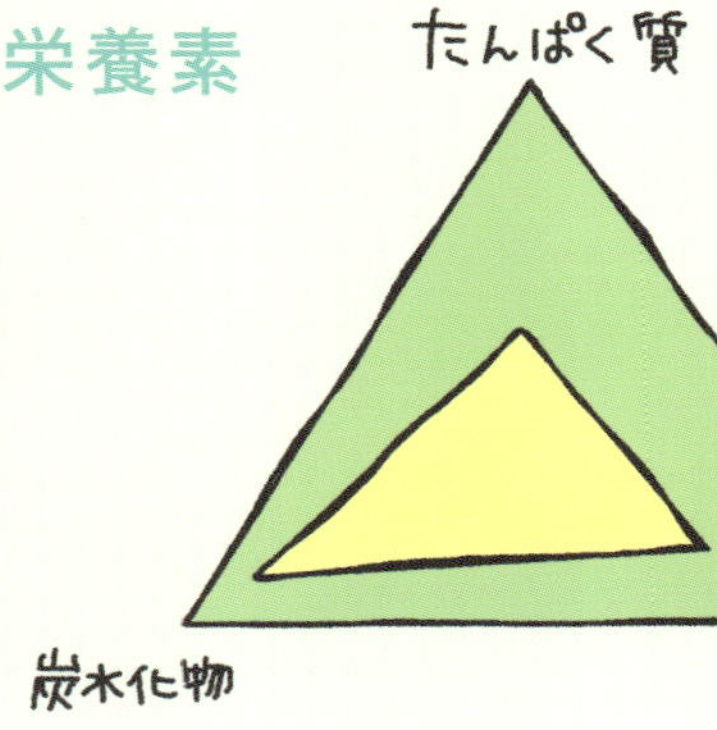

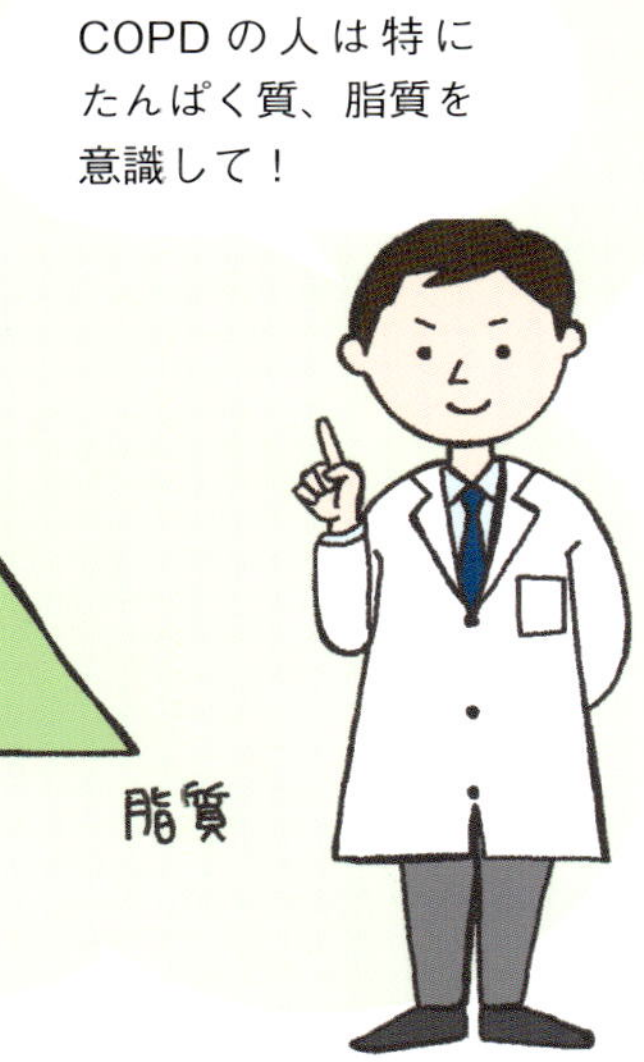

きずに息苦しくなると、呼吸にかかわる筋肉「呼吸筋」や全身を使って呼吸するために、安静にしていてもエネルギーが大量に消費されます。健康な人と比べてCOPDの人は、呼吸するために約10倍もエネルギーが必要となります。つまり、摂取エネルギーよりも消費エネルギーが上まわってやせてしまうのです。

栄養障害が続くと、呼吸筋が減って呼吸機能がますます著しく低下してしまいます。特に気をつけたいのが、「6か月以内に10％以上の体重減少」が起こっている場合です。急激に体重が減少した場合は、症状がより大きく悪化する「増悪」の前兆のこともあります。体重減少、増悪、さらに体重が減少…が続くと生活の質が低下するだけでなく、命にかかわることもあります。適正体重（30ページ）の90％未満の人は、余命が短くなることも報告されています。

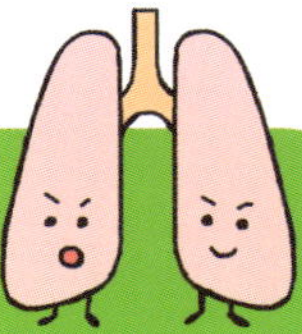

体重を減らさない食事のポイント

COPDの人のエネルギーはどれくらい必要？

①適正体重を計算する

身長（m）×身長（m）×22（BMI）＝［　　　］（kg）

②適正体重から
適正エネルギーを計算する

適正体重（kg）×30〜35（kcal）※＝［　　　］（kcal）

例

身長 160cm（1.6m）の人なら
1.6×1.6×22=**56.3（kg）**

例

56.3×30〜35
＝約 **1690〜1970（kcal）**

※健康な人が体重を維持するために必要なエネルギー量は、「25〜30（kcal／日）×適正体重（kg）」ですが、COPD の人は「30〜35（kcal／日）×適正体重」が必要になります。

必要なエネルギー、栄養素を摂取して体重減少をストップ

食欲が低下して摂取エネルギーが減り、体重も減ってしまうCOPDの人。生活の質を高め、呼吸機能を低下させないためにも、適正な体重に戻し、維持することが必要です。

そのためには、良質なたんぱく質を充分にとり、高エネルギー食品を利用し、調理法をくふうした食べやすくておいしい料理をしっかり食べることで、必要なエネルギー、栄養素をとることができます。これが体重減少の予防・改善につながります。

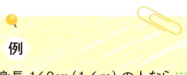

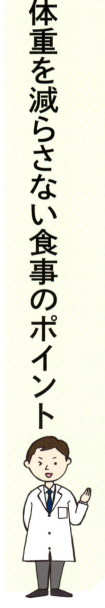

適正体重、適正エネルギーを知っておきましょう

適正な体重と、それに見合った1

基本の食事（1600kcal）

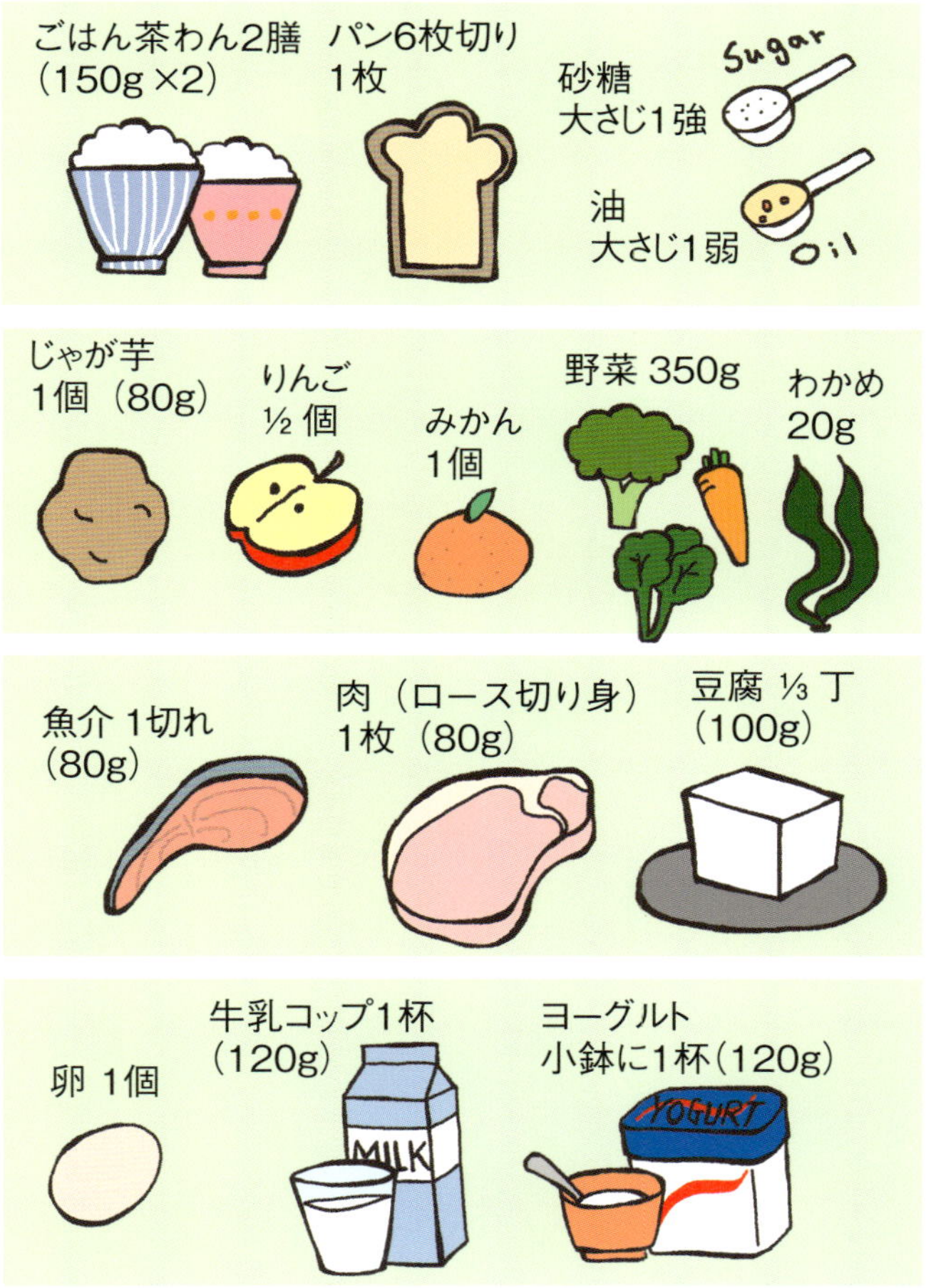

COPDの人の食事（1800kcal）

基本の食事に
脂質を増やして

200kcal プラス

基本の食事（1600kcal）に、油脂、バター、マヨネーズ、チーズ、ナッツ類など高エネルギー食品を利用して200kcalかさ増ししましょう。摂取エネルギー1800kcalを目標にします。

食べられない人は
主食を減らした分を間食で

100〜200kcal プラス

ごはん1回を150gから90gに減らすと100kcal不足、2回とも90gに減らすと200kcal不足に。足りない分はゼリー、シュークリームなど嗜好に合う間食でしっかりエネルギーを補いましょう。

日に必要な適正エネルギーを知っておきましょう。医療機関で栄養指導を受けるときは管理栄養士が計算してくれますが、自分でとり組む場合は、次の計算方法で求めることができます。

右ページの上の計算式を利用し、まず、身長（m）から適正体重（kg）を計算します。その適正体重から適正エネルギー（kcal）を算出しましょう。COPDの人が1日に食べる適正エネルギーは、「適正体重（kg）×30〜35（kcal）」です。たとえば、身長160cmの人なら1700〜2000kcalが目安です。COPDの人は食事のボリュームを増やさずに脂質や間食をプラスしてエネルギーを充足させることが必要です。2000kcal必要な場合は基本の食事（1600kcal）に脂質と間食をプラスしてエネルギーを調整しましょう。また、たんぱく質の摂取も重要です。脂質、たんぱく質の強化法は次ページから紹介します。

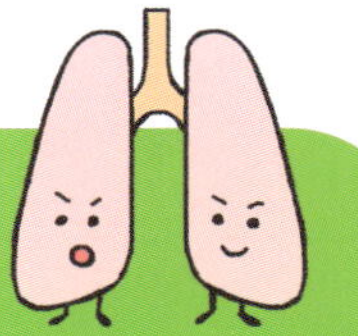

ポイント1

高エネルギー食品をとり入れる

脂質は540㎉（60g）とるのが目標！

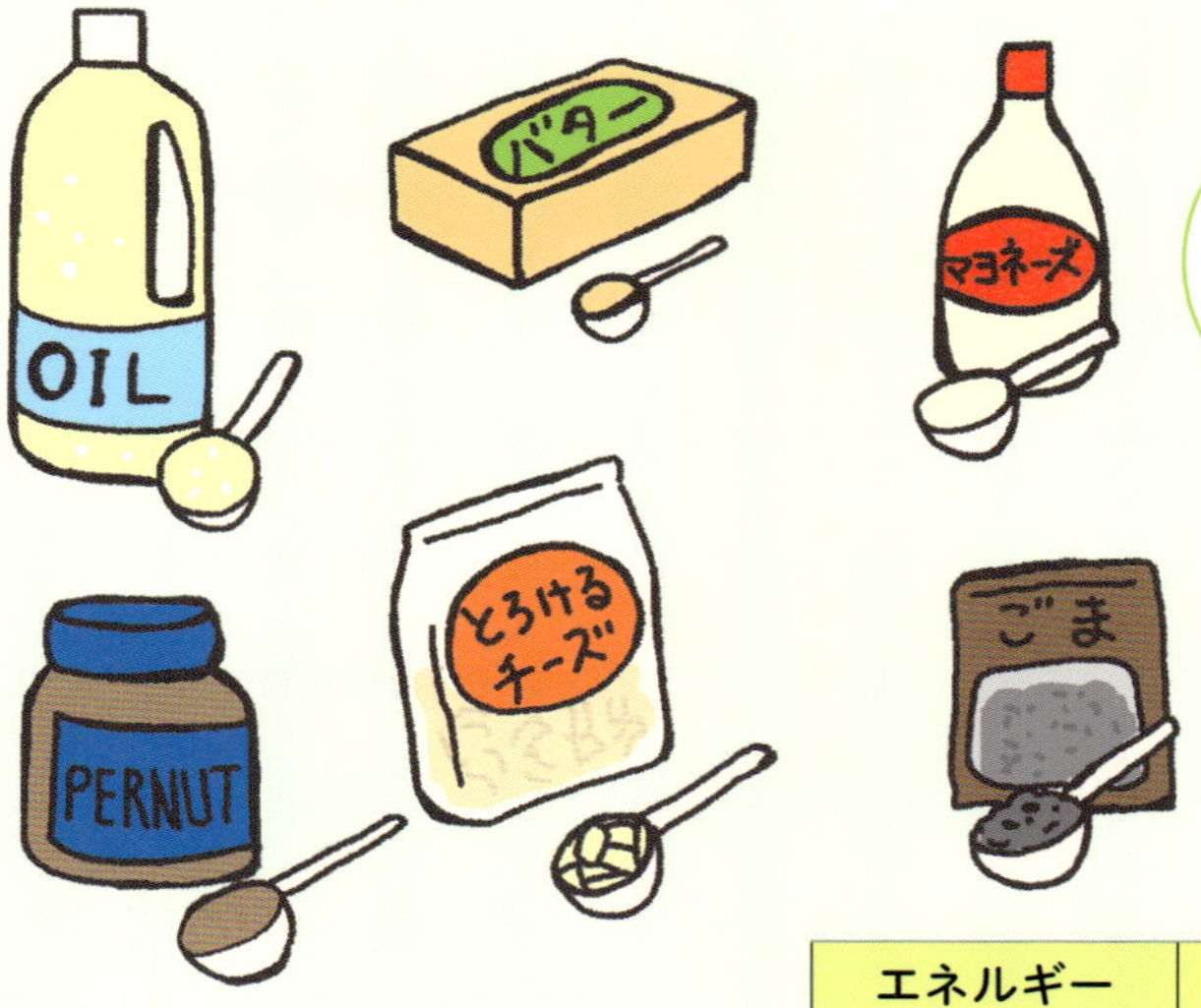

脂質は1gで
約9kcalです

		エネルギー	脂質
サラダ油	大さじ1	111kcal	12.0g
バター	大さじ1	89kcal	9.7g
マヨネーズ	大さじ1	80kcal	8.7g
生クリーム	大さじ1	65kcal	6.8g
ピーナッツバター	大さじ1	115kcal	9.1g
とろけるチーズ	大さじ1	34kcal	2.6g
いりごま	大さじ1	36kcal	3.3g
くるみ	3粒（18g）	121kcal	12.4g
アーモンド	5粒（6g）	35kcal	3.1g

脂質は少量で効率よくエネルギーをアップできる

COPDの人は「1日の摂取エネルギー＝1800㎉」を目標にします。そのうち、脂質のエネルギー比率は30％ですから、1800×0.3＝540㎉。基本の食事と高エネルギー食品を合わせ、脂質を1日60gとることを目標にします。

脂質を多く含む高エネルギー食品をじょうずに利用すれば、食事自体のボリュームを増やさずに効率よくエネルギーが充足できます。

また、脂質は「呼吸商」が低いこともCOPDの人にはメリットです。呼吸商とは、栄養素が代謝されるときに消費する酸素の体積比と排出される二酸化炭素の体積比（二酸化炭

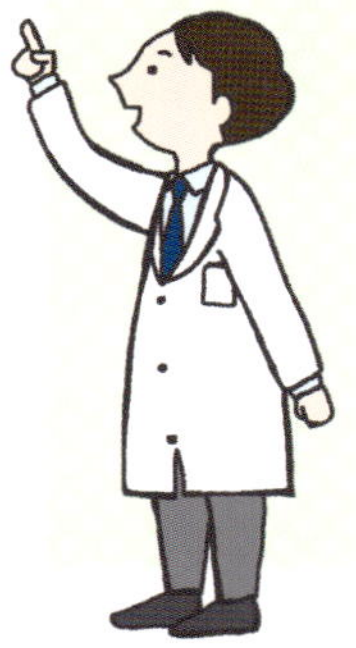

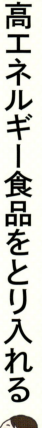

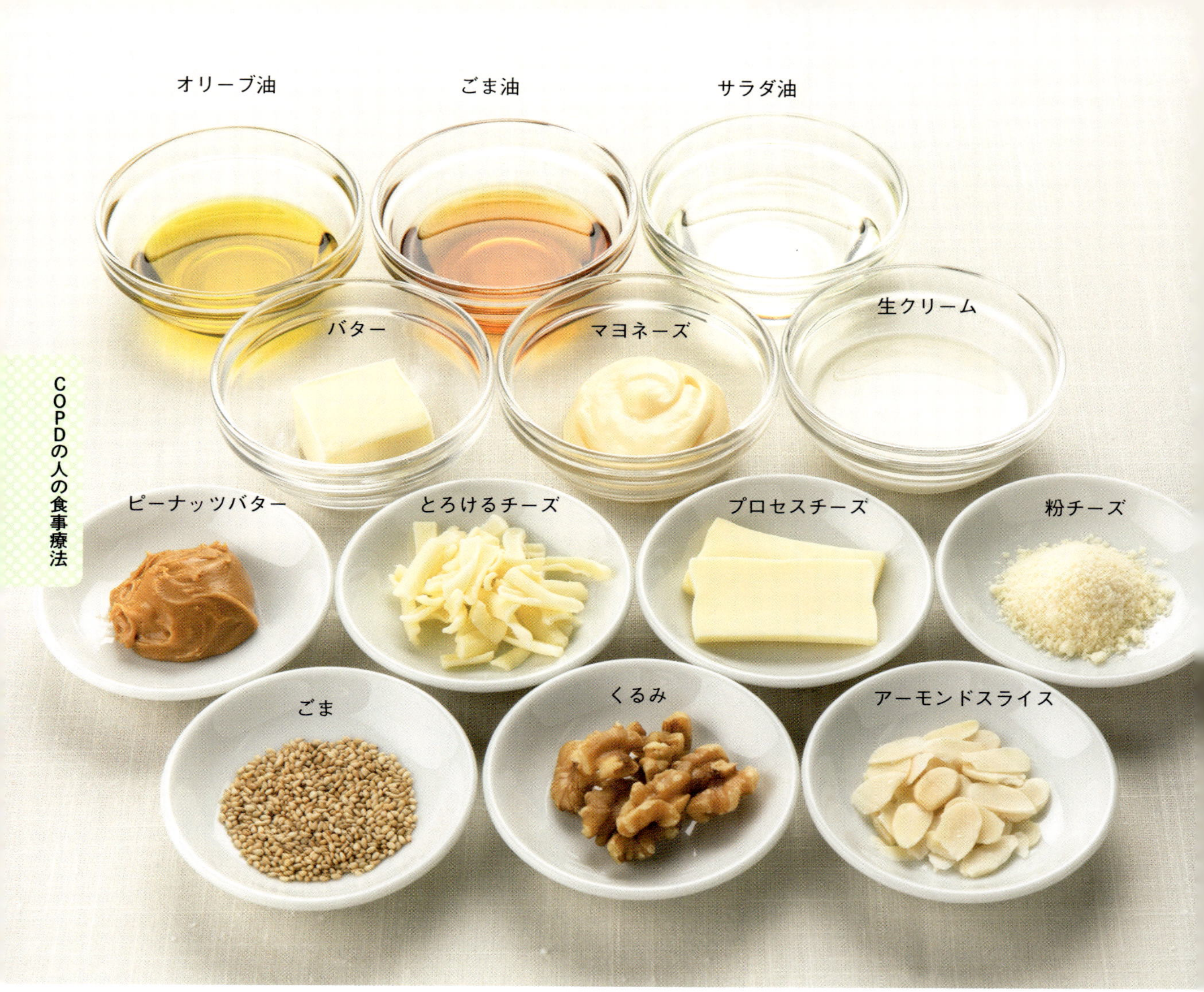

素排出量／酸素消費量）のこと。炭水化物の呼吸商は1.0ですが、たんぱく質は0.8、脂質は0.7です。呼吸商が小さいほど二酸化炭素を排出しないので、肺への負担が軽くなります。

油脂のほか、マヨネーズなど高エネルギー食品をプラス

たとえば、ごはんを油でいためてチャーハンにすると脂質量が増えてエネルギーもアップ。揚げる調理法はもっとも効果的。小麦粉などの衣をまぶして揚げると、いためるよりも吸油率が上がるため、少量で高エネルギーに仕上げることができます。

油脂以外にはマヨネーズ、生クリーム、チーズなども脂質が多い高エネルギー食品。ピーナッツバターなどペースト状のものは食べやすさもあるのでおすすめです。ただし、これらの食品は腹部膨満感や消化不良を起こしやすいので、食べすぎないように注意してください（34ページ）。

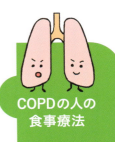

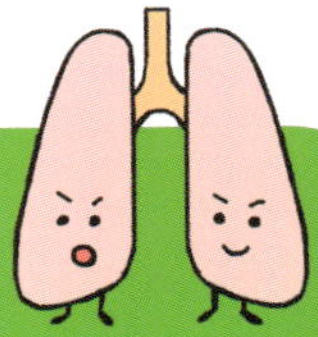

ポイント2

調理法をくふうしてエネルギー、脂質量をアップ！

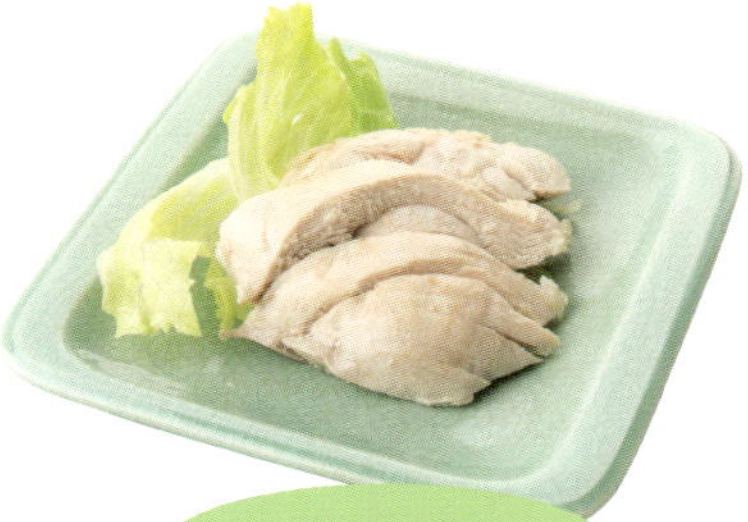

蒸し鶏

＋ つけだれを加え、油で焼く

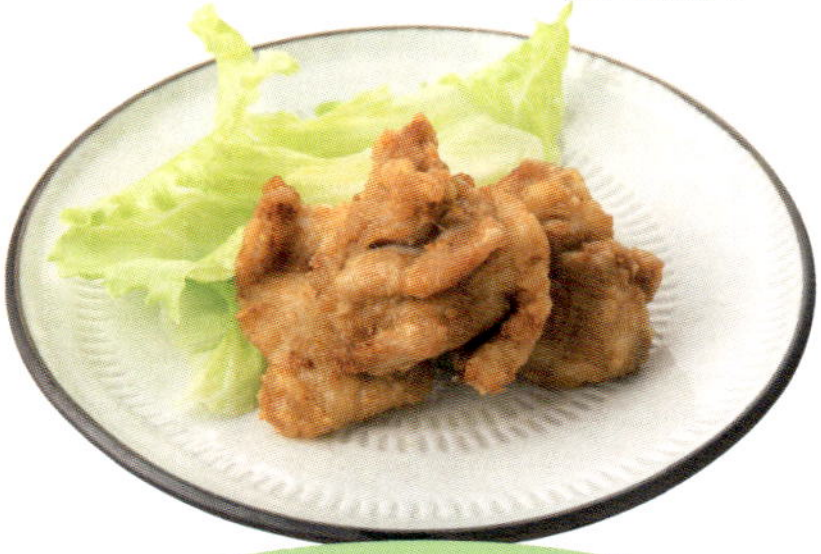

タンドリーチキン

（56ページ）

酒と塩などをふって蒸しゆでにする蒸し鶏は低エネルギー・低脂質の料理。カレー粉、トマトケチャップ、ヨーグルトなどを混ぜ合わせたつけだれをからませながら焼くと、エネルギー、脂質量が1.5倍に。

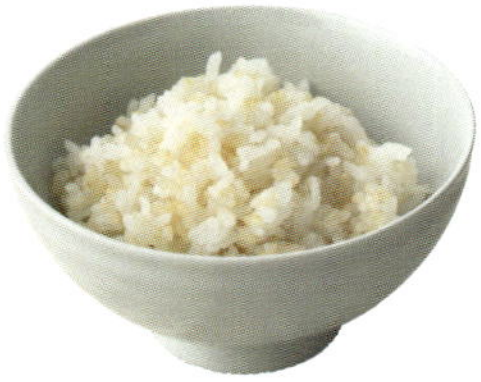

白いごはん

＋ バターを混ぜ合わせる

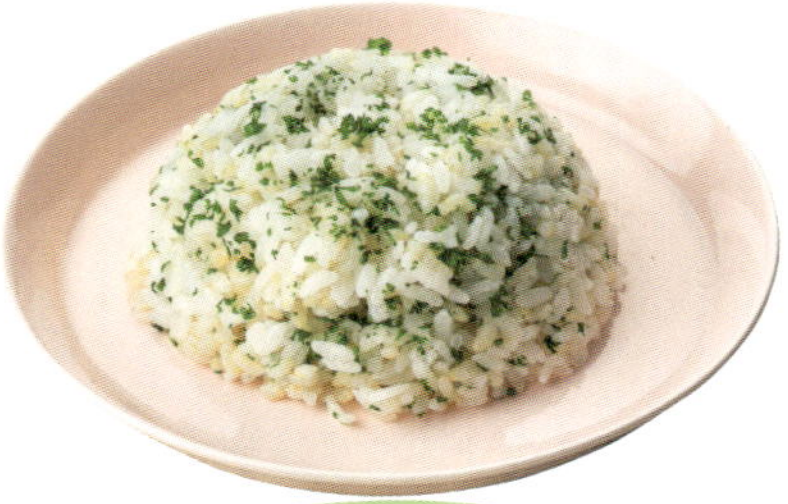

バターライス

（83ページ）

温かいごはんにバターとみじん切りにしたパセリ、塩、こしょうを混ぜ合わせたバターライス。バターはほんの小さじ¾（3g）だけですが、バターのこくと風味が加わり、エネルギー22kcal、脂質2.4gをプラス。

食べやすさも考えて高エネルギー食品を活用

エネルギーや脂質量を増やすには、油を使った調理法がもっとも効果的です。肉や魚などの食材にかたくり粉や小麦粉をまぶしていためたり、粉衣をつけて油で揚げたりすると、粉や衣が油を吸ってエネルギー、脂質量が簡単に上がります。ただし、あまり油っこすぎると、腹部膨満感、胸やけ、消化不良につながることもあります。胃腸の調子が悪い人や、油っこい料理が苦手な人には、ちょっとしたくふうをしましょう。

たとえば、揚げる場合は、少量の油でいため揚げにしたほうが吸油量が少なくなります。またおろし大根を添えたり、たれに酢やレモン汁、

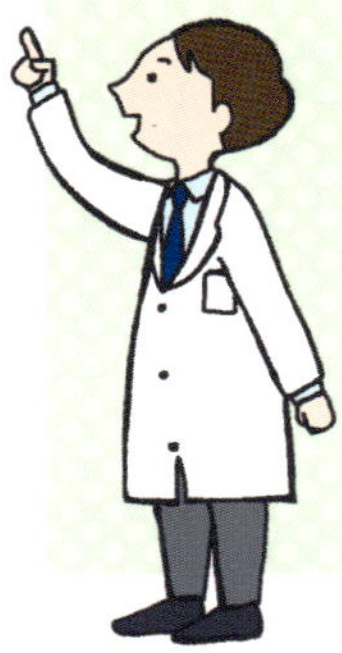

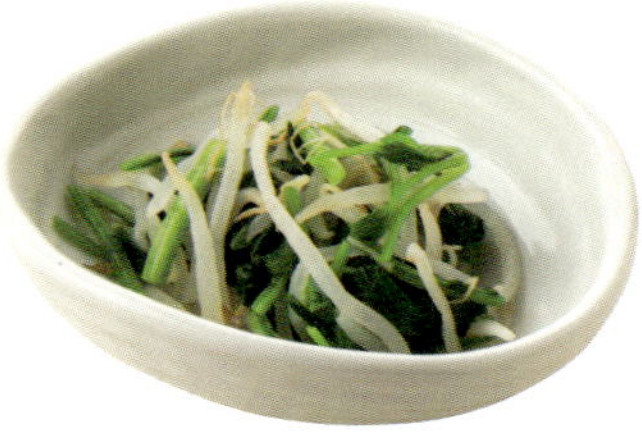

ほうれん草のお浸し

＋

ピーナッツバター入りの衣であえる

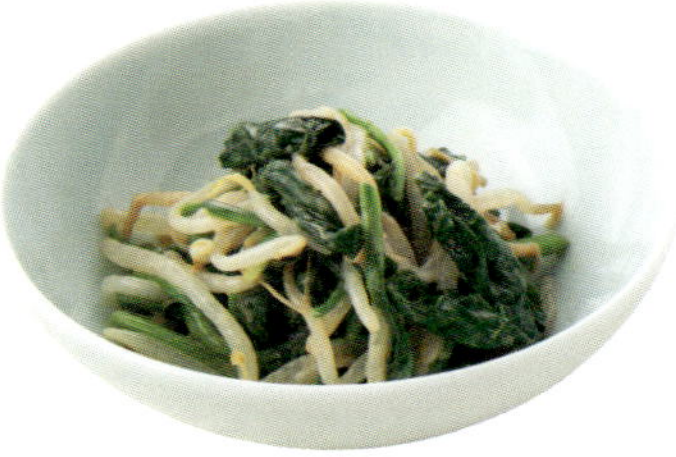

ほうれん草のピーナッツあえ

（96 ページ）

あえ衣にピーナッツバター大さじ ½ 弱（8g）を加えただけでエネルギー 51kcal、脂質量 4.1g もかさ増しできます。ピーナッツバターはトーストだけでなく、いろいろな料理に使いたい万能調味料です。

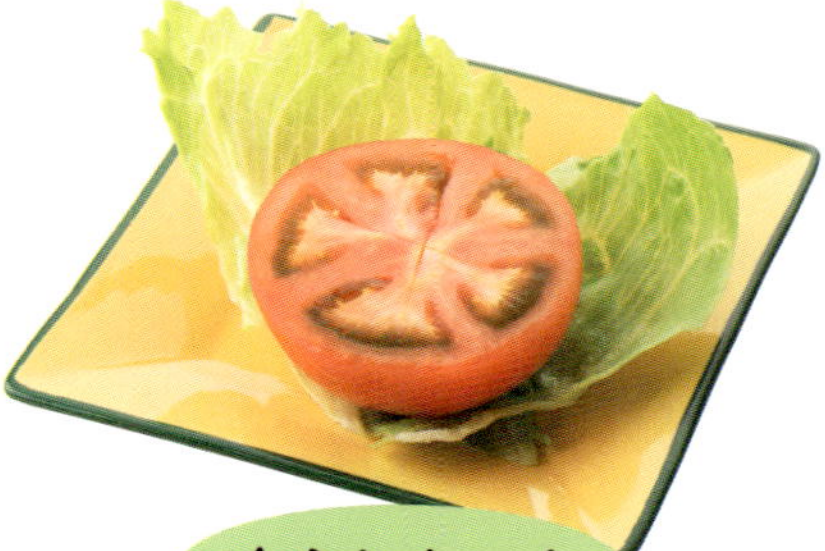

冷やしトマト

＋

卵、マヨネーズ入りのタルタルソースをかける

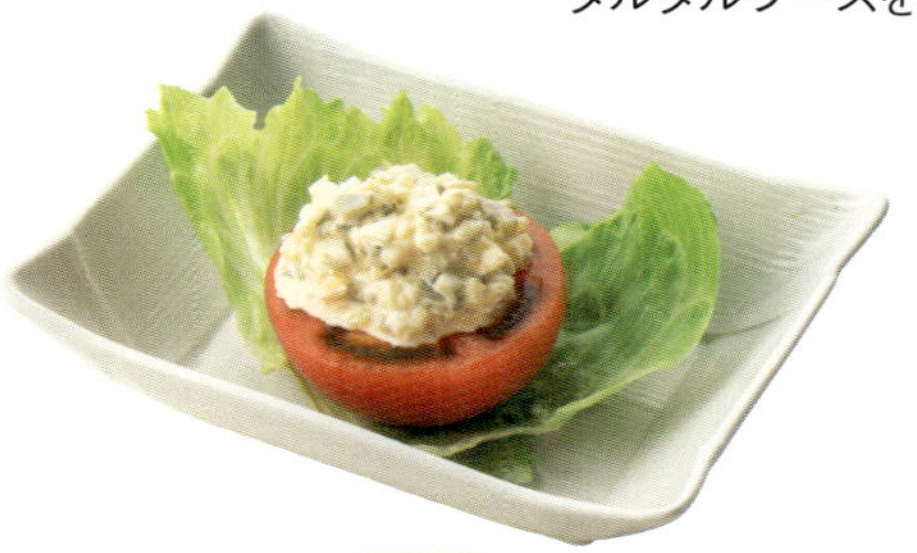

トマトのタルタルソースかけ

（93 ページ）

トマト ½ 個だけでは 15kcal、脂質 0.1g しかありませんが、タルタルソースをかけるとエネルギー 102kcal、脂質 7.6g にぐーんとアップ。マヨネーズ小さじ 2 が大きく貢献しています。

梅干しなど酸味を加えたりすると、さっぱりと食べやすくなります。

ごはんを油でいためてチャーハンやピラフにしますが、調理例のように、温かいごはんにバター少量を加え混ぜる「バターライス」もおすすめです。独特のこくと風味が食欲を高め、簡単にエネルギー、脂質量を増やすことができます。

マヨネーズも大さじ1で80kcal、脂質8.7gをとれる手軽な調味料です。マヨネーズにレモン汁や酢、ポン酢しょうゆを加えると、エネルギー、脂質量を補いながら、さっぱりとした軽い味わいのドレッシングになります。マヨネーズを油の代わりにいため物に使うのもおすすめ。味わいにこくが出ます。ピーナッツバターは、大さじ1（18g）で115kcal、脂質9.1gもとれる高エネルギー食品。料理例のようなあえ衣以外にも、ドレッシングやたれに加えたり、いため物の調味料としても使えます。

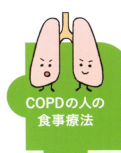

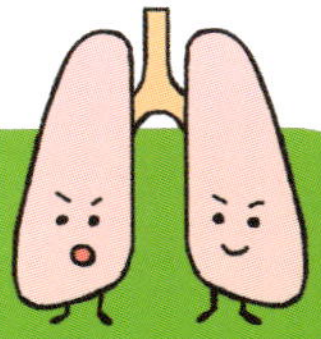

ポイント3

良質のたんぱく質をしっかりと

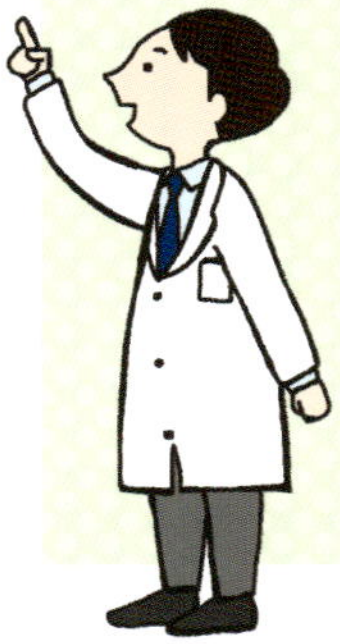

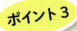

主食、おかず、汁物にもたんぱく質をとり入れて

COPDの人は、運動量の低下に伴って食事量も減ってしまうことから、しだいに筋肉量が減ってしまう傾向にあります。筋肉を作るのに欠かせないのがたんぱく質です。たんぱく質が不足すると呼吸にかかわる呼吸筋がますます低下して、息切れが悪化してしまいます。

筋肉の減少に歯止めをかけ、息切れの悪化を防ぐには、肉、魚、卵、乳製品、豆腐などから良質なたんぱく質を毎日とることがたいせつです。目安は、適正体重（30ページ）×1.0～1.3g。適正体重60kgの人であれば、75g前後になります。

主菜（メーンのおかず）に加え、

“適正体重×1.0～1.3g”が目標！

	たんぱく質
牛もも薄切り肉（100g）	20.5g
豚もも薄切り肉（100g）	21.5g
豚ヒレ肉（100g）	22.2g
豚ロース肉１切れ（100g）	19.3g
鶏胸肉½枚（100g）	21.3g
サケ１切れ（80g）	17.8g
サバ１切れ（80g）	16.5g
サンマ大１尾（80g）	14.1g
ウナギのかば焼き１人分（100g）	23.0g
マイワシ大１尾（40g）	7.7g
マダイ１切れ（80g）	16.7g
ブリ１切れ（80g）	17.1g
アジ中１尾（50g）	9.9g
卵Ｍサイズ１個（55g）	6.8g
もめん豆腐½丁（150g）	9.9g
納豆１パック（40g）	6.6g

（　）内は正味重量

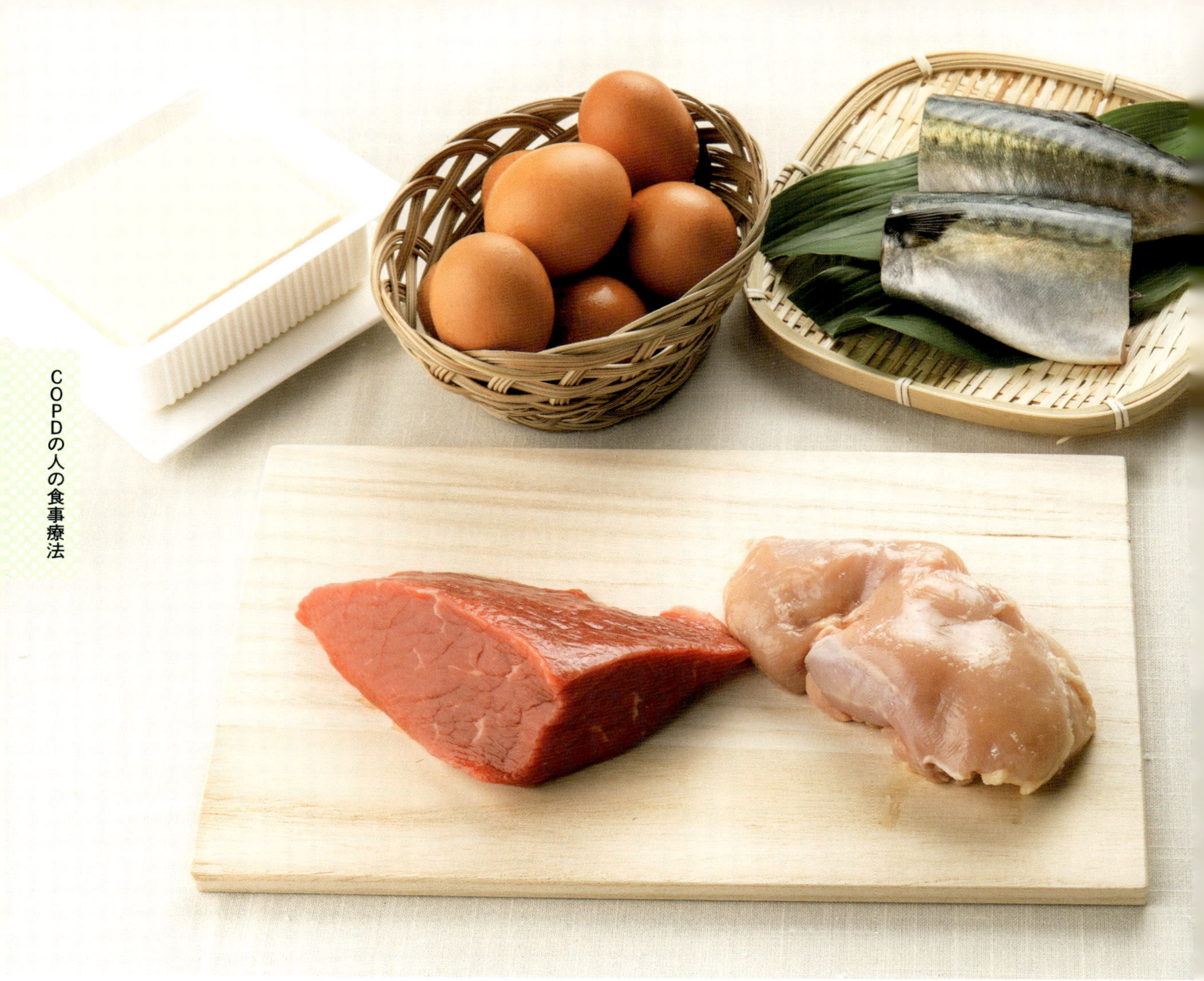

ごはん・パン・めん類などの主食、副菜（サブのおかず）、汁物にもたんぱく質をとり入れて、目標量をクリアしましょう。

肉、魚、卵、豆腐などを組み合わせるのがコツ

自然界には数百種ものアミノ酸があるといわれていますが、私たちの体のたんぱく質を構成するアミノ酸はわずか20種類。そのなかで、体内で作り出すことができるものを「非必須アミノ酸」、体内で合成することのできないものを「必須アミノ酸」と呼んでいます。

良質なたんぱく質をとるには、必須アミノ酸をバランスよくとることがたいせつです。肉や魚、卵、乳製品、豆腐などの大豆製品を組み合わせて食べることで、体内のアミノ酸のバランスを整えて筋肉を作る力を高め、効率よく筋肉量を増やすことができます。

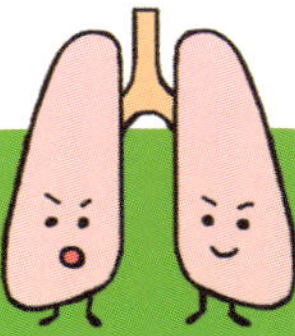

ポイント4

コレも大事！ 栄養バランス

食事以外の水分は水やお茶で1ℓとる

みそ汁など食事で1ℓ、飲み物から1ℓ補給

COPDの人は、痰《たん》をきりやすくするためにも水分補給がたいせつです。ただし、水だけで満腹感を覚えてしまうと、食事がとれなくなるので、飲み物からとる水分は食間にとりましょう。

食事で１ℓ

飲み物で１ℓ

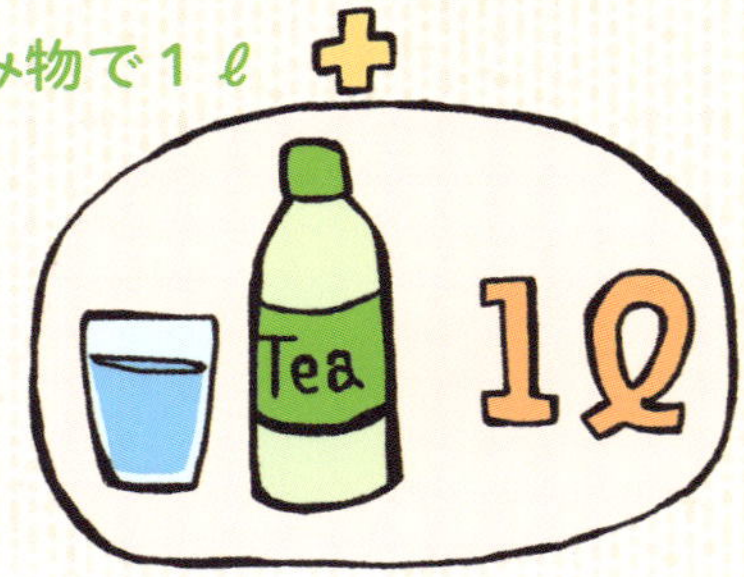

炭水化物は必要量をきちんととる

炭水化物は優秀なエネルギー源です

総エネルギーの50～55％は炭水化物でとります。1800kcalなら900～990kcal。１日にごはん２回とパンやめん類を１回、野菜、果物、芋類、砂糖などを合わせて必要量を摂取しましょう。

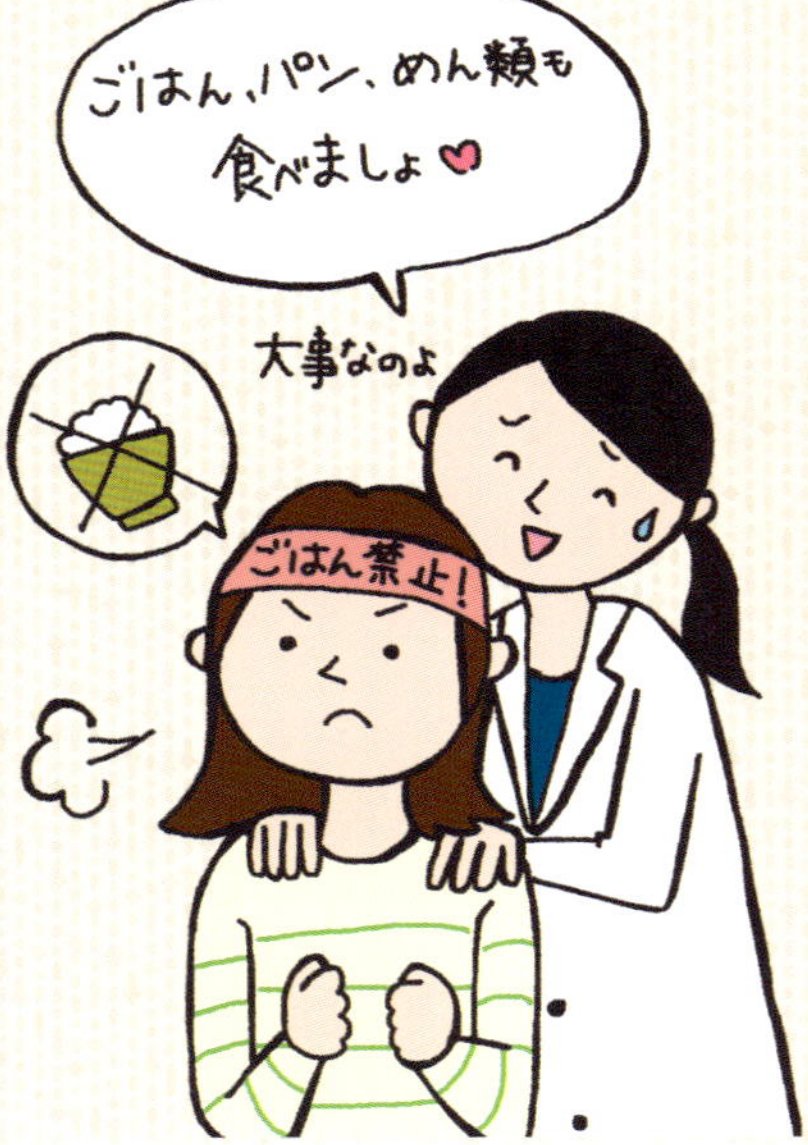

エネルギー比率を目標にまんべんなく摂取する

やせ対策のためには高エネルギー、高たんぱく質の食事が有効ですが、毎食、栄養バランスにも配慮しましょう。エネルギーを補うためには炭水化物もたいせつな栄養素です。

日本人の食事摂取基準では、炭水化物は総エネルギーの50～70％です。COPDの人もエネルギーの50～55％は、炭水化物から摂取するのが理想的です。

たとえば、摂取エネルギーが1800kcalなら、1800×50～55％＝900～990kcalになります。

今回、紹介しているCOPD食の栄養素のエネルギー比率は、炭水化物50～55％、たんぱく質15～20％、

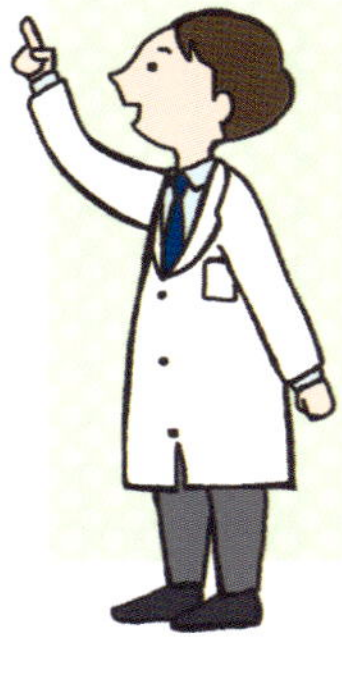

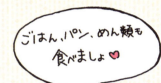

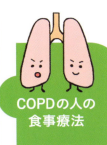

ミネラルもバランスよく

さまざまな食品を組み合わせて ミネラルもまんべんなく摂取

カルシウムのほか、マグネシウム、カリウム、リンなどのミネラルは、呼吸筋の収縮に重要なかかわりがあります。鉄は栄養不足が原因の貧血予防にもたいせつなミネラルです。

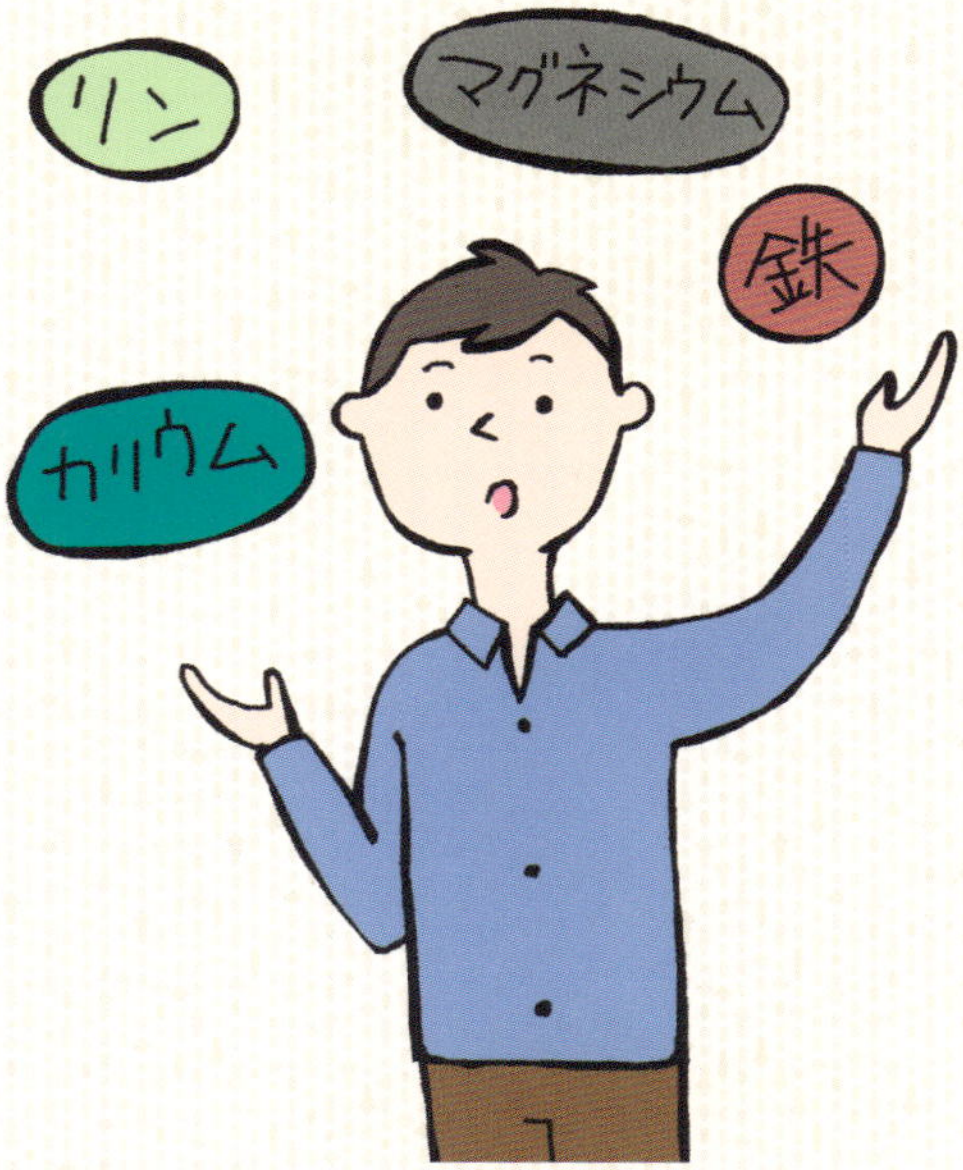

カルシウムで骨を守る

乳製品や小魚でカルシウムを補い、骨粗《そ》鬆《しょう》症を予防

COPDの人には骨粗鬆症が併存することが多いので、特にカルシウムはしっかりとりたい栄養素の一つ。小魚、牛乳・乳製品、海藻などを献立に積極的にとり入れましょう。

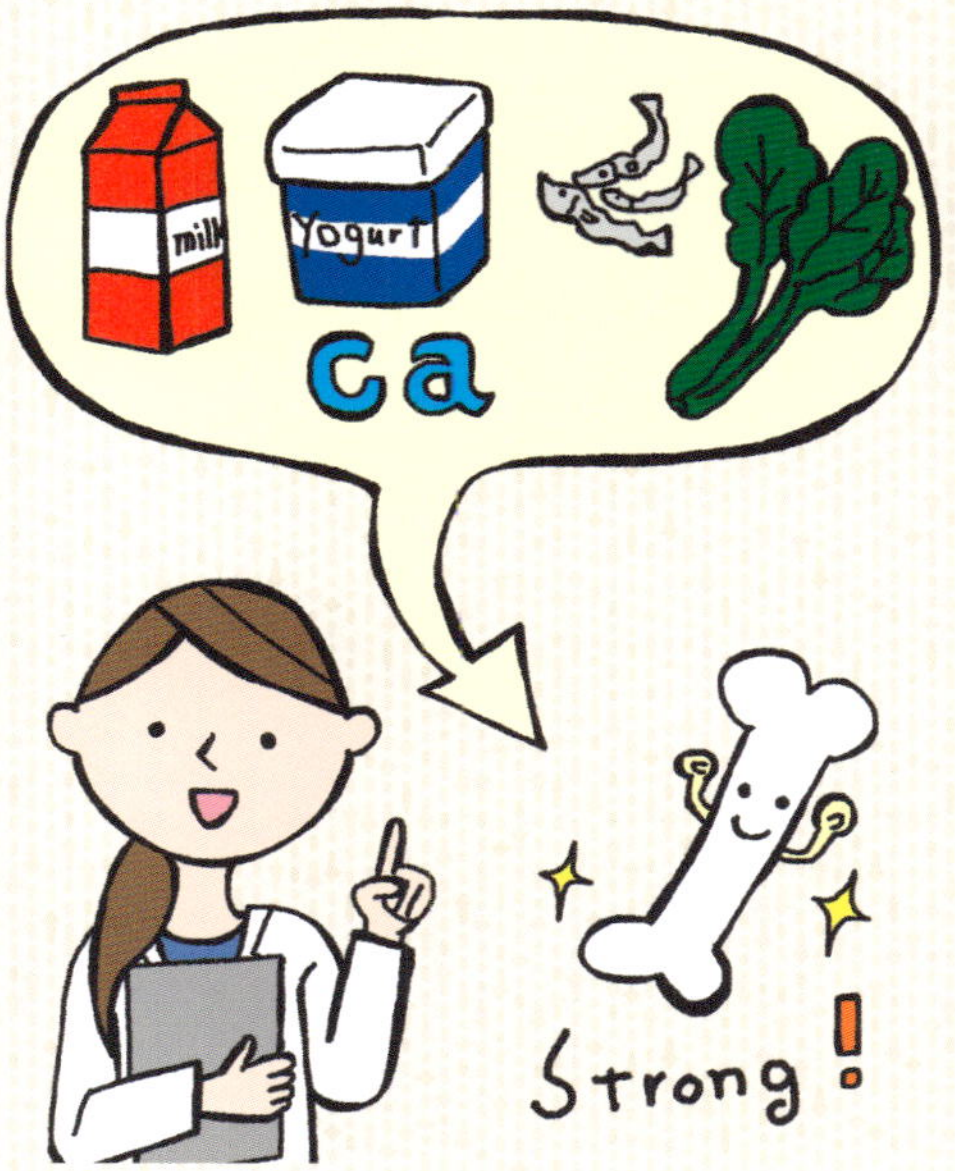

脂質30%前後でメニューを作成しています。献立の組み合わせにより、この値に多少差が生じますが、ごはん・パン・めん、肉・魚介・卵・豆腐のおかず、野菜・海藻・芋のおかず、汁物、間食をまんべんなく組み合わせると、平均してバランスよくとれるようになっています。

水分、カルシウム、ミネラル類もしっかりと

そのほか、痰をきりやすくするための「水分」、併存症の一つである骨粗鬆症の予防・改善に役立つ「カルシウム」、呼吸筋をサポートする「ミネラル」などもたいせつな成分です。たんぱく質、脂質、炭水化物を多く含む食品に、野菜、海藻、きのこ、種実などを組み合わせて、バラエティー豊かな食卓をととのえましょう。ただし、心不全や浮腫があって水分制限のある人は、主治医に相談してください。

ポイント5

おいしく食べるための調理・食べ方のコツ

酸味や香りを利用して食欲をアップ！

COPDの人は、食事中も呼吸困難や疲労感を感じ、食が細くなりがちです。「おいしそう」「食べたい」など、食欲を高めるくふうが必要になります。

たとえば、酸味の成分には唾液《だえき》や胃液の分泌《ぶんぴつ》を促し、消化・吸収を助ける働きがあります。さっぱりした味わいなら食欲がないときもおいしく食べられます。またにんにく、しょうがなどの香味野菜、カレー粉、とうがらしなどの香辛料にも食欲増進作用があります。酸味や辛さが強いと咳《せき》込むことがあるので、料理のアクセントとして適度にとり入れましょう。

飲み込みにくい場合

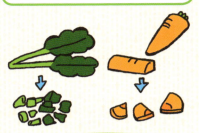

小さく、薄く切る

青菜は小さく切り、大根やにんじんなどかたい野菜は薄く切ります。噛み切りにくい肉は切り目を入れるか、そぎ切りにするかしましょう。

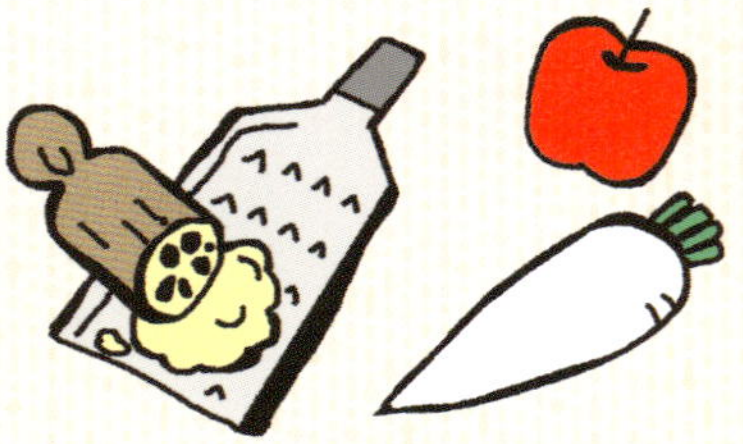

すりおろす

大根、れんこん、山芋、じゃが芋、さつま芋、りんごなど噛《か》みにくい野菜や芋類、果物は、すりおろすと食べやすくなります。

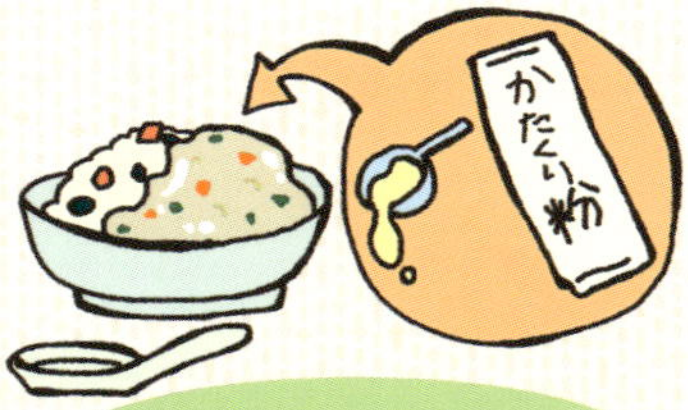

とろみをつける

かたくり粉でとろみをつけたり、ソースにマヨネーズ、生クリーム、ヨーグルト、練りごまなどをプラスすると、のど越しがなめらかに。

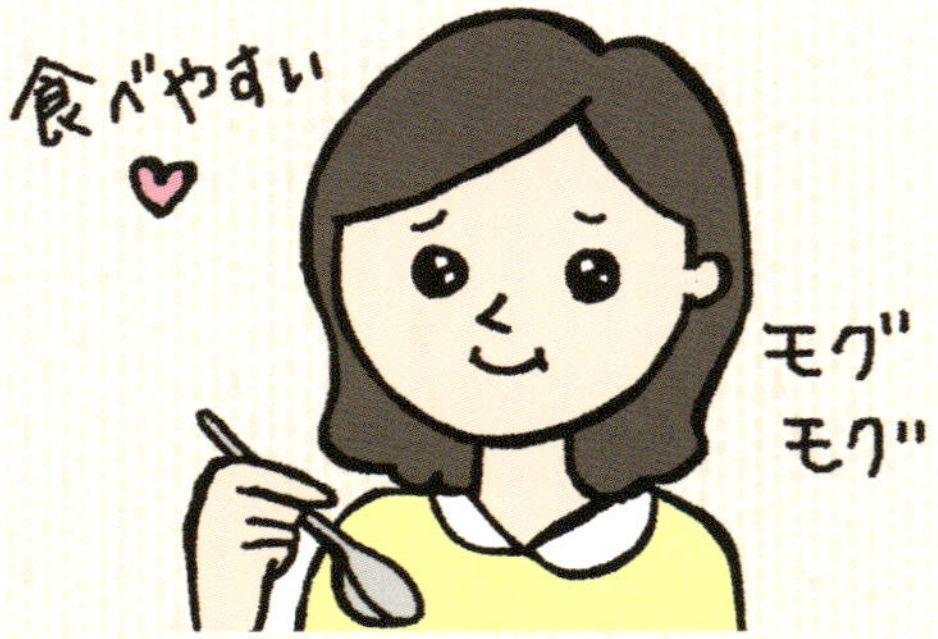

一度に食べられない場合

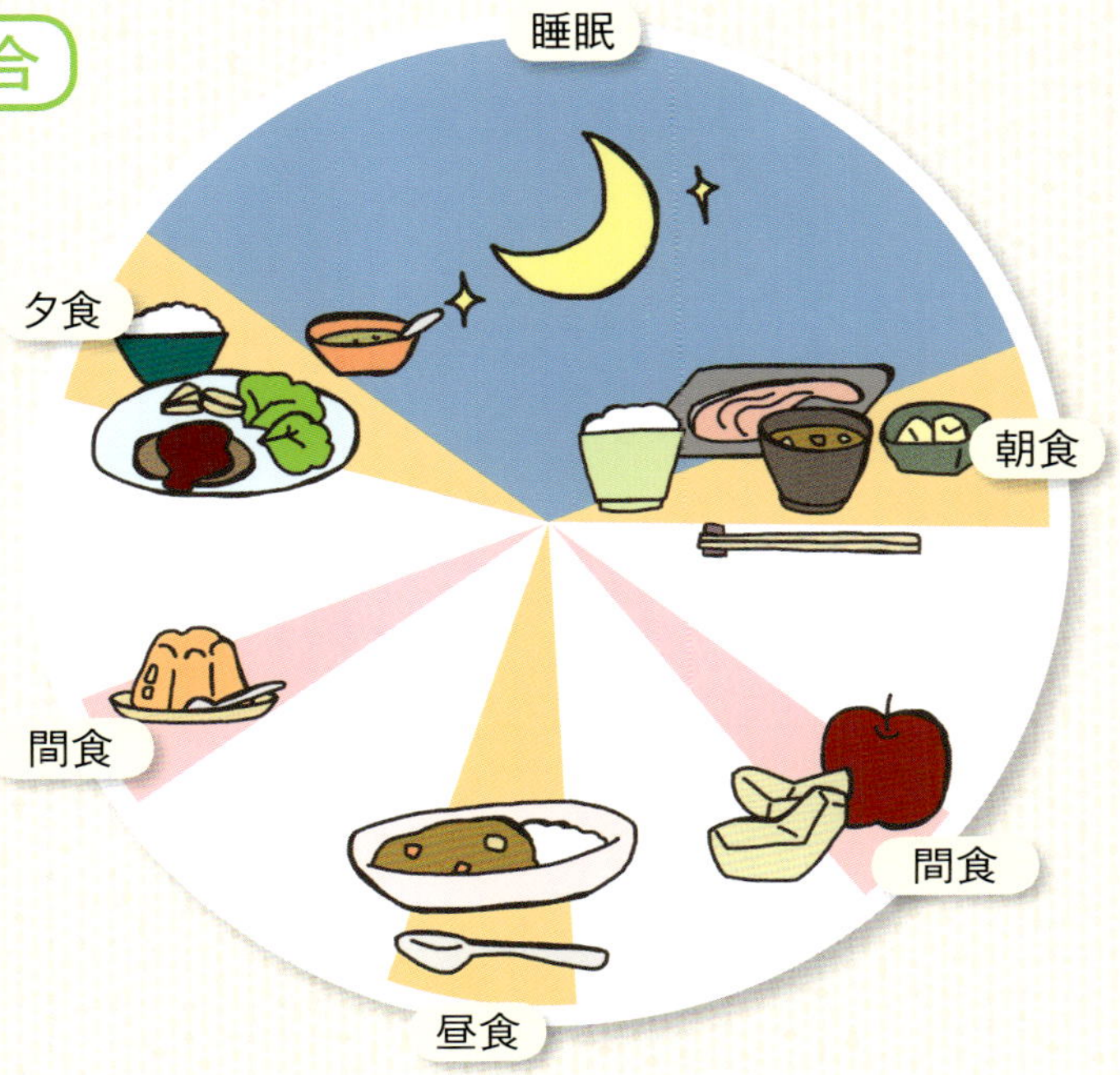

分食する

1回の食事の量を減らし、間食を利用して5〜6回に分けて食べます。乳製品や果物だけでなく、おにぎり、サンドイッチ、ゼリーやプリンなど、好きなもの、食べやすいものを選びましょう。1回分の食事も、何種類かのおかずを一口サイズで盛り合わせるのもおすすめ。“残さず食べられた”という自信につながります。

栄養補助食品を利用する

毎日の食事が思うように食べられない場合は、間食に栄養補助食品をとるのも効果的です。スナックタイプ、ドリンク、ゼリータイプなどがあり、スーパーやドラッグストアで手軽に購入できます。また、少量でエネルギーやたんぱく質、脂質が補給できる「プルモケア」などの栄養機能食品を処方することもあります。病院の医師や管理栄養士に相談してください。

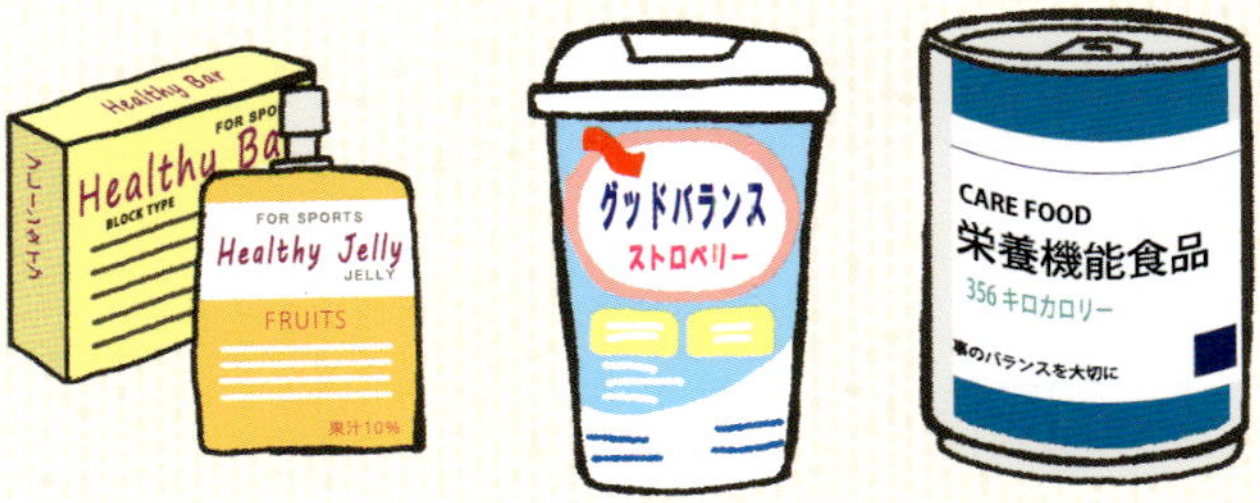

食べやすく調理し楽しめる環境づくりを

食べやすく調理することもたいせつです。大根などかたい野菜は、隠し包丁を入れたり食べやすい大きさに切ったりしましょう。繊維が残るふき、ごぼう、竹の子、セロリなどは繊維を断つように切ります。肉類は筋を切る、たたいて薄くする、皮を除く、そぎ切りにするなどのくふうを加えます。加熱調理するときのポイントは、かたくり粉をまぶしてから焼くとつるんと飲み込みやすくなります。また、蒸す、煮るなど水分を含めることで食材がふっくらとやわらかく仕上がります。

COPDの人は家に閉じこもりがちになり、食事に対する意欲がなくなってしまうこともあります。季節を感じられる食材を使用する、家族そろって会話を楽しみながら食事をするなど、〝食事の楽しみ〟を感じられるような環境づくりも必要です。

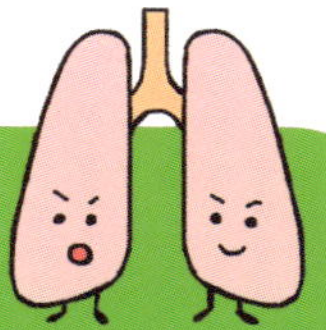

ポイント6

こんな食品は控えましょう

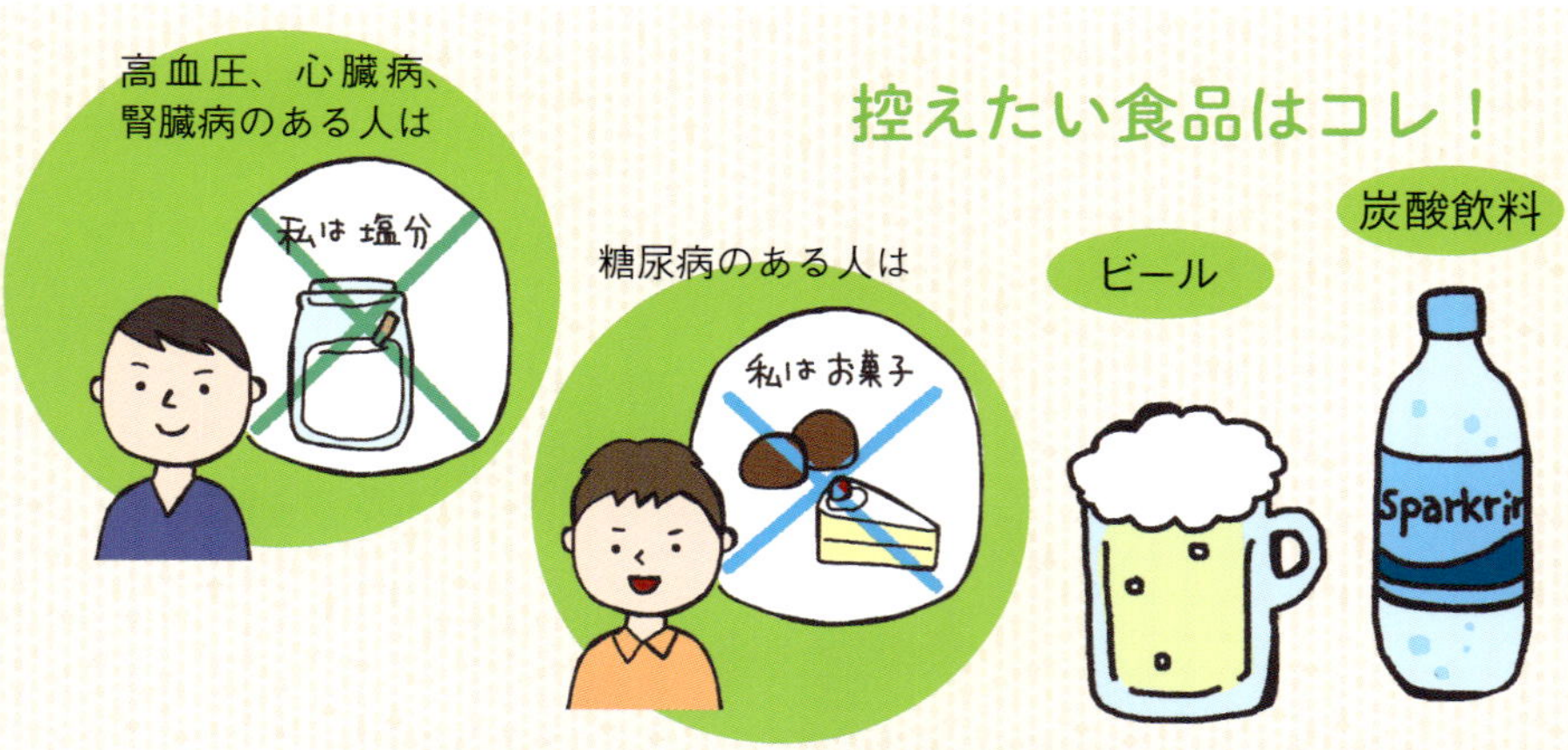
控えたい食品はコレ！
高血圧、心臓病、腎臓病のある人は
私は塩分
糖尿病のある人は
私はお菓子
ビール
炭酸飲料

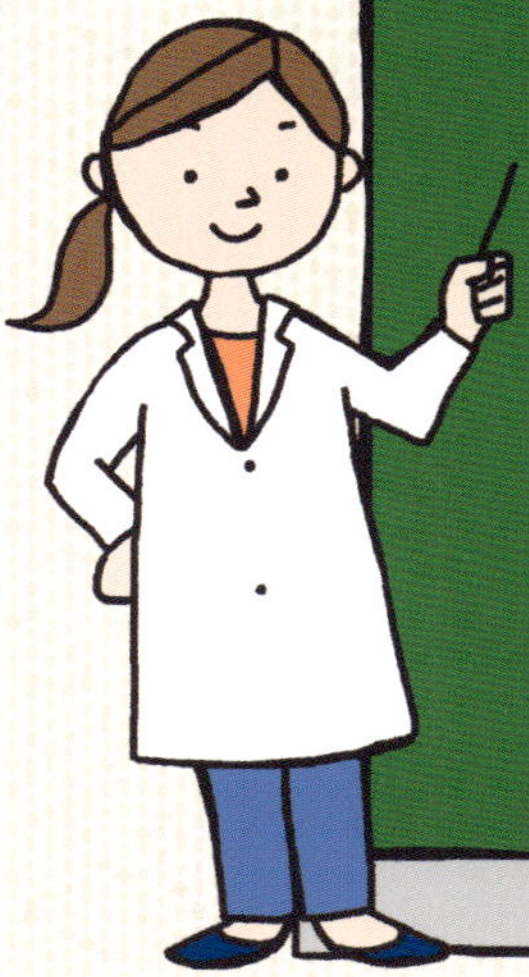

減塩を成功させるくふう

- 酸味や香りでうす味をカバー
- しょうゆはかけずにつける
- 漬物、練り物、加工品を控える
- 化学調味料は控える
- いため物、揚げ物など油の風味を利用する
- だしをとってうま味をきかせる

併存症のある人は塩分などを控えましょう

COPDの人は、おなかが張って充分な量を食べられなくなることもあります。空気を飲み込まないように、ゆっくりと噛《か》んで食べます。また、ガスの発生を促す炭酸飲料やビールなどは控えましょう。

また、本書では1日の食塩相当量（塩分）の目安を8g台にしていますが、高血圧、心臓病、腎臓病、浮腫を併存している人は塩分の目標量を6g未満とし、これを守ることが理想です。

糖尿病のある人は菓子類の食べすぎに注意してください。どうしても食べたいときはごはん（主食）を減らし、お菓子を少し加えましょう。

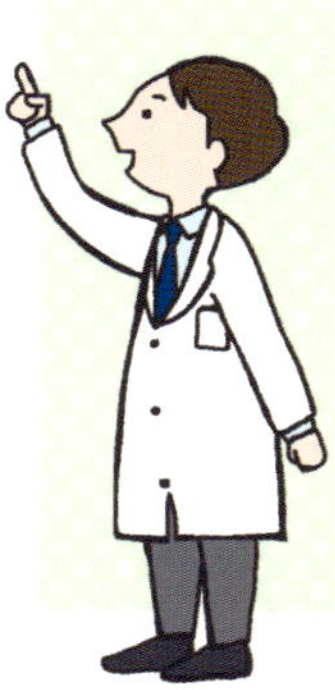

第3章

Chronic Obstructive Pulmonary Disease

慢性閉塞性肺疾患の人の安心ごはん

メーンのおかずから汁物、間食まで、69のレシピをたっぷりとご紹介します。食が細くなっている人も食べやすく、楽しみながら食事ができるくふうが詰まっています。日々の食事作りに活用してください。

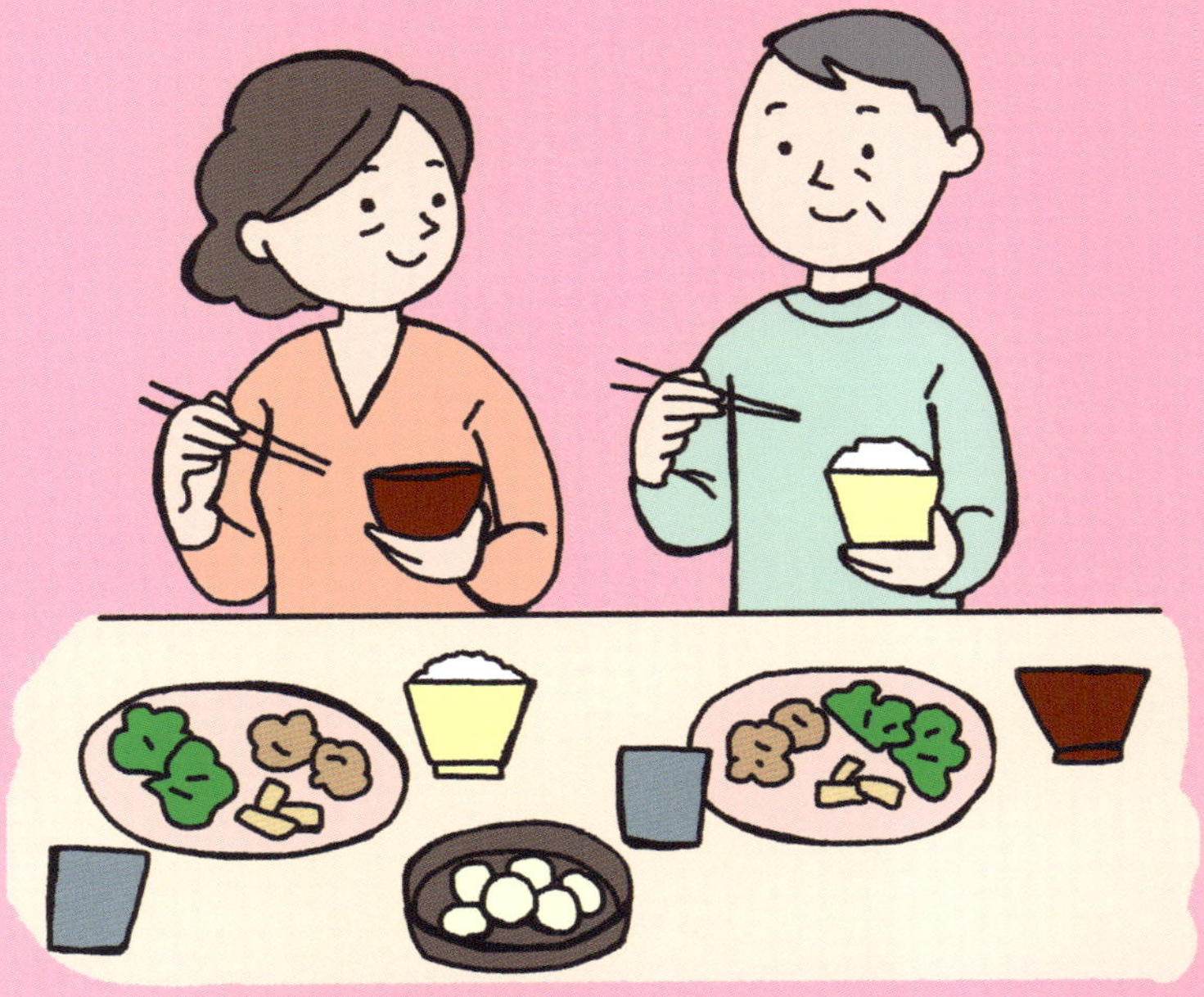

1日の献立例

「なにをどのくらい食べる」をイメージしやすいように、本書に掲載しているメニューを組み合わせた1日の献立例です。基本は、エネルギー 1800㎉、たんぱく質 70 ～ 80g 、脂質 50 ～ 60g、食塩相当量8g 台※です。これを目標にして献立を組み立てましょう。

1日のトータル	エネルギー	たんぱく質	脂質	食塩相当量
	1710 kcal	78.7 g	59.2 g	8.5 g

朝

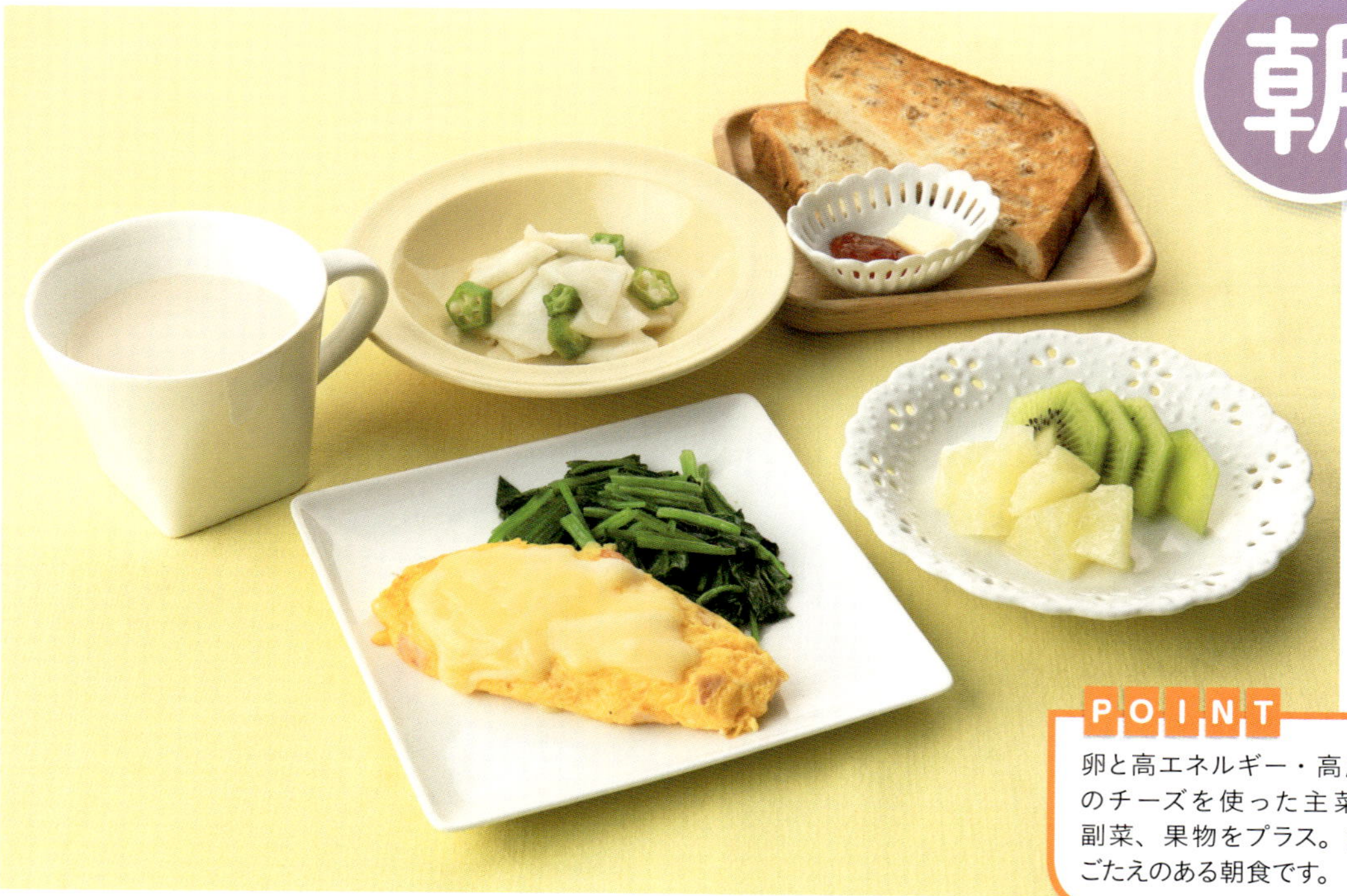

POINT

卵と高エネルギー・高脂質のチーズを使った主菜に、副菜、果物をプラス。食べごたえのある朝食です。

夕

エネルギー	脂質	たんぱく質	食塩相当量
638 kcal	21.0 g	29.4 g	3.5 g

●豚肉のレモンしょうがソテー（50 ページ）
●れんこんと厚揚げのいため煮（93 ページ）
●もずくと三つ葉のポン酢しょうゆあえ（92 ページ）
●シジミのスープ（98 ページ）
●ごはん（胚芽精米）150g

昼

エネルギー	脂質	たんぱく質	食塩相当量
515 kcal	12.6 g	26.0 g	2.2 g

●アジとタイのみそだれ丼（84 ページ）
●キャベツとグリーンアスパラガスの粒マスタードいため（95 ページ）
●メロン 60g

朝

エネルギー	脂質	たんぱく質	食塩相当量
557 kcal	25.6 g	23.3 g	2.8 g

●とろりチーズのトマト入りオムレツ（73 ページ）
●かぶの和風サラダ（92 ページ）
●トースト（ライ麦パン６枚切り１枚 60g）
●いちごジャム 10g、バター ４g
●グレープフルーツ 40g、キウイ 30g
●ミルクティー（紅茶 ½ カップ、牛乳 ½ カップ）

※腎臓病、心臓病、浮腫など、食塩相当量の制限が必要な人は医師の指示に従ってください。

昼

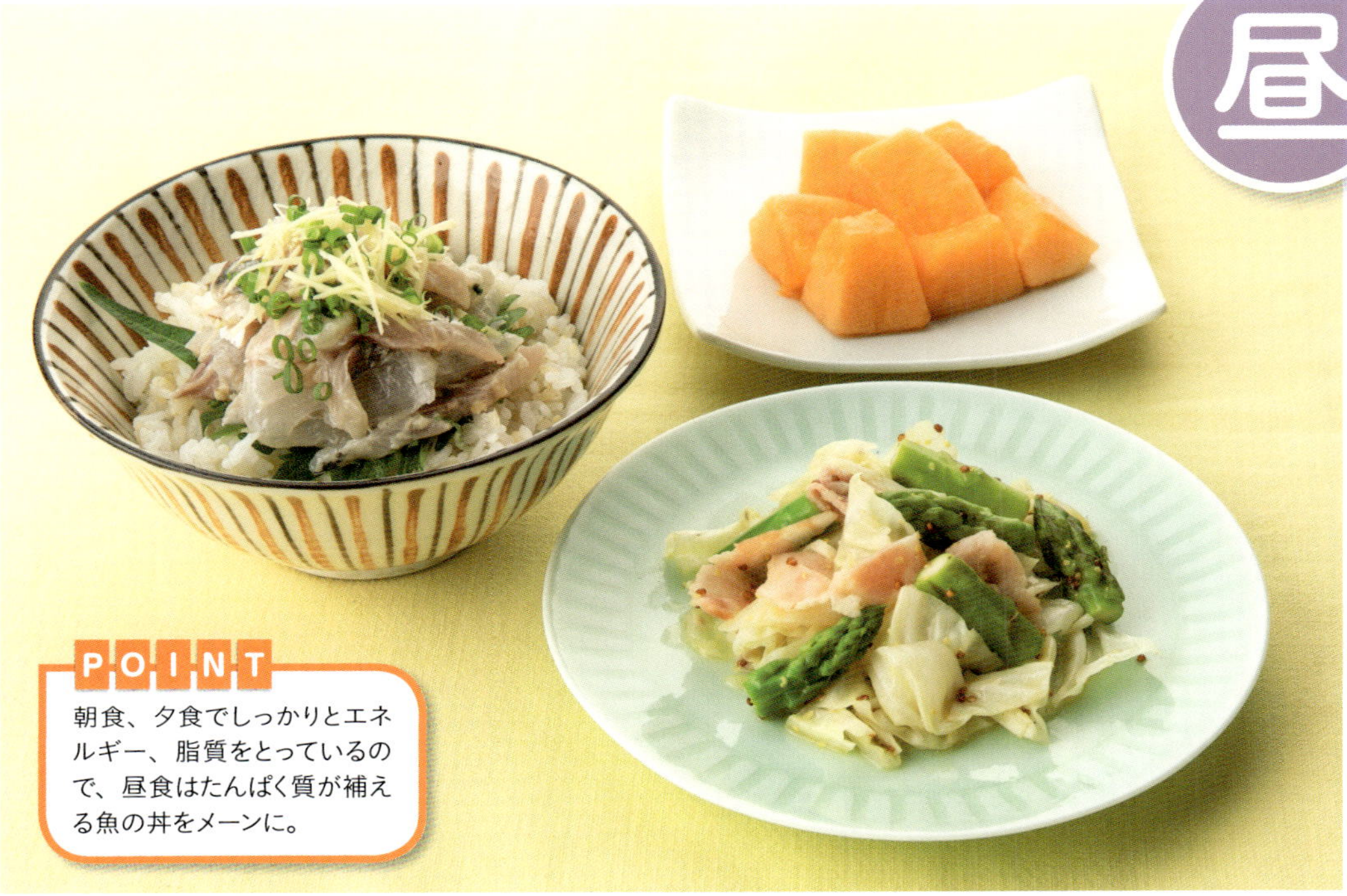

POINT

朝食、夕食でしっかりとエネルギー、脂質をとっているので、昼食はたんぱく質が補える魚の丼をメーンに。

夕

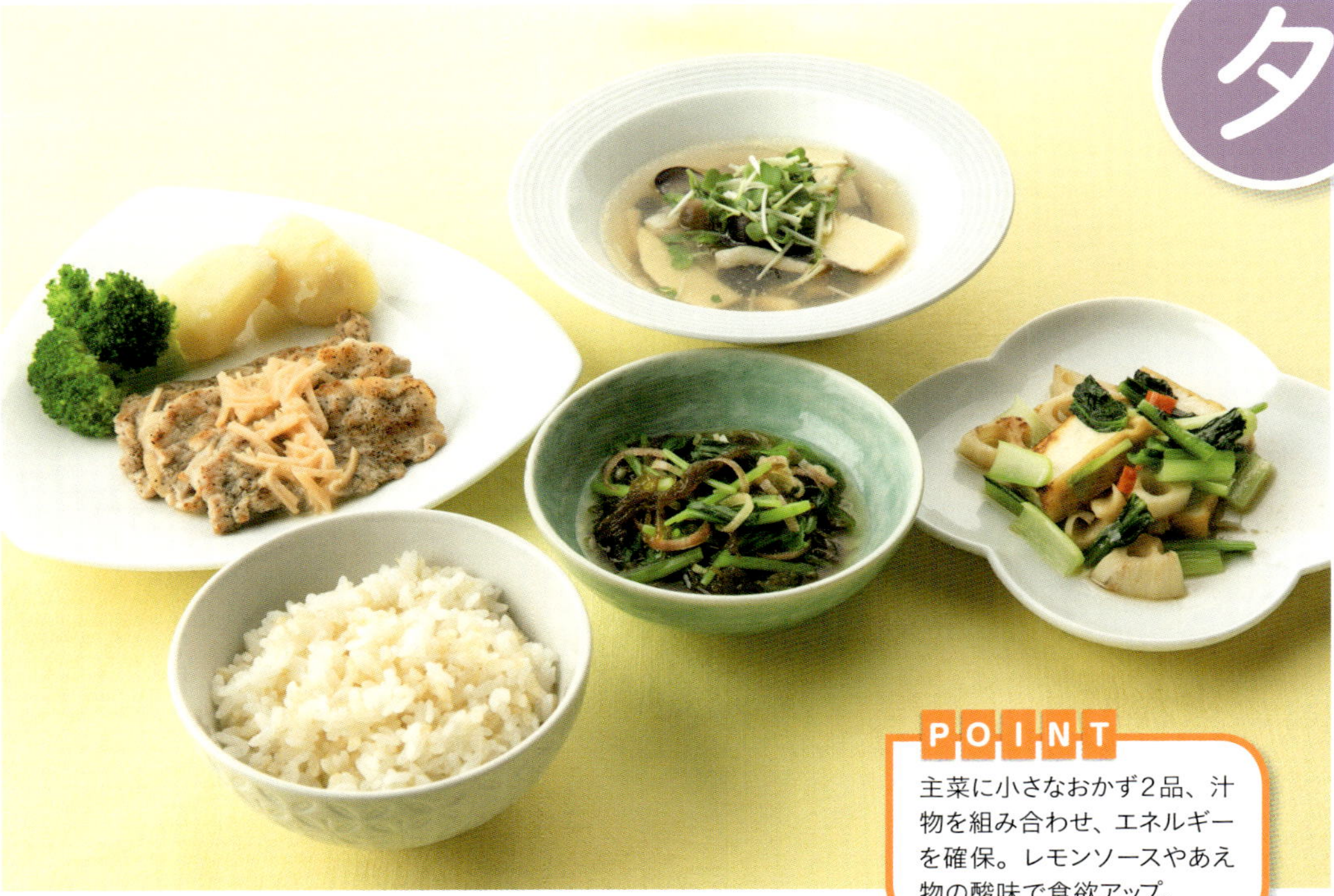

POINT

主菜に小さなおかず2品、汁物を組み合わせ、エネルギーを確保。レモンソースやあえ物の酸味で食欲アップ。

1日のトータル	エネルギー	たんぱく質	脂質	食塩相当量
	1802 kcal	74.8 g	53.1 g	8.9 g

朝

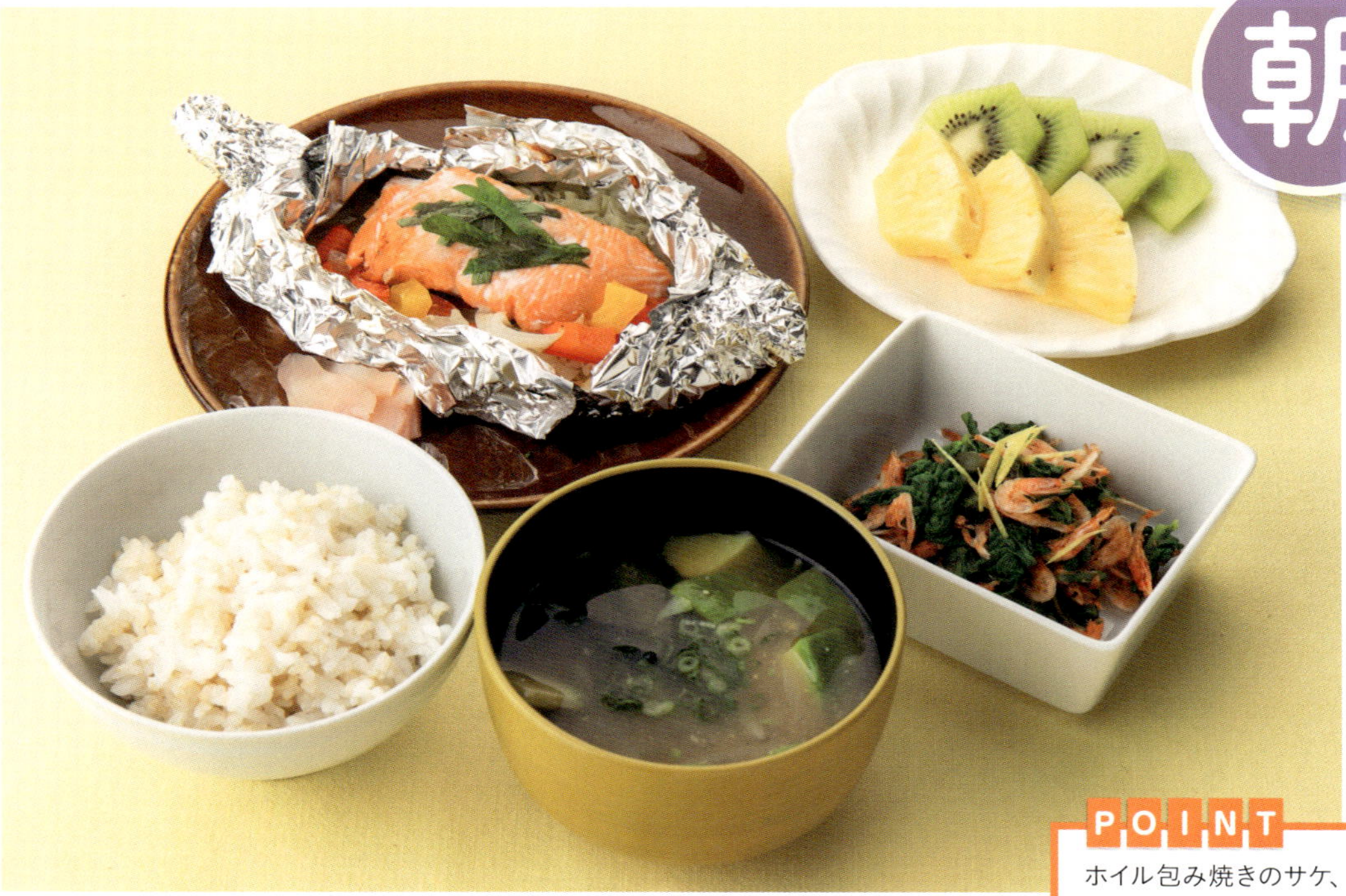

POINT

ホイル包み焼きのサケ、あえ物のサクラエビでたんぱく質を、みそ汁のアボカドで脂質を補う献立になりました。

夕

エネルギー	脂質
663 kcal	25.1 g
たんぱく質	食塩相当量
24.2 g	1.8 g

- ●タンドリーチキン（56 ページ）
- ●トマトのタルタルソースかけ（93 ページ）
- ●切り干し大根のきんぴら（95 ページ）
- ●ごはん（胚芽精米）150g
- ●オレンジ 80g

昼

エネルギー	脂質
571 kcal	13.2 g
たんぱく質	食塩相当量
22.0 g	3.2 g

- ●天ざるうどん 香味つけ汁（81 ページ）
- ●さつま芋のきんとん（94 ページ）

朝

エネルギー	脂質
568 kcal	14.8 g
たんぱく質	食塩相当量
28.6 g	3.9 g

- ●サケのホイル包み焼き（64 ページ）
- ●春菊とサクラエビのあえ物（97 ページ）
- ●アボカドと玉ねぎのみそ汁（98 ページ）
- ●ごはん（胚芽精米）150g
- ●パイナップル 40g、キウイ 30g

昼

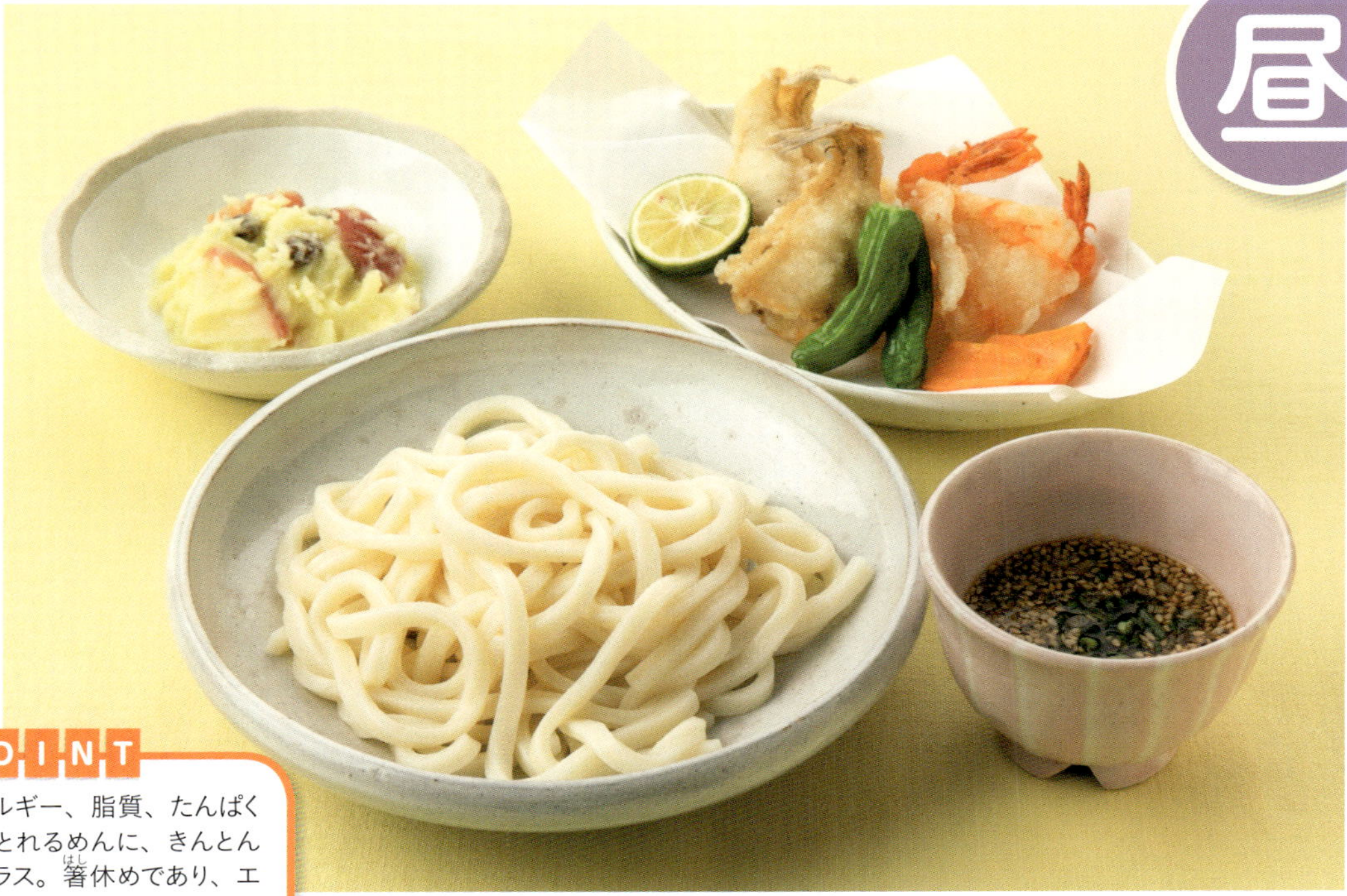

POINT

エネルギー、脂質、たんぱく質がとれるめんに、きんとんをプラス。箸《はし》休めであり、エネルギーを補う1品です。

夕

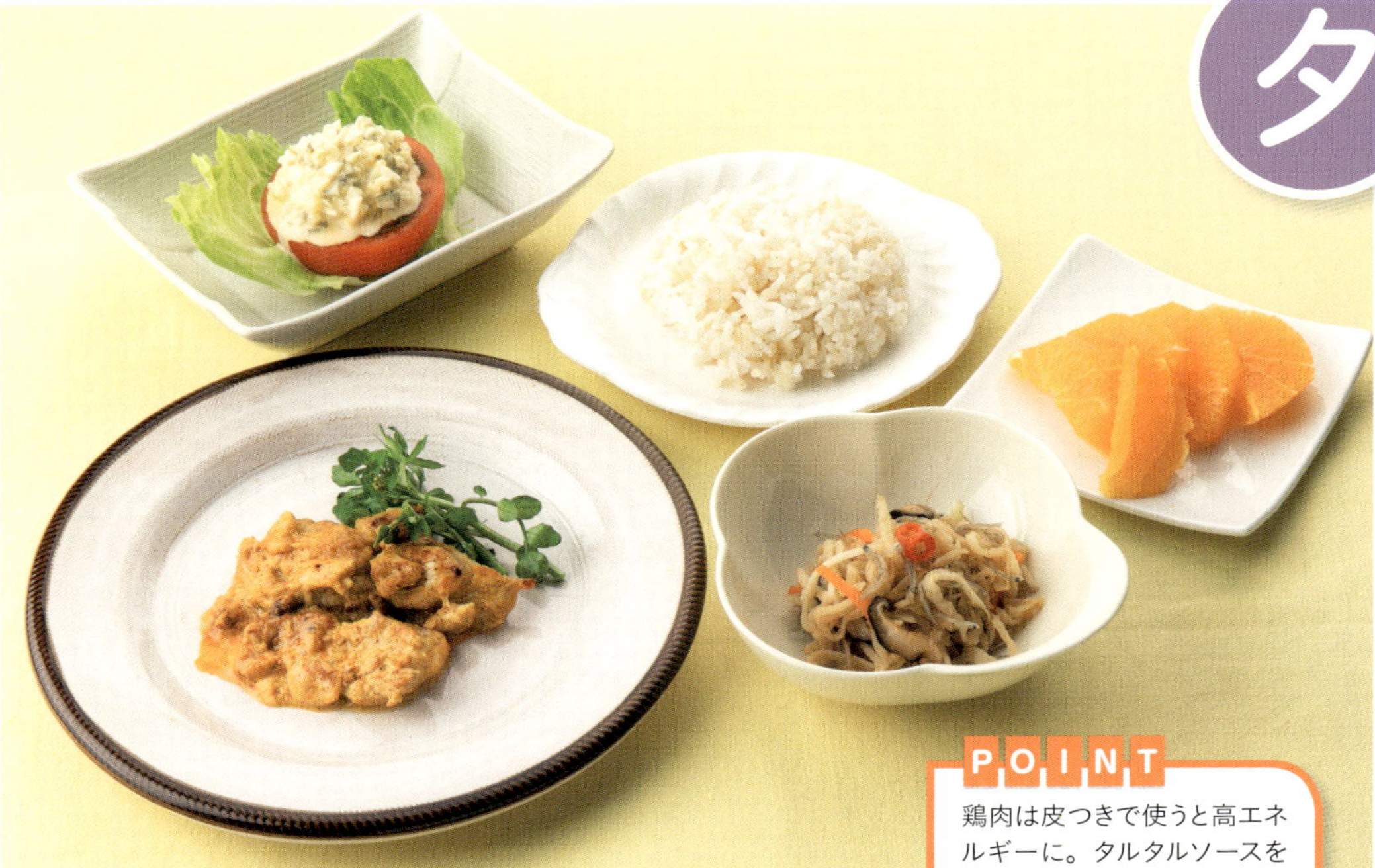

POINT

鶏肉は皮つきで使うと高エネルギーに。タルタルソースをかけたトマトの副菜で、エネルギー、脂質量をアップ。

1日のトータル	エネルギー	たんぱく質	脂質	食塩相当量
	1825 kcal	77.1 g	60.7 g	8.0 g

朝

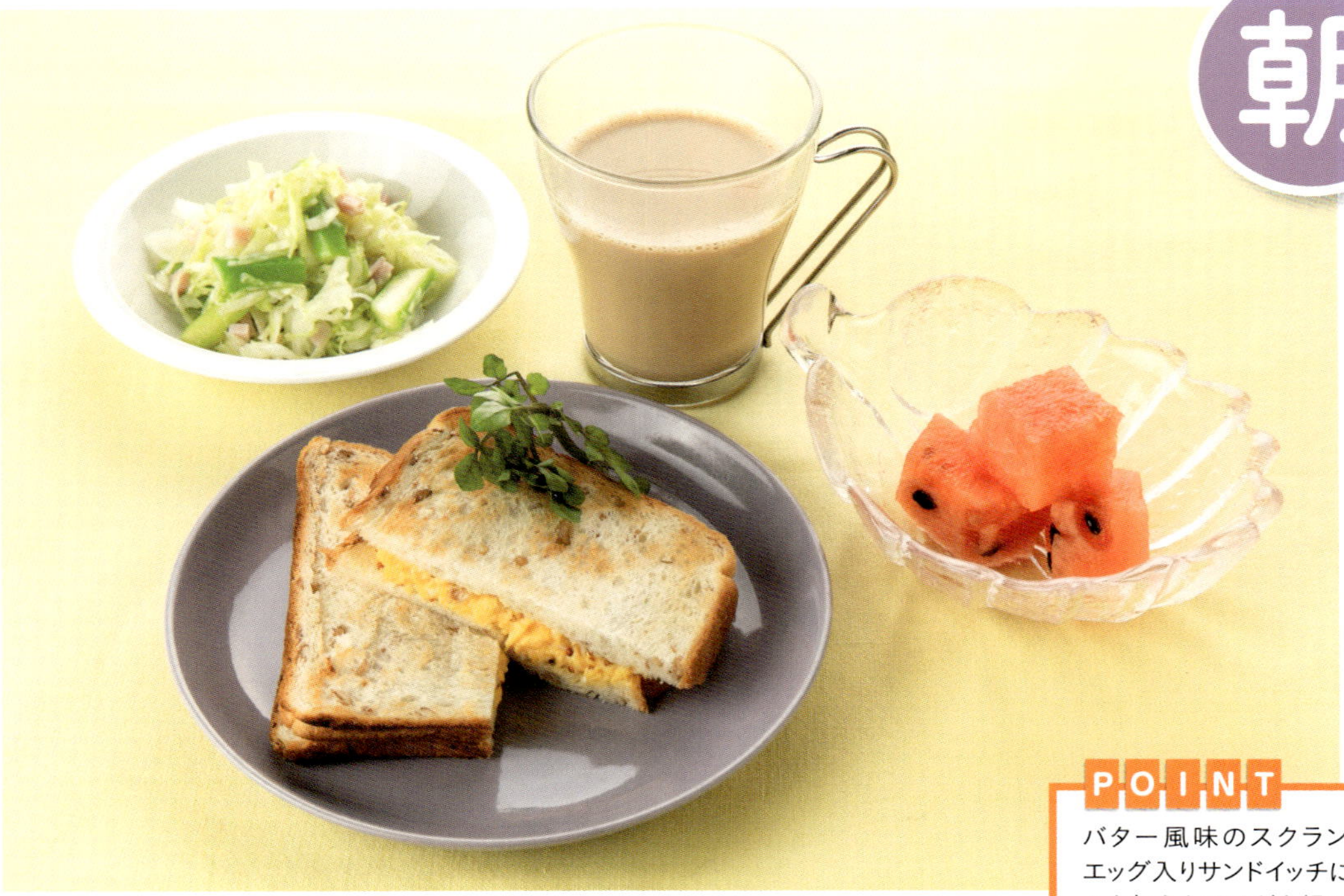

POINT

バター風味のスクランブルエッグ入りサンドイッチに、ハムを加えたサラダを組み合わせ、脂質を補う朝食に。

夕

エネルギー	脂質
689 kcal	17.2 g
たんぱく質	食塩相当量
33.7 g	3.5 g

- ●焼きサバの野菜あんかけ（60 ページ）
- ●小松菜と鶏ささ身の煮浸し（91 ページ）
- ●かぼちゃの小倉煮（90 ページ）
- ●豆腐とわかめのみそ汁＊
- ●ごはん（胚芽精米）150g

昼

エネルギー	脂質
659 kcal	22.1 g
たんぱく質	食塩相当量
24.0 g	1.9 g

- ●ビーフストロガノフ＆バターライス（83 ページ）
- ●野菜のメープルマリネ（94 ページ）
- ●りんご・オレンジ 各 40g

朝

エネルギー	脂質
477 kcal	21.4 g
たんぱく質	食塩相当量
19.4 g	2.6 g

- ●ふわふわ卵のサンドイッチ（82 ページ）
- ●コールスローサラダ（91 ページ）
- ●すいか 80g
- ●カフェオレ（コーヒー½カップ、牛乳⅖カップ）

＊１人分で、煮干しだし１カップに１㎝角に切った豆腐 50g、水でもどしたわかめ２g、２㎝長さに切ったさやいんげん 10g を入れて火にかけ、ひと煮立ちしたら火を消してみそ 10g をとき入れる。

昼

POINT

必要なエネルギー、栄養素を補える主食兼主菜に、副菜と果物をプラス。マリネの酸味が食事のアクセントに。

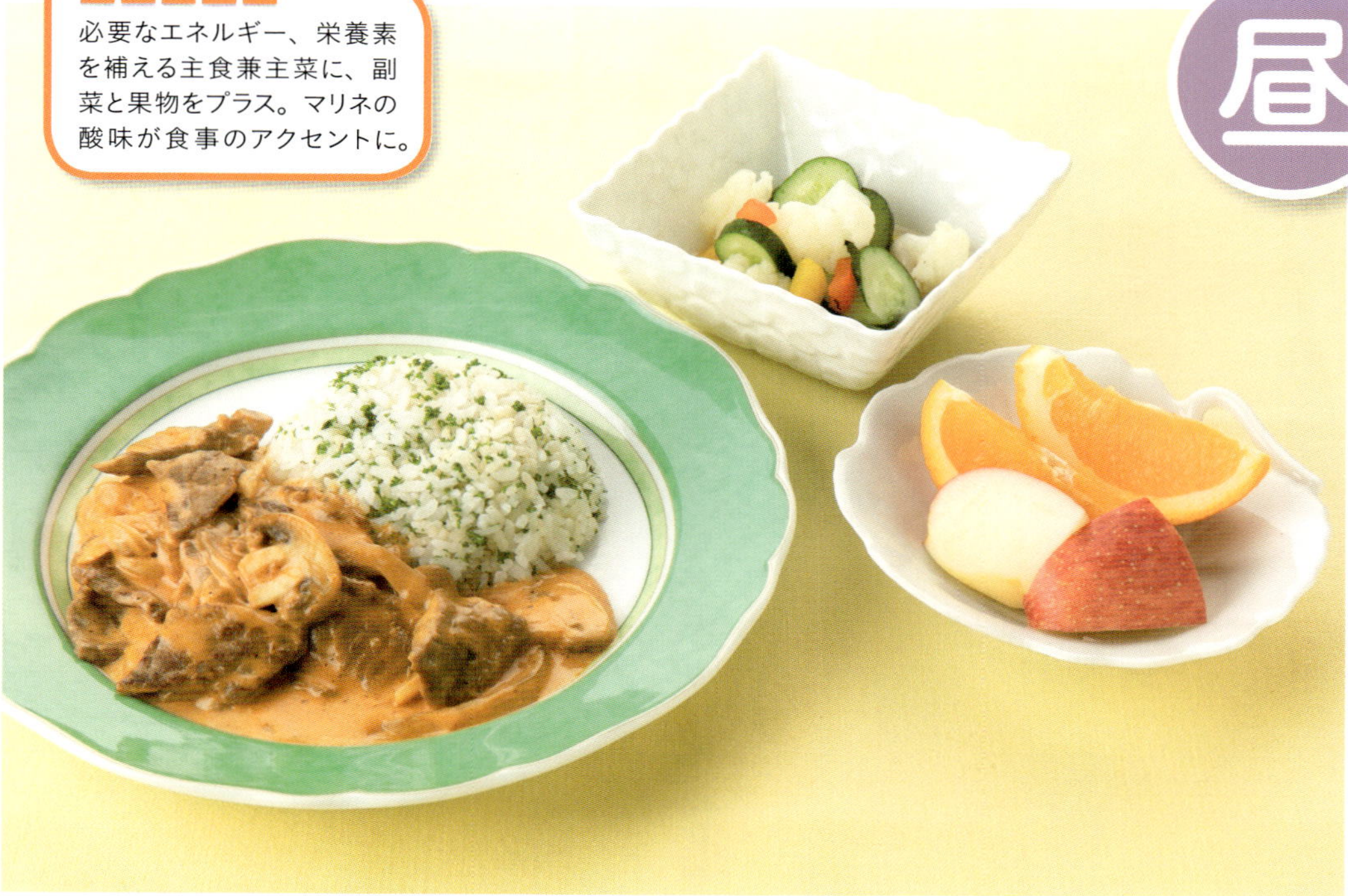

夕

POINT

高たんぱく質・高脂質のサバを使ったおかずに、副菜2品とみそ汁をプラス。栄養、味のバランスのよい献立に。

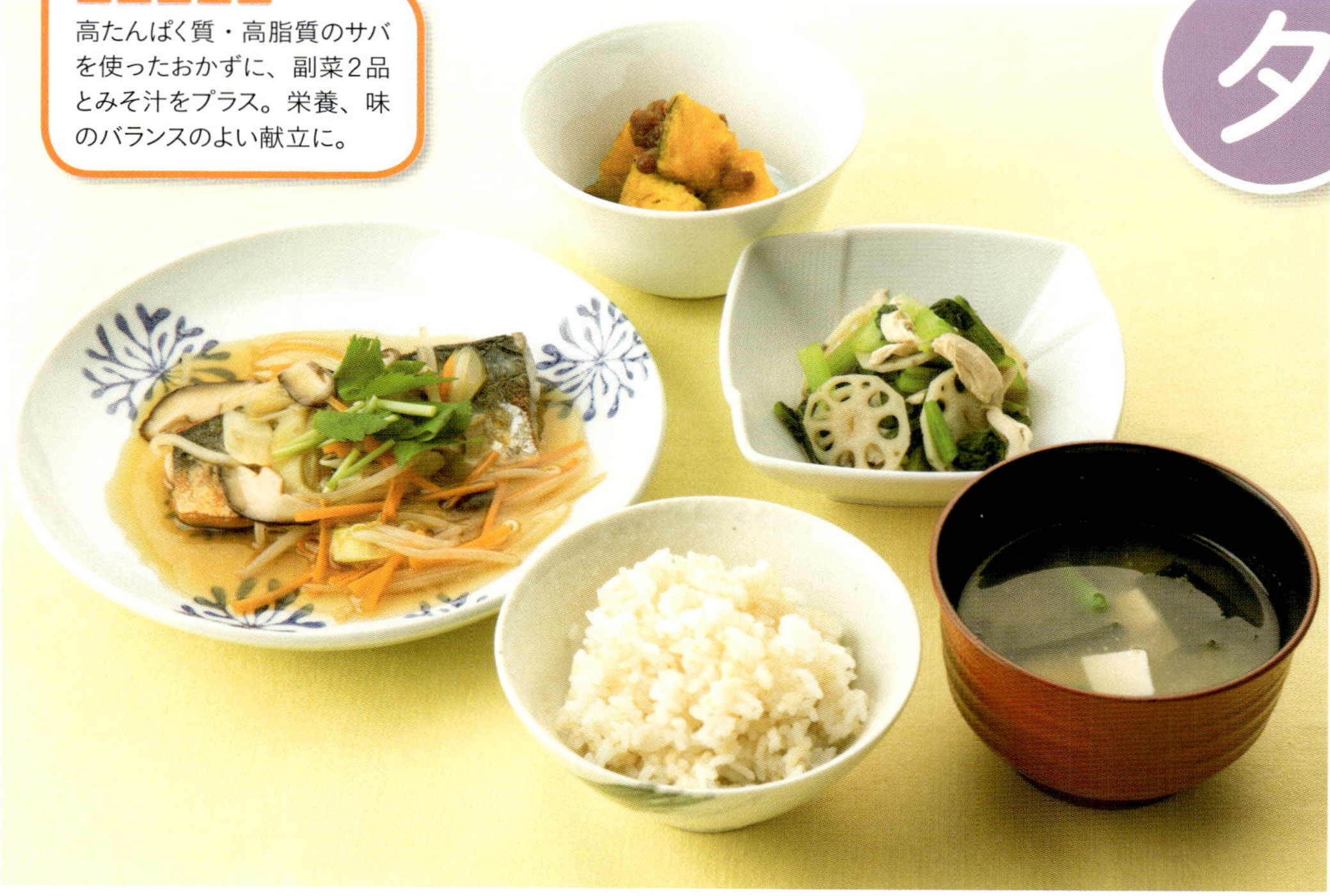

肉のおかず

肉は重要なたんぱく質源です。COPD の人は筋肉が減少してくるので、牛肉、豚肉、鶏肉を組み合わせ、バリエーション豊かに肉料理を食卓にとり入れましょう。肉は 1 日に 60 ～ 80g を食べるようにしてください。

レモンソースで箸《はし》が進むしょうが焼き

豚肉のレモンしょうがソテー

1人分	エネルギー	たんぱく質	脂質	食塩相当量
	223 kcal	17.1 g	12.3 g	0.7 g

材料（1人分）

豚もも薄切り肉	1 ½枚（70g）
塩・こしょう	各少量
オリーブ油	小さじ¾
バター	大さじ½（6g）
しょうが（せん切り）	10g
レモン果汁	小さじ2
じゃが芋	40g
ブロッコリー	30g

POINT

焼く前に筋切りをすることで、肉が縮むのを防ぎます。やわらかく焼き上がるので、食べやすくなる効果も。

作り方

1 豚肉は筋切りをして塩、こしょうをふり、1枚の長さを半分に切る。

2 じゃが芋は乱切りにし、やわらかくなるまでゆでる。湯を捨てて火にかけながらなべを揺すり、粉吹き芋にする。ブロッコリーは小房に分け、色よくゆでる。

3 フライパンにオリーブ油を熱し、1の肉を表になる面を下にして入れ、フライ返しで押さえながら焼く。焼き色がついたら裏返し、中まで火が通ったら皿に盛る。

4 3のフライパンの余分な脂をキッチンペーパーでふきとり、弱火でバターをとかす。しょうがをいためてレモン汁を加える（レモンソース）。

5 3の皿に2を添え、レモンソースをかける。

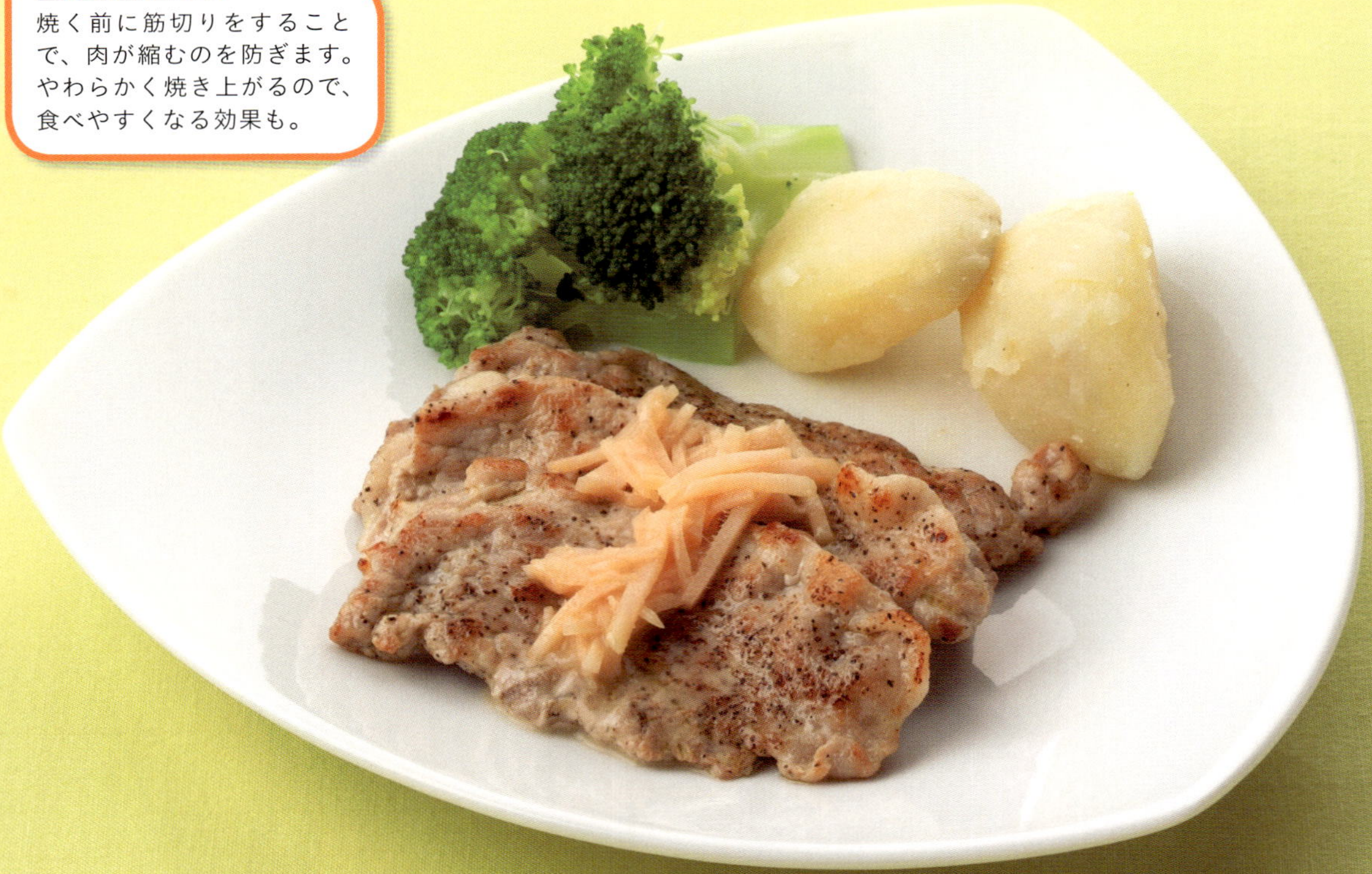

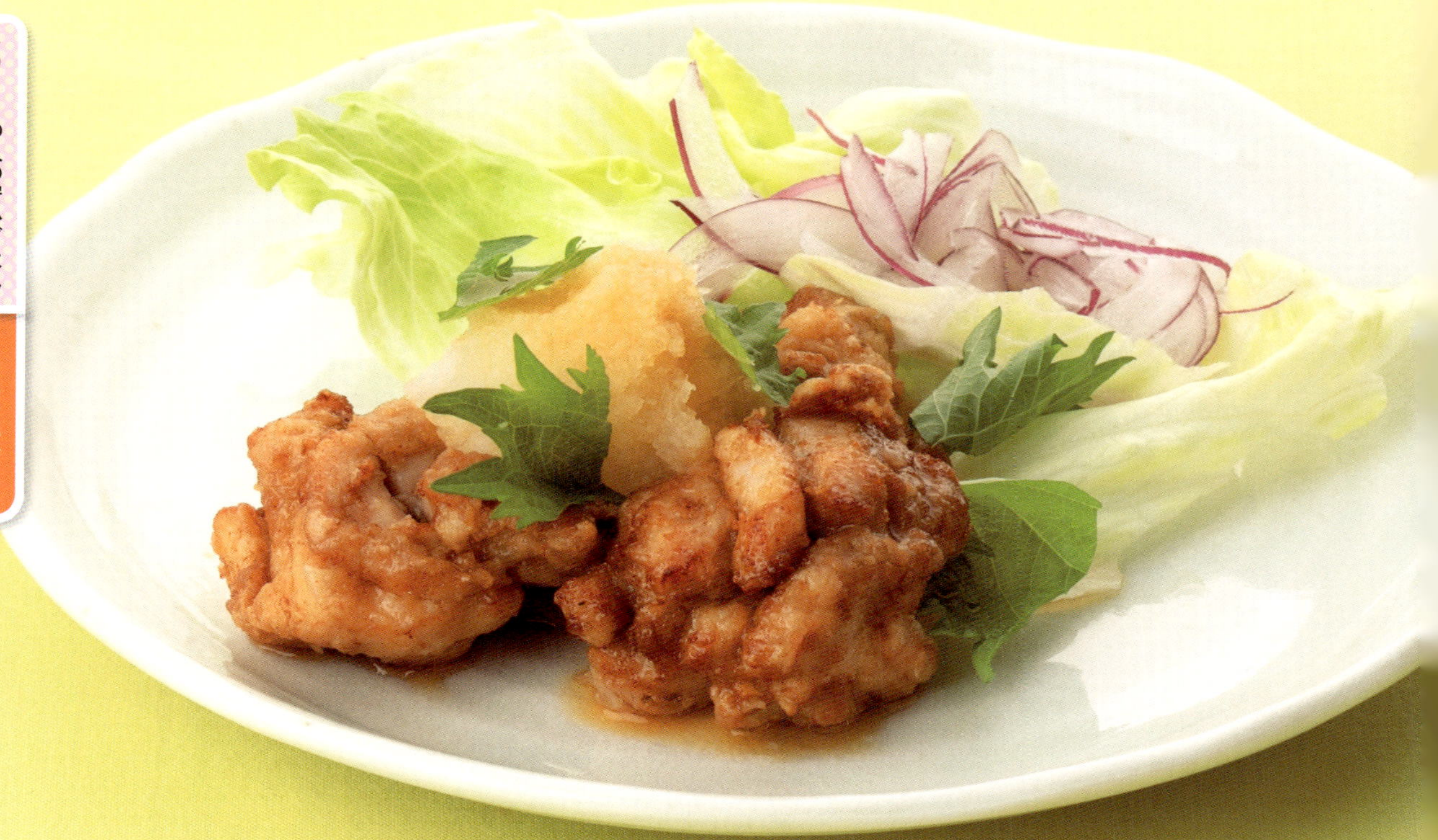

POINT

たれをもみ込み、冷蔵庫で1時間ほどなじませてから揚げると、しっとりジューシーなから揚げになります。

さっぱりと食べやすく、胃にもやさしい

鶏肉のから揚げ おろしポン酢しょうゆかけ

1人分	エネルギー	たんぱく質	脂質	食塩相当量
	249 kcal	17.0 g	14.2 g	1.1 g

材料（1人分）

鶏もも肉（皮なし）……80g
a ┌ しょうゆ……小さじ½
　│ 酒……小さじ1
　└ しょうが（すりおろす）……3g
小麦粉……大さじ1弱（7g）
揚げ油
おろし大根……50g
レタス（ちぎる）……20g
赤玉ねぎ（薄切り）……10g
青じそ（ちぎる）……2枚（2g）
ポン酢しょうゆ……小さじ1⅓（8g）

作り方

1 鶏肉は一口大に切り、混ぜ合わせたaをもみ込む。
2 おろし大根はざるなどにのせ、汁けをきる。赤玉ねぎは水にさらし、水けをきる。
3 鶏肉の汁けをふきとり、小麦粉を薄くまぶす。揚げ油を熱し、ときどき返しながらからりと揚げ、油をきる。
4 皿にレタス、赤玉ねぎ、から揚げを盛る。おろし大根をから揚げにのせ、青じそを散らし、ポン酢しょうゆをかける。

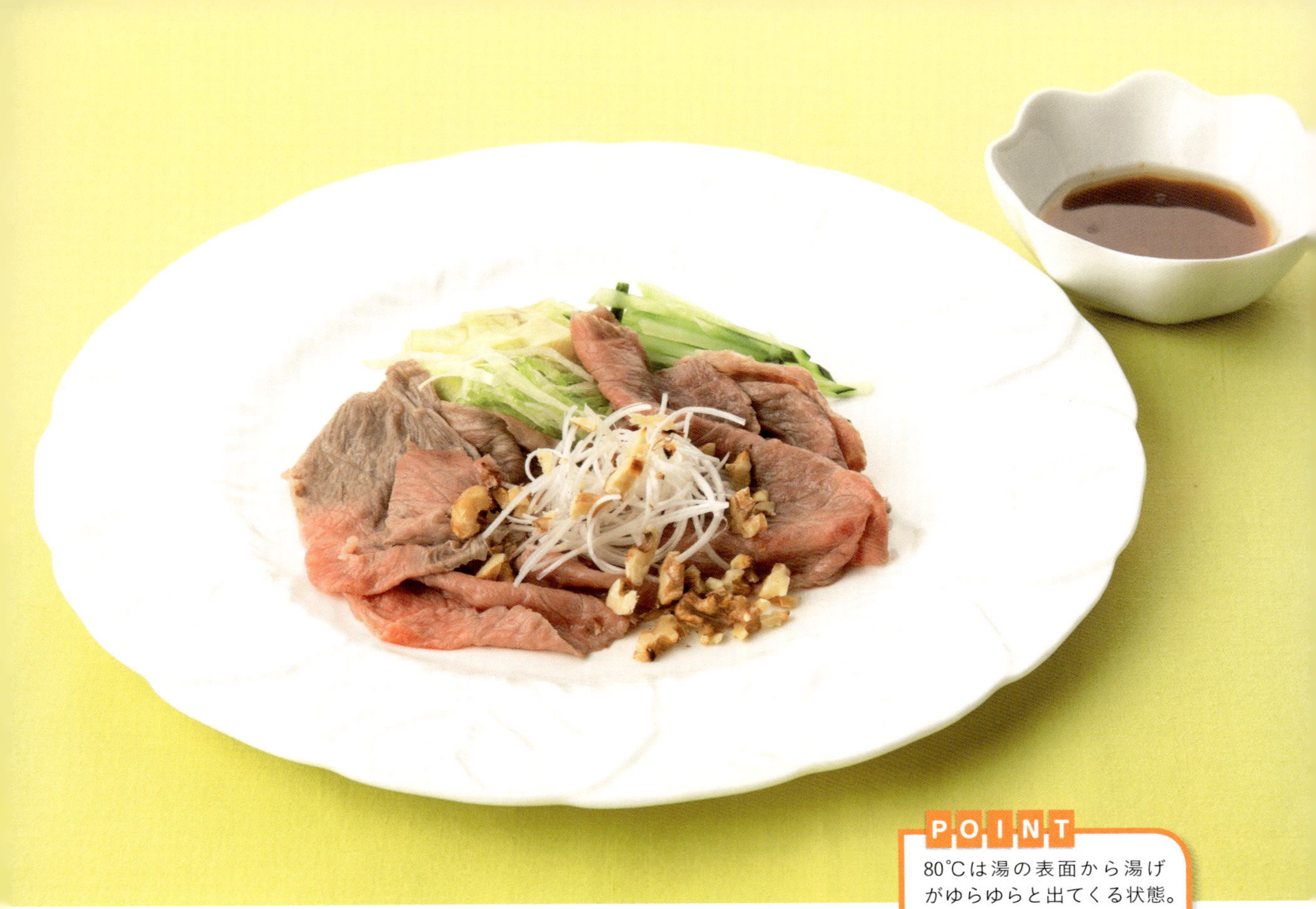

POINT
80℃は湯の表面から湯げがゆらゆらと出てくる状態。氷水にとると肉がかたくなるので、室温でさますこと。

風味豊かなソースが満足度を高めます

牛肉の冷しゃぶ 中国風ソースかけ

1人分	エネルギー	たんぱく質	脂質	食塩相当量
	260 kcal	19.7 g	16.8 g	1.6 g

材料（1人分）

	牛もも肉（しゃぶしゃぶ用）	80g
	なす	30g
	きゅうり・レタス（各せん切り）	各20g
	ねぎ	15g
	くるみ（あらく刻む）	10g
a	しょうゆ	大さじ½弱（8g）
a	酒・水	各小さじ½強（3g）
a	オイスターソース	小さじ½（3g）
a	ごま油	小さじ½

作り方

1 なすは皮をピーラーでむき、水にさらす。さっとぬらしたキッチンペーパーに包み、さらにラップに包み、電子レンジで2～3分加熱する。あら熱がとれたら縦半分に切り、1㎝幅に切る。

2 ねぎは芯《しん》を除いてせん切りにする。水にさらして水けをきる（白髪ねぎ）。

3 牛肉は80℃の湯にさっとくぐらせ、肉の色が変わったらざるにあげ、そのままさます（冷しゃぶ）。

4 aの材料を混ぜ合わせる（中国風ソース）。

5 器にきゅうり、レタス、なすを盛り、その上に冷しゃぶを盛る。白髪ねぎとくるみをのせ、食べる直前に中国風ソースをかける。

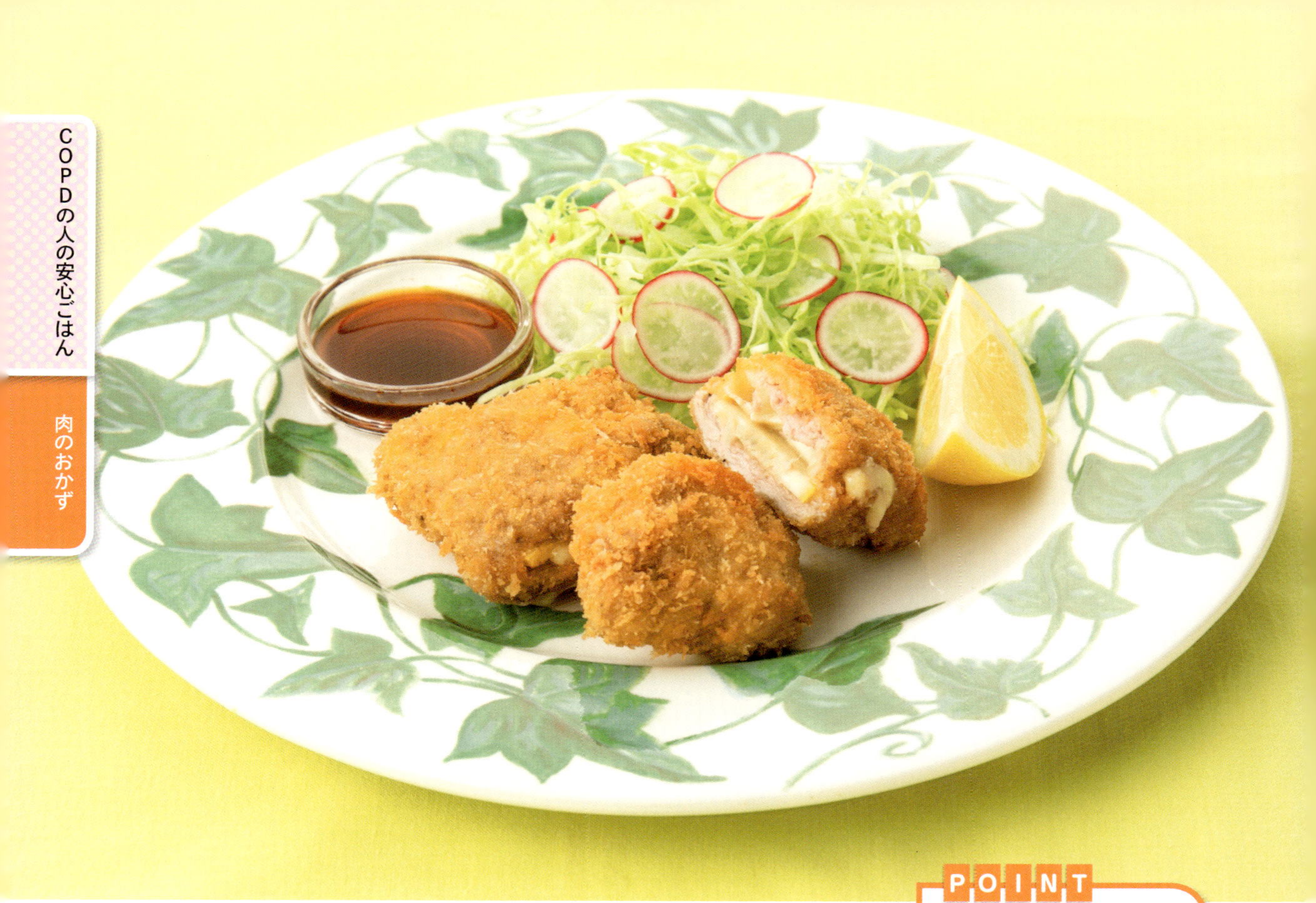

POINT
チーズが出ないようにつなぎ目にしっかりと衣をつけます。低めの揚げ油でじっくりと火を通すのがコツ。

食べごたえとエネルギー量をかさ増し

チーズとレモン入りヒレカツ

1人分	エネルギー	たんぱく質	脂質	食塩相当量
	312 kcal	22.1 g	15.3 g	1.4 g

材料（1人分）

- 豚ヒレ肉……70g
- 塩・こしょう……各少量
- スライスチーズ……½枚（8g）
- レモン（輪切り）……1切れ
- 小麦粉……小さじ2
- 卵（ときほぐす）……15g
- パン粉……大さじ4

揚げ油
キャベツ（せん切り）……20g
ラディシュ（薄切り）……10g
レモン（くし形切り）……1切れ
ウスターソース……大さじ½強（10g）

作り方

1. 豚肉は縦半分に切る。筋切りをして8㎜厚さほどになるまでたたき、塩、こしょうをふる。
2. チーズ、輪切りのレモンは2等分に切る。
3. 豚肉1切れの手前側に2のチーズとレモンを1切れずつのせ、肉を半分に折ってかぶせる。小麦粉、とき卵、パン粉の順に衣をつける。同様にもう1つ作る。
4. フライパンに揚げ油を入れて170℃に熱し、3を入れる。衣がきつね色になったら裏返して色よく揚げる。
5. 器にキャベツとヒレカツを盛り、ラディシュを散らし、レモン、ソースを添える。

しっとり牛肉にとろりソースがよくからむ

牛肉の黒酢いため

1人分	エネルギー	たんぱく質	脂質	食塩相当量
	227 kcal	17.9 g	12.0 g	1.3 g

POINT

かたくり粉が牛肉のうま味を閉じ込めます。調味料がからんでとろりとした食感にもなります。

材料（1人分）

- 牛もも薄切り肉……80g
- a
  - 酒……大さじ1/2強（8g）
  - かたくり粉……小さじ2/3
  - 塩・こしょう……各少量
- ねぎ……50g
- 赤パプリカ……10g
- きくらげ……乾2g
- サラダ油……小さじ1
- b
  - しょうゆ……小さじ1
  - 黒酢……小さじ1弱（4g）

作り方

1 牛肉は混ぜ合わせたaをもみ込む。

2 ねぎは5㎜幅の斜め切りにする。赤パプリカは1㎝幅に切る。

3 きくらげは水でもどし、1㎝幅に切る。

4 フライパンに油を熱し、1を入れていためる。色が変わったらとり出す。

5 4のフライパンに2、3を入れ、しんなりとなるまでいためる。4の肉を戻し入れ、bを加えてさっといため合わせる。

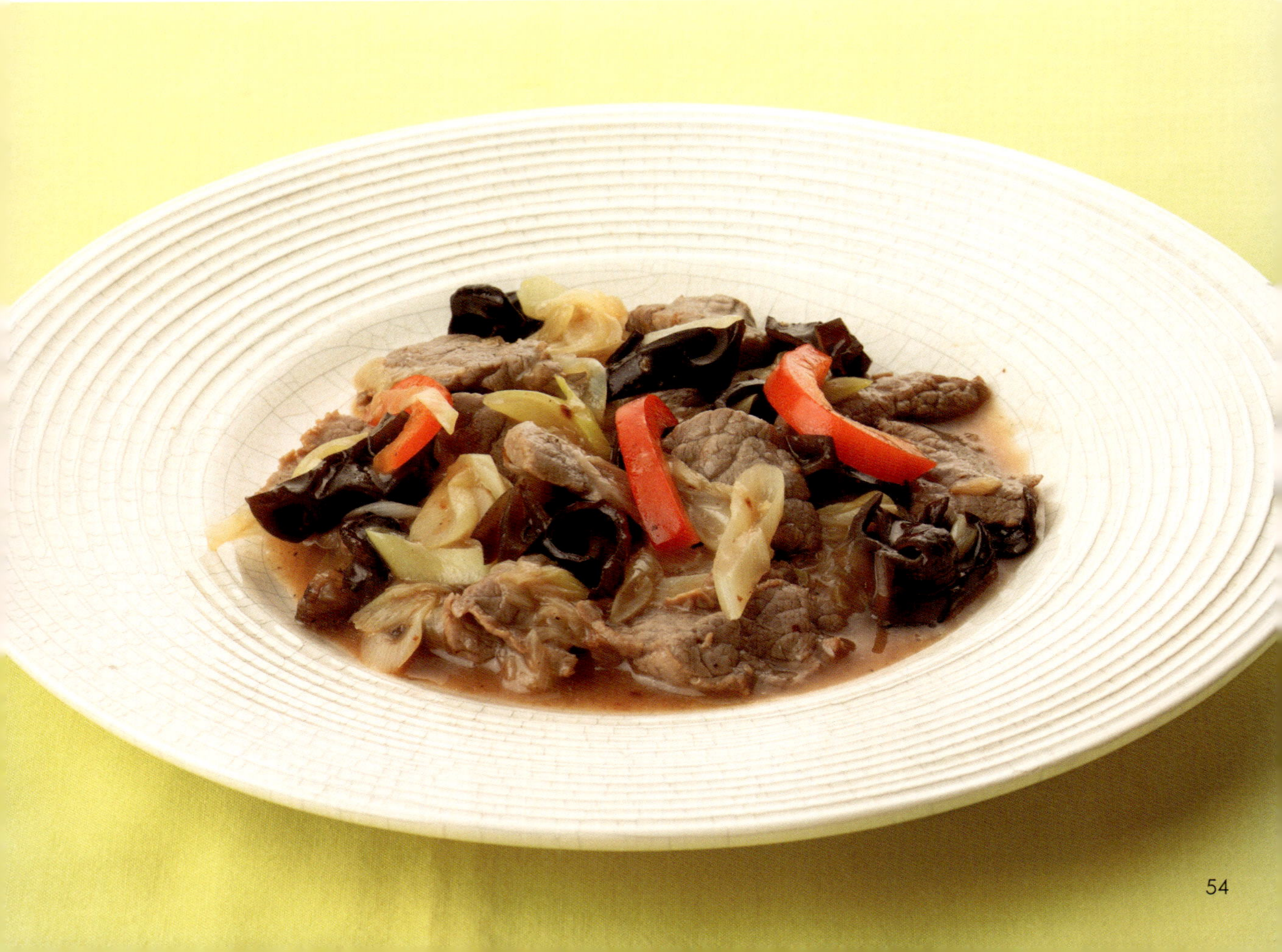

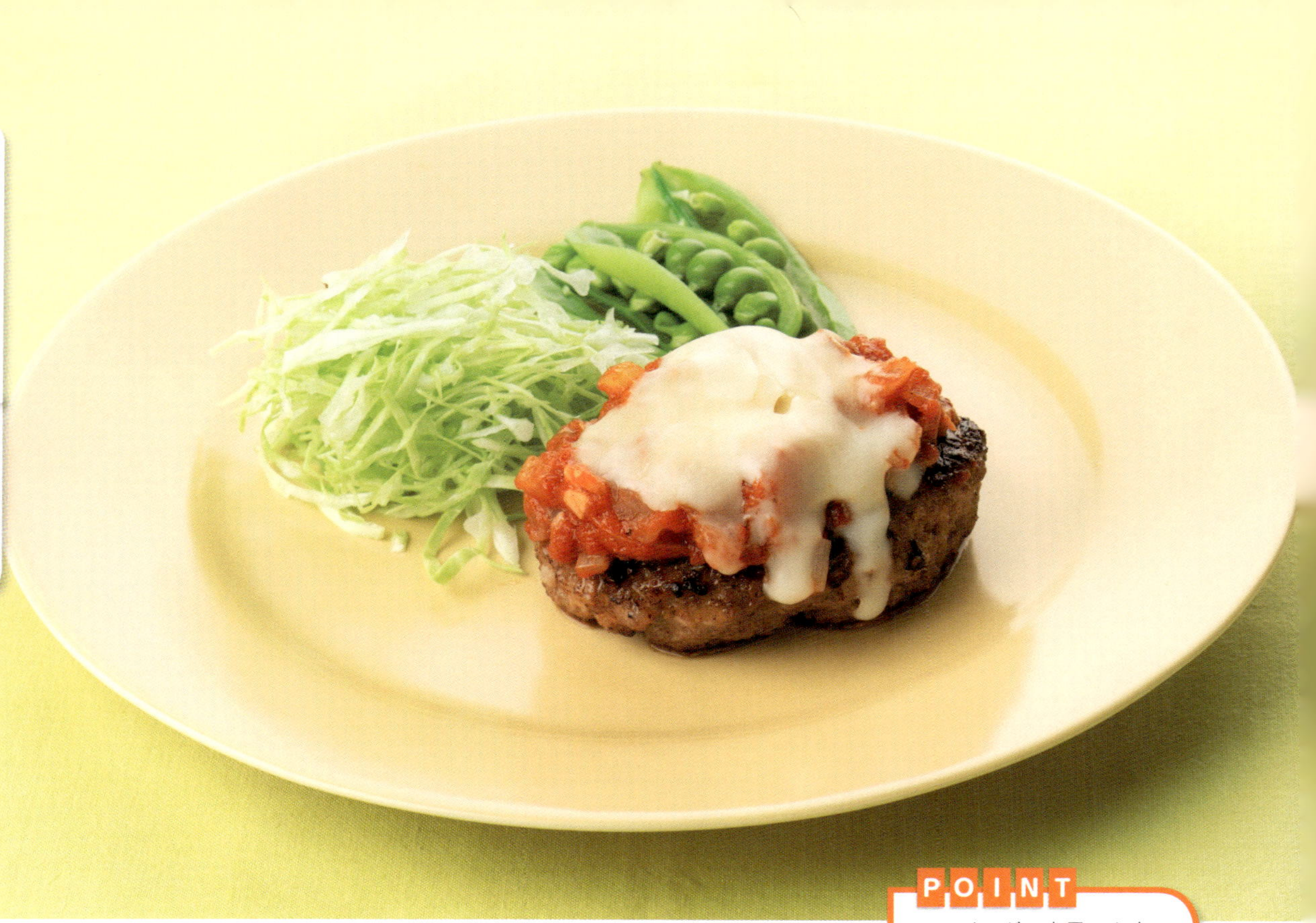

POINT
ハンバーグに少量でも高エネルギーのチーズをプラスしました。トマトの酸味がうす味をカバーします。

トマトソースとチーズでボリュームアップ
ハンバーグのトマトチーズ焼き

1人分	エネルギー	たんぱく質	脂質	食塩相当量
	336 kcal	19.2 g	22.6 g	0.8 g

材料（1人分）

牛ひき肉・豚ひき肉 …… 各35g

a
- 玉ねぎ（みじん切り）…… 10g
- パン粉 …… 大さじ1
- 牛乳 …… 大さじ$1\frac{1}{3}$
- 卵（ときほぐす）…… 15g
- 塩・こしょう …… 各少量

- ホールトマト缶詰め …… 50g
- オリーブ油 …… 小さじ$\frac{1}{4}$
- 玉ねぎ（みじん切り）…… 10g
- にんにく（みじん切り）…… 少量
- ロリエ・塩・こしょう …… 各少量

サラダ油 …… 小さじ$\frac{3}{4}$
とろけるチーズ …… 10g
白ワイン …… 大さじ$\frac{1}{2}$強（8g）
スナップえんどう（ゆでる）…… 30g
キャベツ（せん切り）…… 15g

作り方

1 トマトはフォークなどでつぶす。フライパンにオリーブ油を熱し、玉ねぎとにんにくをいためる。ロリエを加えて強火にし、ひと煮立ちしたらトマトを加え、弱火で5分ほど煮る。塩、こしょうで味をととのえる（トマトソース）。

2 ボールにひき肉と**a**を入れ、全体がまとまるくらいまで混ぜ合わせ、小判形に丸める。

3 フライパンに油を熱し、**2**を入れる。ふたをずらしてのせ、弱めの中火で3分ほど蒸気を逃がしながら焼く。焼き色がついたら裏返し、再びふたをずらしてのせ、弱火で5分ほど焼く（ハンバーグ）。

4 **3**のハンバーグにトマトソースを塗り、チーズをのせる。白ワインをふり、ふたをして1〜2分蒸し焼きにする。

5 器にキャベツ、さやを割ったスナップえんどうとともに**4**のハンバーグを盛る。

カレー風味が食欲をそそります

タンドリーチキン

1人分	エネルギー	たんぱく質	脂質	食塩相当量
	220kcal	13.8g	14.3g	0.9g

POINT

鶏肉は、ヨーグルトを加えたたれにつけ込み、蒸し焼きにすることで、ふっくらやわらかくなります。

材料（1人分）

- 鶏もも肉（皮つき）……70g
- 塩……少量
- つけだれ
  - プレーンヨーグルト……40g
  - トマトケチャップ……小さじ1⅓
  - カレー粉……小さじ1
  - にんにく（すりおろす）……小さじ½
- サラダ油……小さじ¾
- クレソン……10g

作り方

1. 鶏肉はそぎ切りにし、塩をふる。混ぜ合わせたつけだれをもみ込み、冷蔵庫に1時間ほどおく。
2. フライパンに油を熱し、1のつけだれを落として並べ入れる（つけだれはとっておく）。弱めの中火にかけ、ふたをして3分ほど蒸し焼きにする。ふたをとって鶏肉を裏返し、弱火で5分ほど焼く。とっておいたつけだれを加え、煮つめて肉にからませる（タンドリーチキン）。
3. タンドリーチキンを皿に盛り、クレソンを添える。

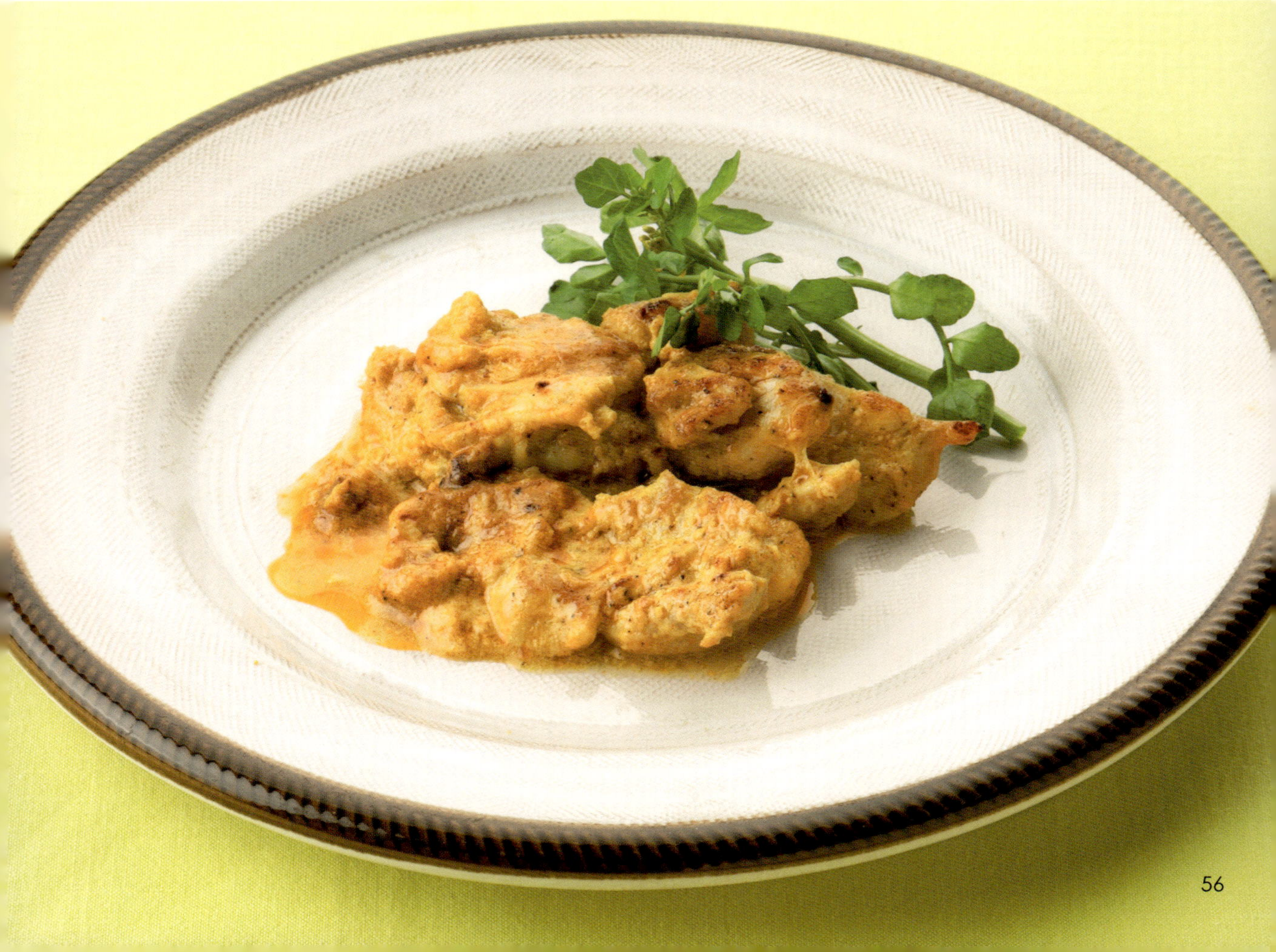

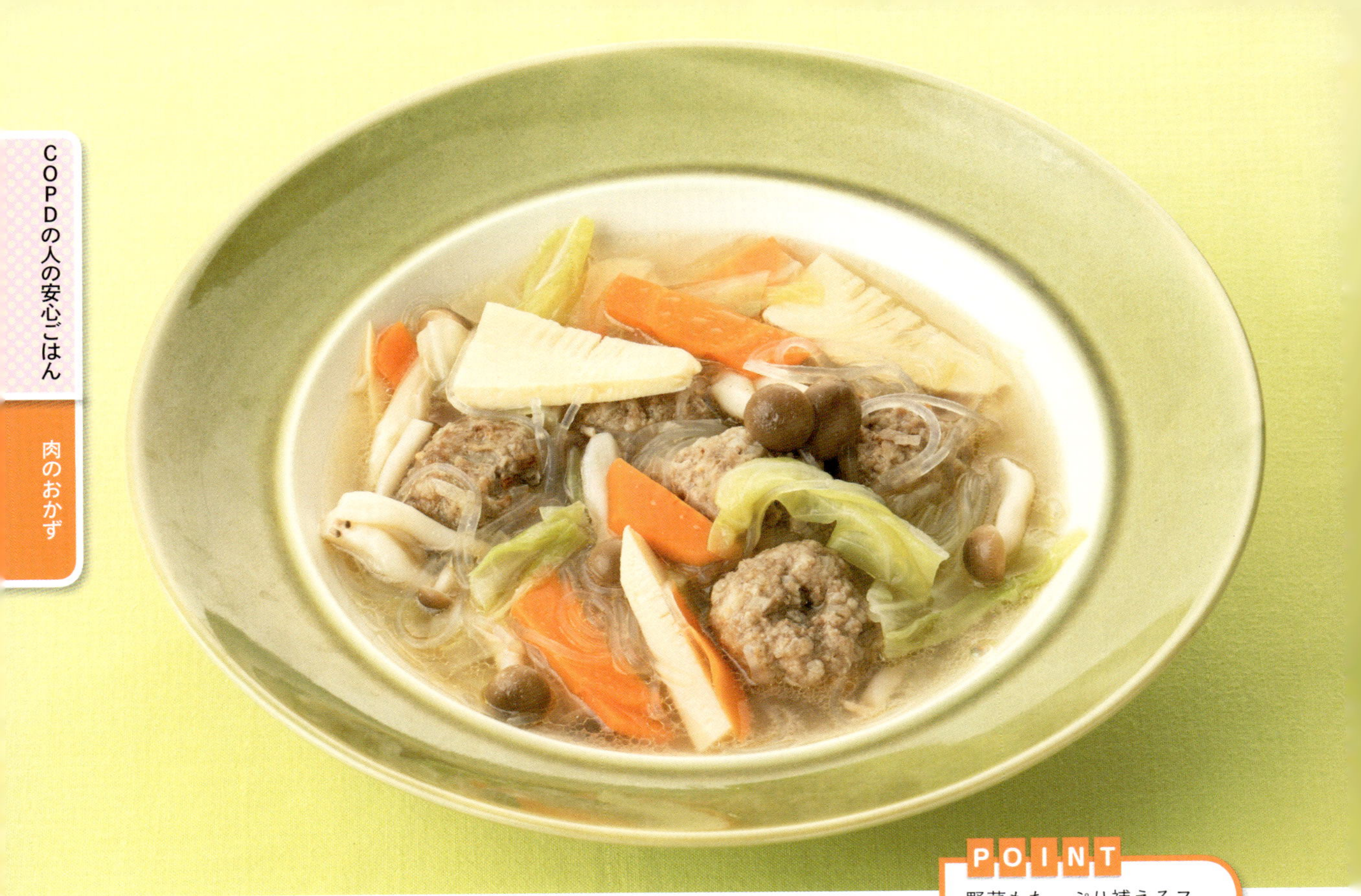

POINT
野菜もたっぷり補えるスープ。シンプルな味わいなので、揚げ焼き団子もさっぱりと食べられます。

香ばしく揚げ焼きにして脂質量をアップ

肉団子とキャベツのスープ煮

1人分	エネルギー	たんぱく質	脂質	食塩相当量
	339 kcal	17.5 g	22.1 g	1.6 g

材料（1人分）

牛ひき肉・豚ひき肉……各35g
a
- 玉ねぎ（みじん切り）……10g
- 牛乳……大さじ$1\frac{1}{3}$
- パン粉……大さじ1
- 卵（ときほぐす）……15g
- 塩・こしょう……各少量

揚げ油
キャベツ……50g
しめじ類・ゆで竹の子……各20g
にんじん……10g
はるさめ……乾6g
水……$\frac{3}{4}$カップ
b
- 酒……小さじ1
- しょうゆ……小さじ$\frac{2}{3}$
- ごま油……小さじ$\frac{1}{4}$
- 塩・こしょう……各少量

作り方

1 ボールにひき肉とaを入れ、粘りけが出るまで混ぜる。5等分にし、丸める。フライパンの深さ1cmほどまで油を入れて熱し、ころがしながら焼き色がつくまで揚げ焼きにし、油をきる（肉団子）。

2 キャベツは食べやすい大きさにざくざくと切り、しめじは石づきを除き、ほぐす。竹の子、にんじんは短冊切りにする。

3 はるさめは熱湯でもどす。湯をきって食べやすい長さに切る。

4 なべに水、2を入れて火にかける。ふたをして弱めの中火でにんじんがやわらかくなるまで煮る。

5 肉団子とbを加えて5分ほど煮る。はるさめを加えてひと煮立ちしたら火を消す。

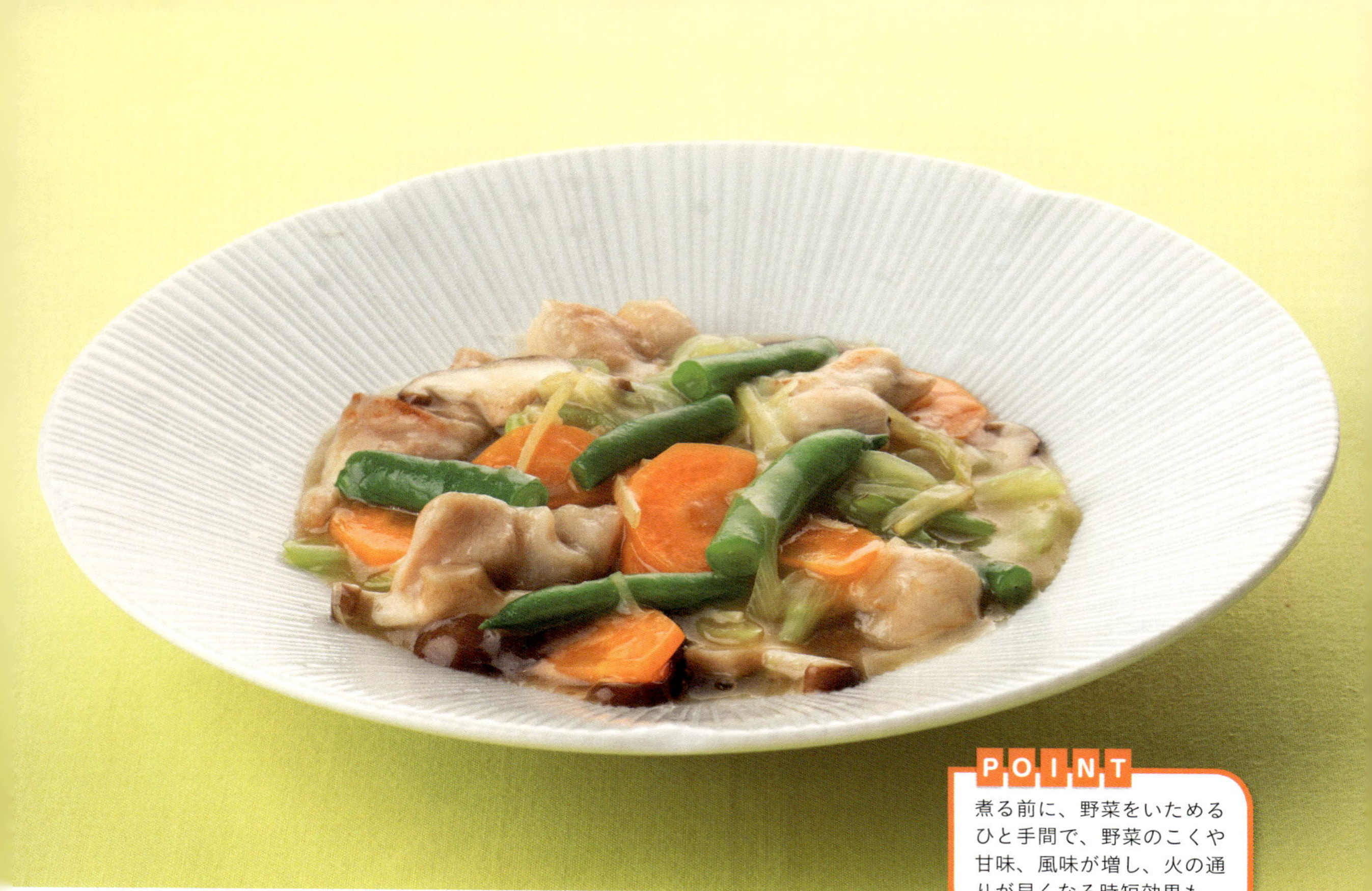

POINT

煮る前に、野菜をいためるひと手間で、野菜のこくや甘味、風味が増し、火の通りが早くなる時短効果も。

とろみのあるあんが、食べやすさを後押し

鶏肉とたっぷり野菜の八宝菜風

1人分	エネルギー	たんぱく質	脂質	食塩相当量
	209 kcal	13.3 g	10.1 g	1.6 g

材料（1人分）

- 鶏もも肉（皮なし）……60g
- 塩・こしょう……各少量
- 酒……小さじ½強（3g）
- かたくり粉……大さじ½強（5g）

白菜……60g

ねぎ（斜め切り）……30g

にんじん（半月切り）……15g

生しいたけ（細切り）・さやいんげん（3㎝長さに切る）……各10g

しょうが（せん切り）……5g

サラダ油……小さじ1¼

- 水……¼カップ
- 顆粒中国風だし……小さじ⅓

a
- 酒……小さじ1
- しょうゆ……小さじ½
- オイスターソース・塩……各少量

- かたくり粉……小さじ1
- 水……小さじ2

ごま油……小さじ½

作り方

1 鶏肉はそぎ切りにして、塩、こしょう、酒をふる。5分ほどおいて汁けをふきとり、かたくり粉を薄くまぶす。

2 白菜はざくざくと切る。さやいんげんは色よくゆで、湯をきる。

3 フライパンに油を熱して鶏肉を入れ、表面に焼き色をつけながら中まで火を通し、とり出す。

4 フライパンに白菜、ねぎ、にんじん、しいたけ、しょうがを入れていためる。水と顆粒だし、**a**を加えて煮立て、野菜がやわらかくなるまで煮る。

5 鶏肉を戻し入れ、さっと煮たら水どきかたくり粉を加えてとろみをつける。ごま油と**2**のさやいんげんを加え、ひと煮立ちしたら火を消す。

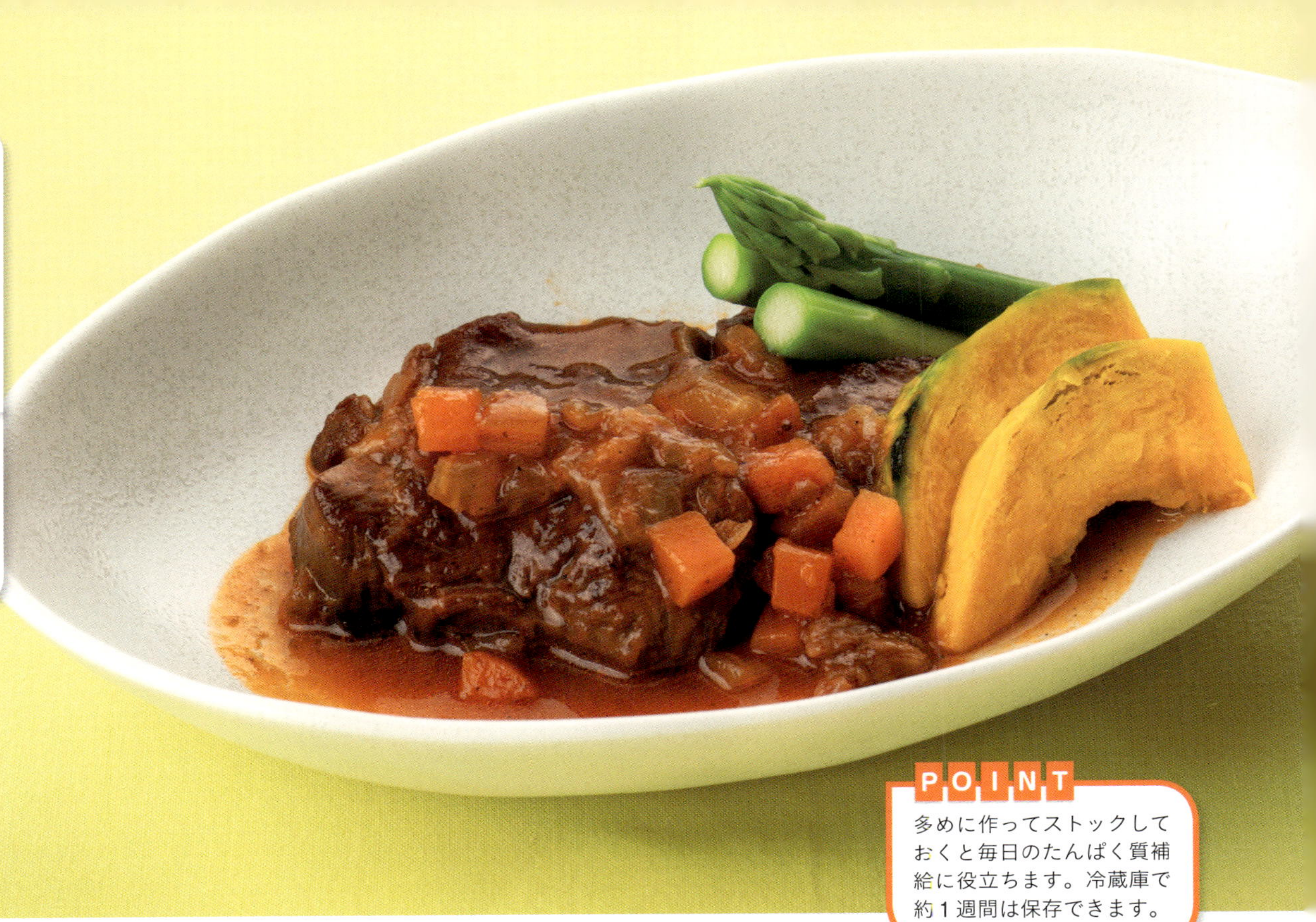

POINT
多めに作ってストックしておくと毎日のたんぱく質補給に役立ちます。冷蔵庫で約１週間は保存できます。

ことこと煮込んで箸《はし》で切れるやわらかさに

牛肉の赤ワイン煮 温野菜添え

1人分	エネルギー	たんぱく質	脂質	食塩相当量
	301 kcal	19.2 g	12.8 g	0.8 g

材料（牛肉の赤ワイン煮は作りやすい分量・5回分。つけ合わせは1人分）

- 牛ももかたまり肉 …… 400g
- 塩・こしょう …… 各少量

サラダ油 …… 大さじ1¼

a
- 玉ねぎ（１㎝角に切る） …… 大１個（250g）
- にんじん（１㎝角に切る） …… 100g
- セロリ（１㎝角に切る） …… 50g

b
- トマトペースト …… 50g
- 赤ワイン …… １¼カップ
- ロリエ …… 少量

c
- 水 …… ２½カップ
- 固形ブイヨン …… 5g

d
- 塩 …… ミニスプーン１¼
- こしょう …… 少量
- バター …… 小さじ２½（10g）

グリーンアスパラガス（４㎝長さに切る） …… 40g

かぼちゃ（皮を除いてくし形に切る） …… 30g

作り方

1. 牛肉はたこ糸で縛って形を整え、塩、こしょうをふる。フライパンに油を熱し、中火で焼く。表面に焼き色がついたらとり出し、なべに入れる。
2. 1のフライパンにaを入れてさっといためる。bを加えて混ぜ合わせ、1のなべに加える。なべにcを加えて落としぶたをし、牛肉がやわらかくなるまで２時間ほど弱火で煮る。牛肉はとり出し、１㎝厚さに切る。
3. 2の煮汁を漉《こ》して別のなべに入れる。軽くとろみがつくまで煮つめ、dを入れて味をととのえる（ソース）。
4. アスパラ、かぼちゃは水にくぐらせてラップに包み、電子レンジで２～３分加熱する。
5. 器に2と4を盛り、牛肉にソースをかける。

魚介のおかず

魚介類にも良質なたんぱく質が豊富に含まれています。魚の切り身、エビ、イカ、タコ、貝類などを組み合わせ、1日80gをとるように心がけましょう。COPDの人におすすめなのはマイワシ、ウナギ、サバ、サンマ、ブリなど脂肪が多い魚です。

野菜がたっぷり！ いつもの焼き魚がランクアップ

焼きサバの野菜あんかけ

1人分	エネルギー	たんぱく質	脂質	食塩相当量
	236kcal	18.1g	13.5g	1.2g

材料（1人分）

- サバ……1切れ（80g）
- 酒・塩……各少量
- サラダ油……少量
- カツオだし……$\frac{2}{5}$カップ
- a
  - ねぎ（5㎜幅の斜め切り）・もやし……各20g
  - にんじん・生しいたけ（各せん切り）……各5g
  - しょうが（せん切り）……少量
- しょうゆ……小さじ$\frac{2}{3}$
- 砂糖……小さじ$\frac{1}{3}$
- 水……大さじ$1\frac{1}{3}$
- かたくり粉……大さじ$\frac{1}{2}$強（5g）
- 三つ葉（1㎝長さに切る）……3g

作り方

1 なべにだしを入れて火にかけ、aを加えて野菜がやわらかくなるまで煮る。しょうゆと砂糖を加え、2〜3分煮たら、水どきかたくり粉でとろみをつける（野菜あん）。

2 サバは一口大のそぎ切りにし、酒と塩をふって5分ほどおき、キッチンペーパーで汁けをふく。フライパンに油を熱し、サバの両面をこんがりと焼く。

3 サバを皿に盛り、野菜あんをかけ、三つ葉を置く。

POINT

このレシピの「野菜あん」に、酢小さじ$\frac{2}{3}$を加えた「甘酢あん」も焼きサバのこくと好相性です。

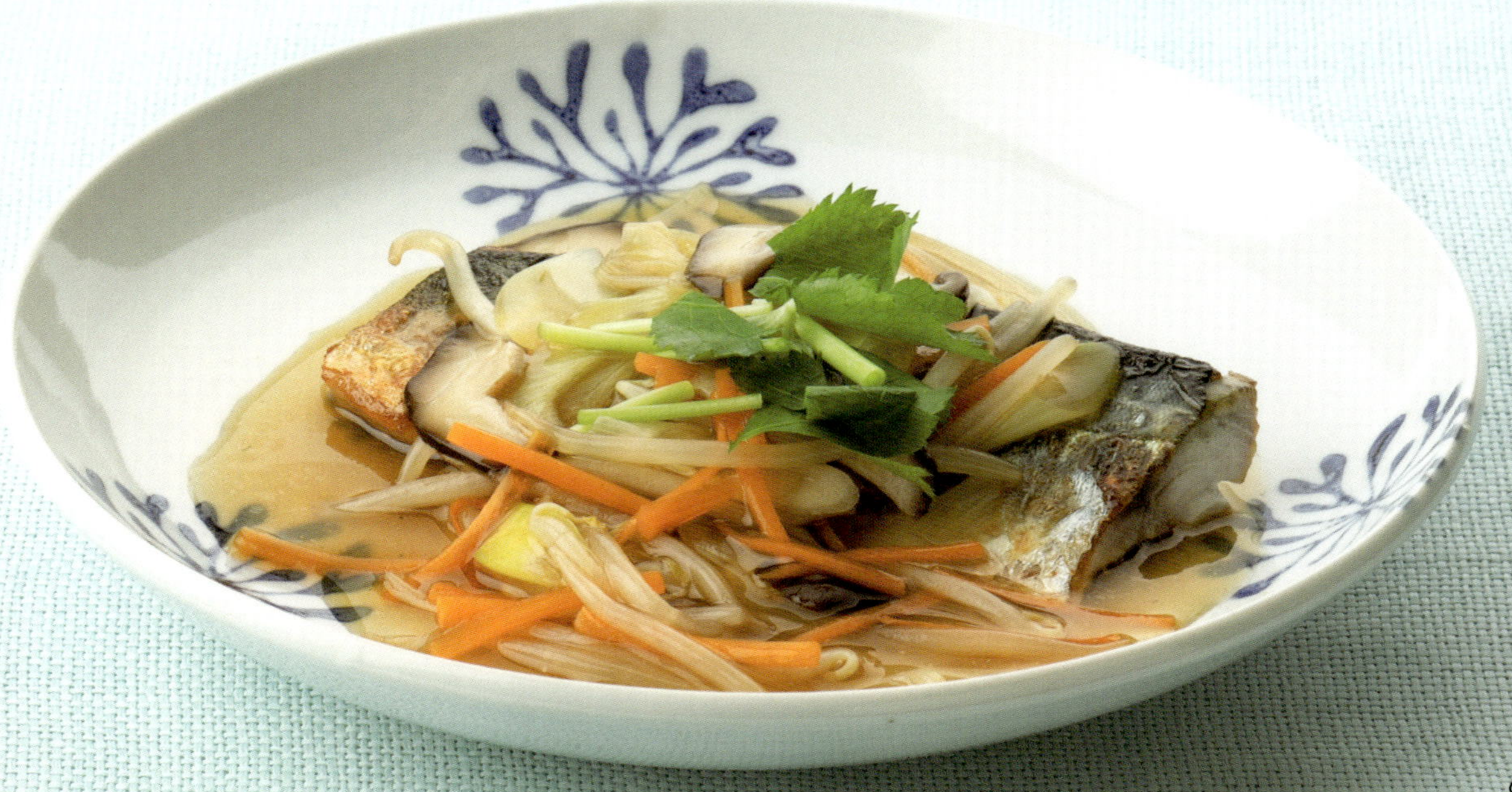

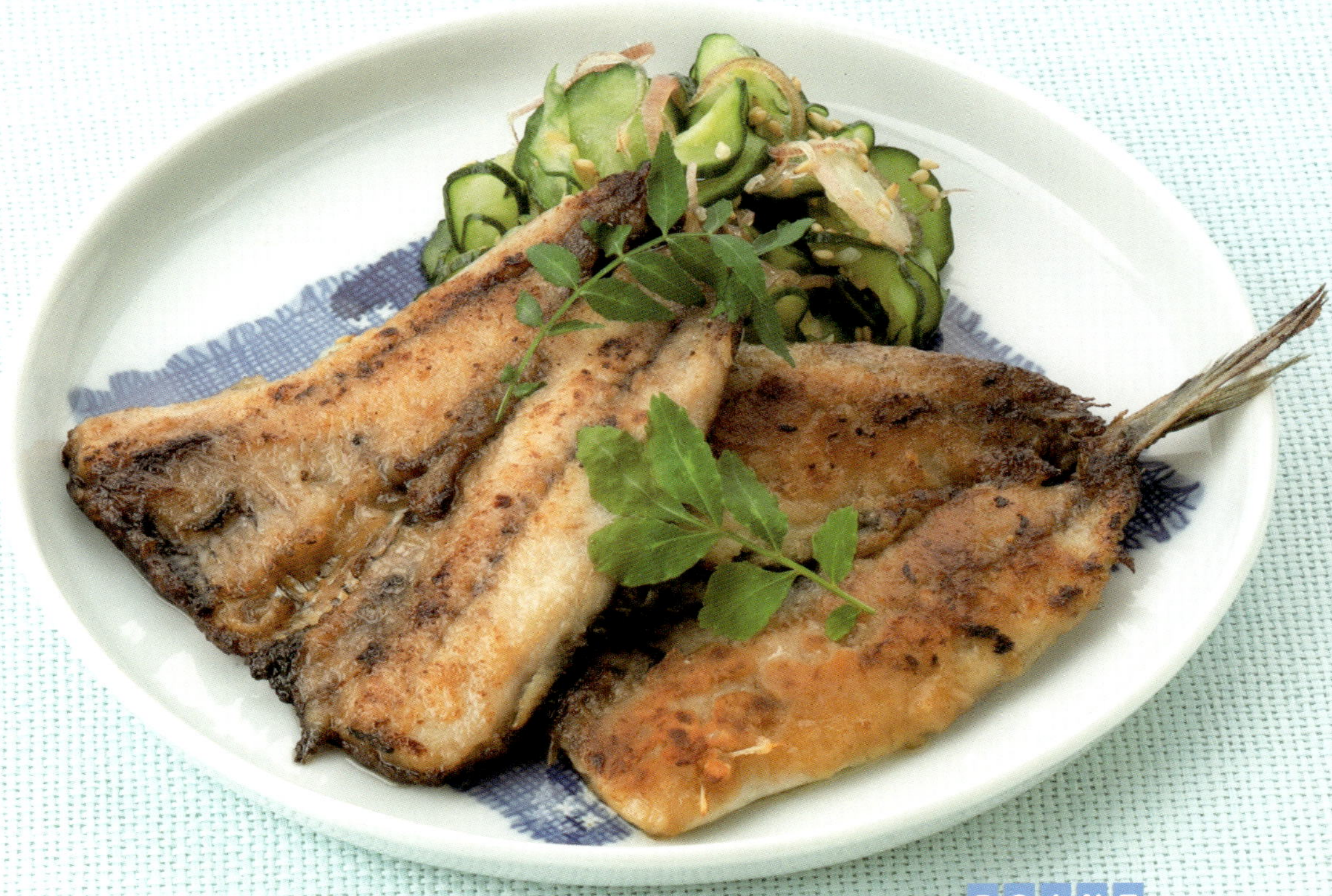

甘辛いたれにつけて焼けば、香ばしい！

イワシのかば焼き きゅうりのごま酢あえ添え

1人分	エネルギー	たんぱく質	脂質	食塩相当量
	287 kcal	16.0 g	16.2 g	1.3 g

POINT

開いてあるイワシを使うと調理が簡単。かば焼きにすることで、青魚が苦手な人も食べやすくなります。

材料（1人分）

	材料	分量
	イワシ	2尾（70g）
a	しょうゆ	小さじ⅔
a	酒	小さじ1弱（4g）
a	みりん	小さじ½
a	しょうが汁	小さじ1
	小麦粉	大さじ1弱（8g）
	サラダ油	小さじ2
	きゅうり	½本（50g）
	塩	少量
	みょうが（小口切り）	½個（10g）
b	いり白ごま	大さじ½
b	酢	大さじ½強（8g）
b	カツオだし	小さじ2
b	みりん	小さじ1⅓
b	しょうゆ	小さじ⅔
	木の芽	好みで少量

作り方

1 イワシはうろこを除いて頭を切り落とす。わたを除いて洗い、キッチンペーパーで水けをふく。手開きにして中骨と腹骨を除く。aにつけて5分ほどおく。汁けをふき、小麦粉を薄くまぶす。

2 フライパンに油を熱してイワシの皮側を上にして入れ、中火でカリッとなるまで焼く。焼き色がついたら裏返して同様に焼く（イワシのかば焼き）。

3 きゅうりは塩少量（分量外）をふって板ずりし、洗う。小口切りにして塩をふり、しんなりとなったら水で洗い、水けを絞る。みょうがは水にさらし、水けを絞る。ボールに合わせてbであえる（きゅうりのごま酢あえ）。

4 器にイワシのかば焼きを盛り、きゅうりのごま酢あえを添え、木の芽を置く。

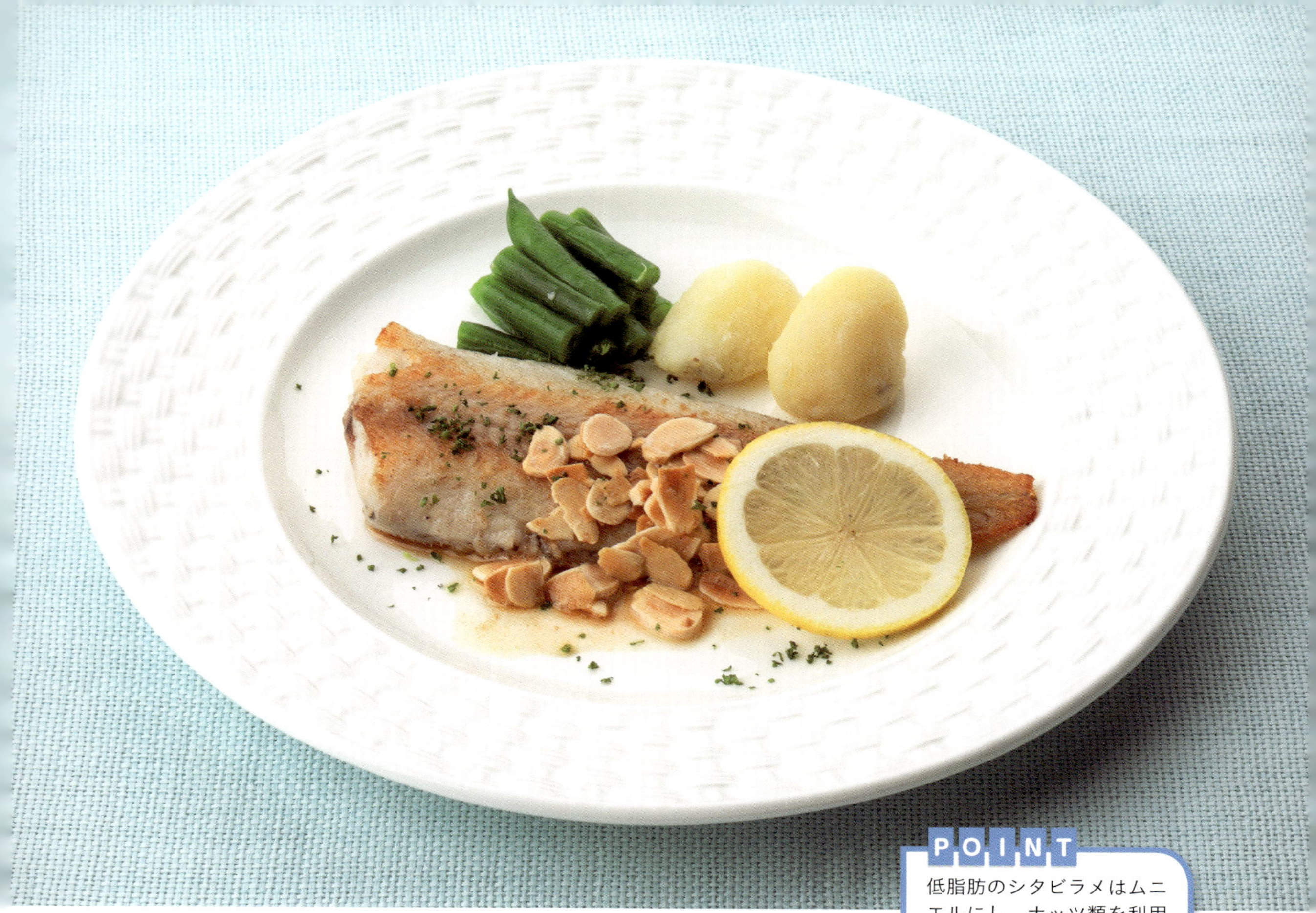

POINT

低脂肪のシタビラメはムニエルにし、ナッツ類を利用すると、風味とともにエネルギーもアップします。

バター風味の香ばしいソースで
食べごたえのあるおかずに

シタビラメのムニエル アーモンドソース

	エネルギー	たんぱく質	脂質	食塩相当量
1人分	271 kcal	18.6 g	15.3 g	0.7 g

材料（1人分）

シタビラメ（頭と腹わたを除いたもの）	1尾（80g）
塩・こしょう	各少量
小麦粉	小さじ2
サラダ油	小さじ$\frac{3}{4}$
バター	小さじ$\frac{1}{2}$（2g）
バター	大さじ$\frac{1}{2}$（6g）
アーモンドスライス	8g
さやいんげん（ゆでる）	4本（30g）
じゃが芋	30g
パセリ（みじん切り）	少量
レモン（輪切り）	1枚

作り方

1 シタビラメはキッチンペーパーで汁けをふき、塩、こしょうをふり、小麦粉を薄くまぶす。

2 フライパンに油とバターを入れて火にかけ、バターをとかす。1を盛りつけたときに上になる面を下にして入れ、中火でかりっと焼く。焼き色がついたら裏返し、弱火にして中まで火を通す。皿に盛る。

3 キッチンペーパーでフライパンのよごれをふきとり、バターを入れてとかし、アーモンドを入れて弱火でいためる（アーモンドソース）。

4 さやいんげんは3㎝長さに切る。じゃが芋はやわらかくなるまでゆでて湯を捨て、再び火にかけてなべを揺すり、粉吹き芋にする。

5 2のシタビラメに3のソースをかけ、パセリを散らす。4とレモンを添える。

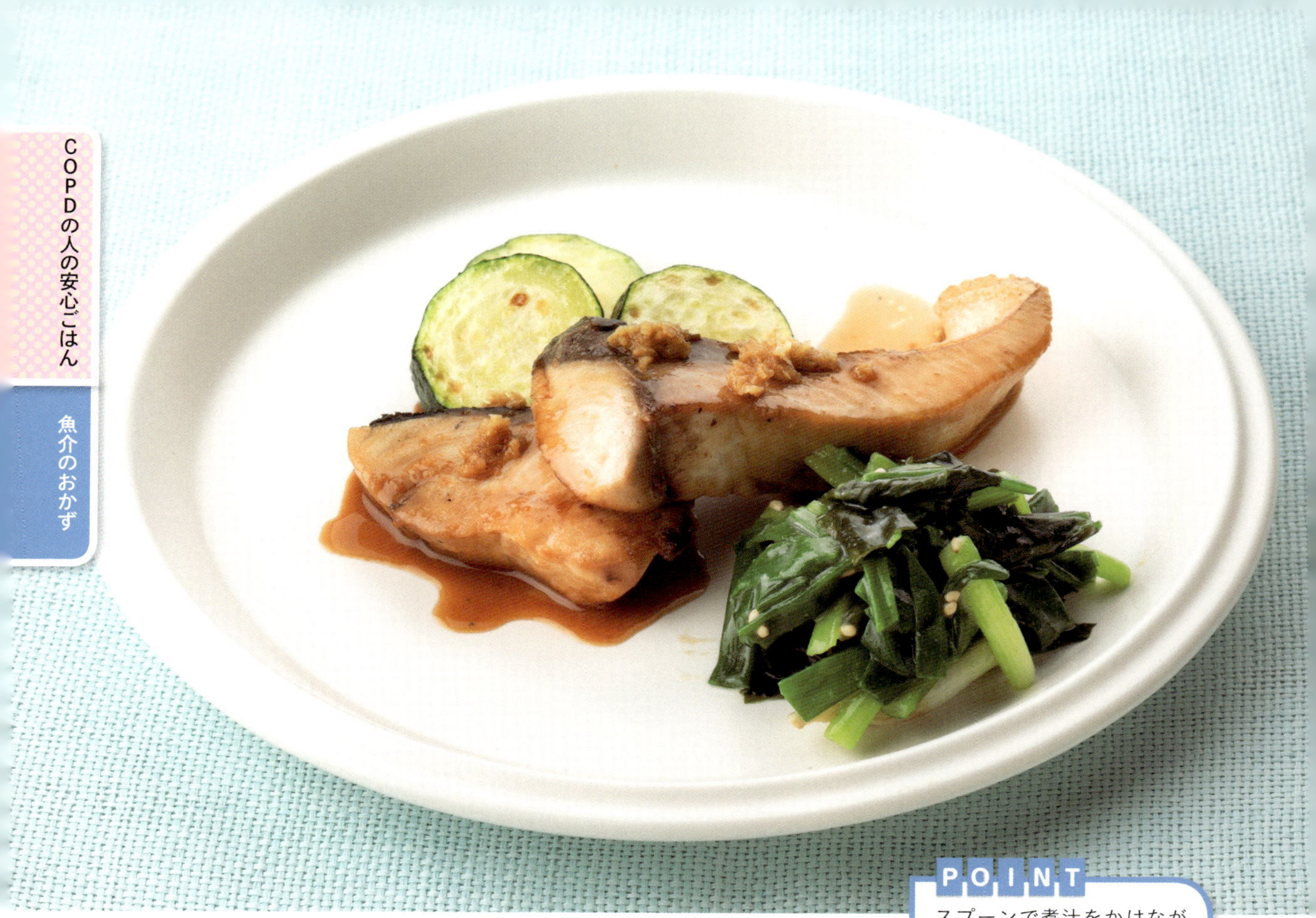

POINT
スプーンで煮汁をかけながら煮ると、少ない煮汁でも中まで火が通り、ふっくらとした仕上がりになります。

ブリをしょうが風味でさっぱりと

ブリのしょうが煮 葉ねぎのぬた、ズッキーニのソテー添え

1人分	エネルギー	たんぱく質	脂質	食塩相当量
	275 kcal	16.8 g	17.4 g	1.4 g

材料（1人分）

- ブリ……1切れ（70g）
- 塩……少量
- サラダ油……小さじ$\frac{3}{4}$
- a
  - 水……小さじ2
  - しょうゆ……小さじ1弱（5g）
  - 酒……小さじ1
  - みりん……小さじ$\frac{1}{2}$
- おろししょうが……小さじ1弱（5g）
- 葉ねぎ（3cm長さに切る）……1本（30g）
- 塩蔵わかめ（一口大に切る）……5g
- 酢みそ（市販品）……8g
- いり白ごま……少量
- ズッキーニ（5mm幅の輪切り）……30g
- オリーブ油……小さじ$\frac{1}{2}$

作り方

1 ブリはキッチンペーパーで汁けをふいて2等分に切り、塩をふる。フライパンに油を熱し、中火で両面をこんがりと焼く。混ぜ合わせたa、おろししょうがの半量を順に加え、スプーンで煮汁をかけながら2～3分煮る（ブリのしょうが煮）。

2 なべに湯を沸かし、葉ねぎの根元を入れて2分ゆで、葉先とわかめを加えてさっとゆで、湯をきる。酢みそであえて白ごまを加え混ぜる（葉ねぎのぬた）。

3 フライパンにオリーブ油を熱し、ズッキーニをこんがりといためる（ズッキーニのソテー）。

4 器にブリを盛り、2、3を添える。残しておいたおろししょうがをブリにのせ、1の煮汁をかける。

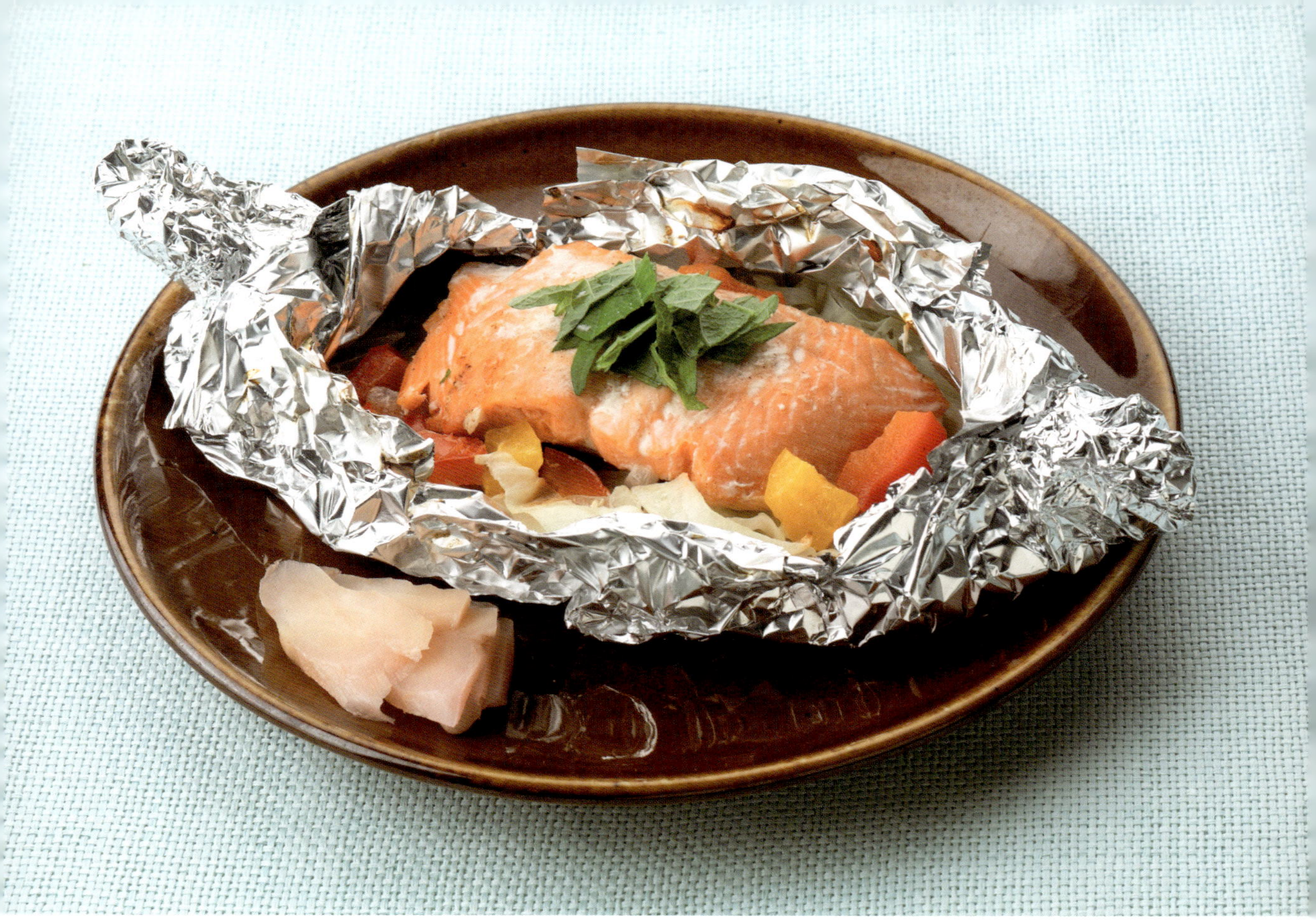

POINT

オーブンシートに包んで電子レンジで６～８分加熱し、余熱で１～２分おいてもOK。時間がないときにおすすめ。

バター１かけをのせてエネルギーを足し算

サケのホイル包み焼き

1人分	エネルギー	たんぱく質	脂質	食塩相当量
	137 kcal	14.6 g	5.2 g	1.3 g

材料（1人分）

- 生ザケ……１切れ（60g）
- 塩・こしょう……各少量
- キャベツ（１㎝幅に切る）……50g
- 赤パプリカ・黄パプリカ（各５㎜幅に切る）……各10g
- 酒……小さじ１強（６g）
- うす口しょうゆ……小さじ1/2
- バター……小さじ3/4（３g）
- 青じそ（あらく刻む）……1g
- しょうがの甘酢漬け……10g

作り方

1. サケはキッチンペーパーで汁けをふき、塩、こしょうをふる。
2. アルミ箔《はく》にキャベツ、パプリカを混ぜ合わせて広げ、サケをのせる。酒、うす口しょうゆをふりかけて包む。
3. オーブントースターで15～17分焼き、そのまま１～２分おく。
4. 器に盛り、温かいうちにアルミ箔を開いてバターと青じそをのせる。しょうがの甘酢漬けを添える。

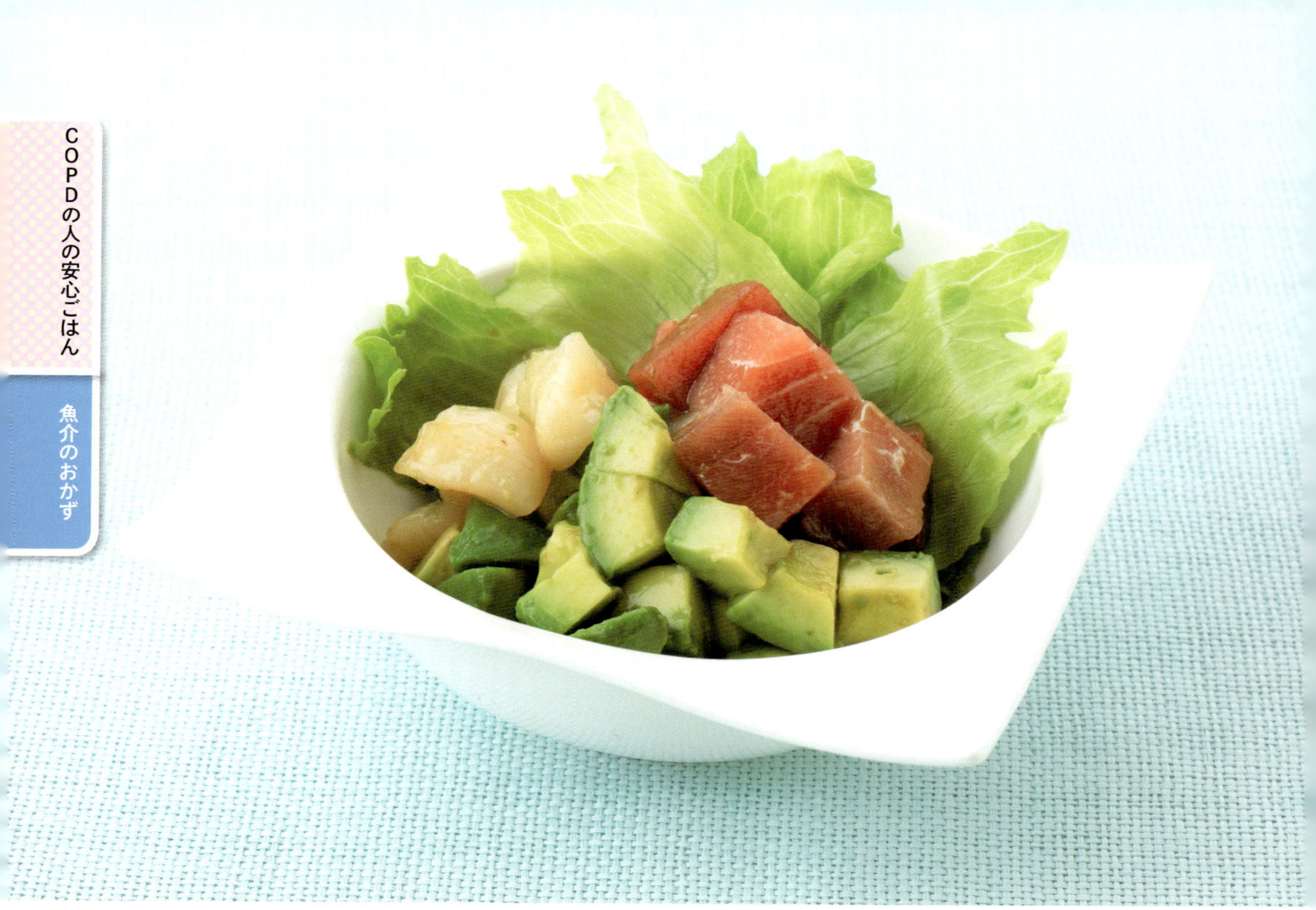

エネルギー、脂質量を上げるアボカドを利用

マグロとホタテのアボカドあえ

1人分	エネルギー	たんぱく質	脂質	食塩相当量
	213 kcal	22.0 g	10.2 g	1.1 g

材料（1人分）

マグロ（赤身・刺し身用さく）……50g
ホタテ貝柱（刺し身用）……大1個（40g）
アボカド……1/3個（50g）
｜しょうゆ・みりん……各小さじ1
｜練りわさび……少量
レタス（ちぎる）……20g

POINT

「森のバター」と呼ばれるようにこくがあり、脂肪を多く含むアボカド。COPDの人の食事に活用したい食材です。

作り方

1 マグロ、ホタテ貝柱、アボカドは1.5㎝角に切る。

2 ボールにしょうゆとみりんを入れて混ぜ合わせ、練りわさびを加え混ぜる。マグロとホタテを加えて混ぜ合わせ、味がなじんだらアボカドを加え混ぜる。

3 器にレタスを敷き、2を盛る。

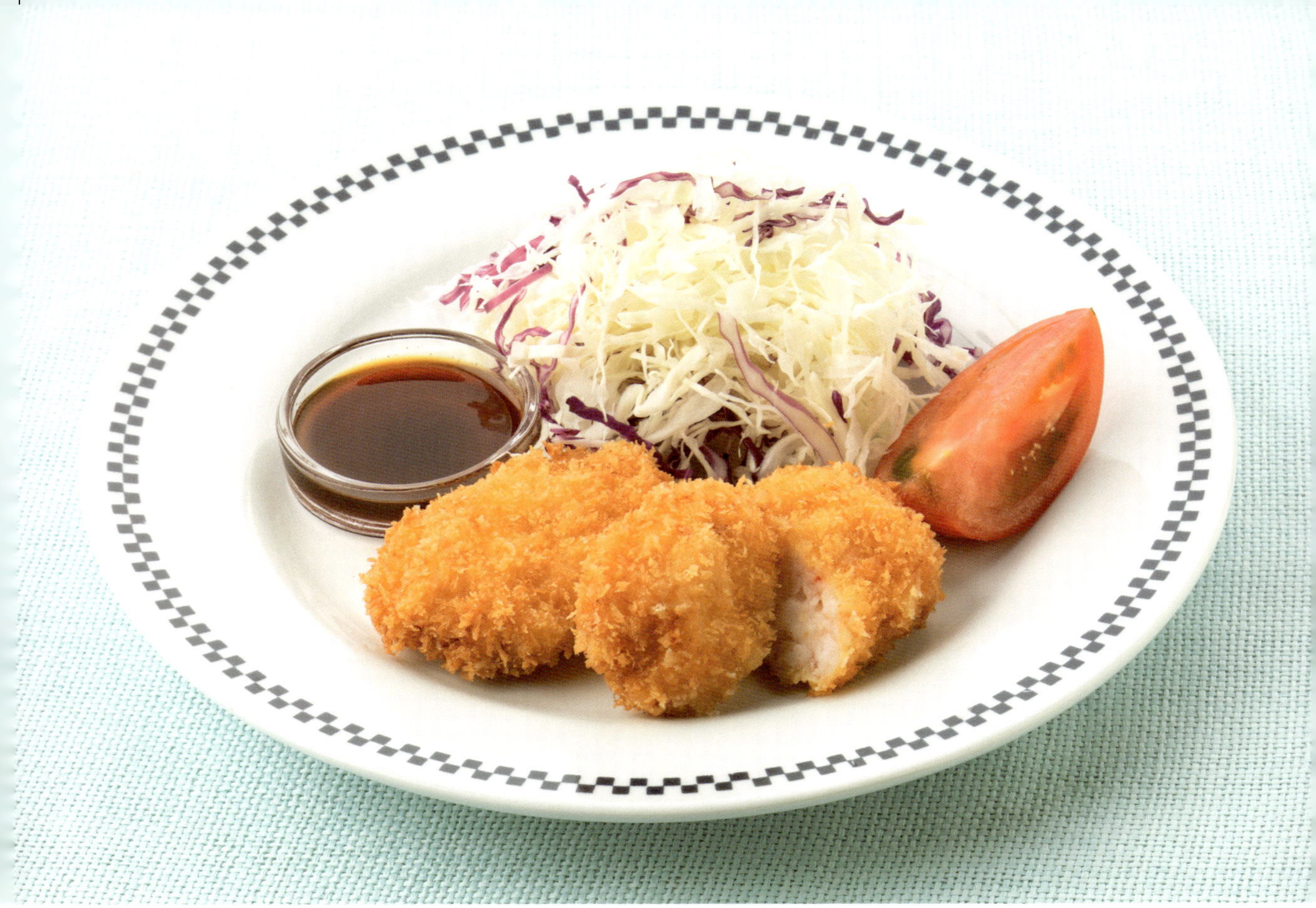

エネルギーが低いエビは衣をつけてフライに

エビカツ せん切りキャベツ添え

1人分	エネルギー	たんぱく質	脂質	食塩相当量
	265 kcal	21.1 g	11.6 g	1.0 g

POINT

素揚げ、から揚げ、フライ、天ぷらの順に吸油率が上がります。揚げ物はエネルギーを上げる調理法の一つです。

材料（1人分）

- 無頭エビ……6尾（80g）
- 玉ねぎ（みじん切り）……15g
- a［卵（ときほぐす）……15g
- 　 塩・こしょう……各少量
- ｜小麦粉……大さじ1弱
- ｜卵（ときほぐす）……10g
- ｜パン粉……大さじ2
- 揚げ油
- キャベツ（せん切り）……25g
- 紫キャベツ（せん切り）……10g
- トマト（くし形切り）……1切れ
- ウスターソース……大さじ$\frac{1}{2}$強（10g）

作り方

1. エビは殻を除いて背わたをとり、包丁でたたき刻む。玉ねぎ、aを加えて混ぜ合わせる。2等分にして小判形に整え、小麦粉、卵、パン粉の順に衣をつける。
2. 揚げ油を170℃に熱して1を入れ、こんがりときつね色になるまで揚げる（エビカツ）。
3. キャベツ、紫キャベツは合わせて水にさらし、しゃきっとなったら水けをきる。
4. 器にエビカツを盛り、3のキャベツ、トマト、ソースを添える。

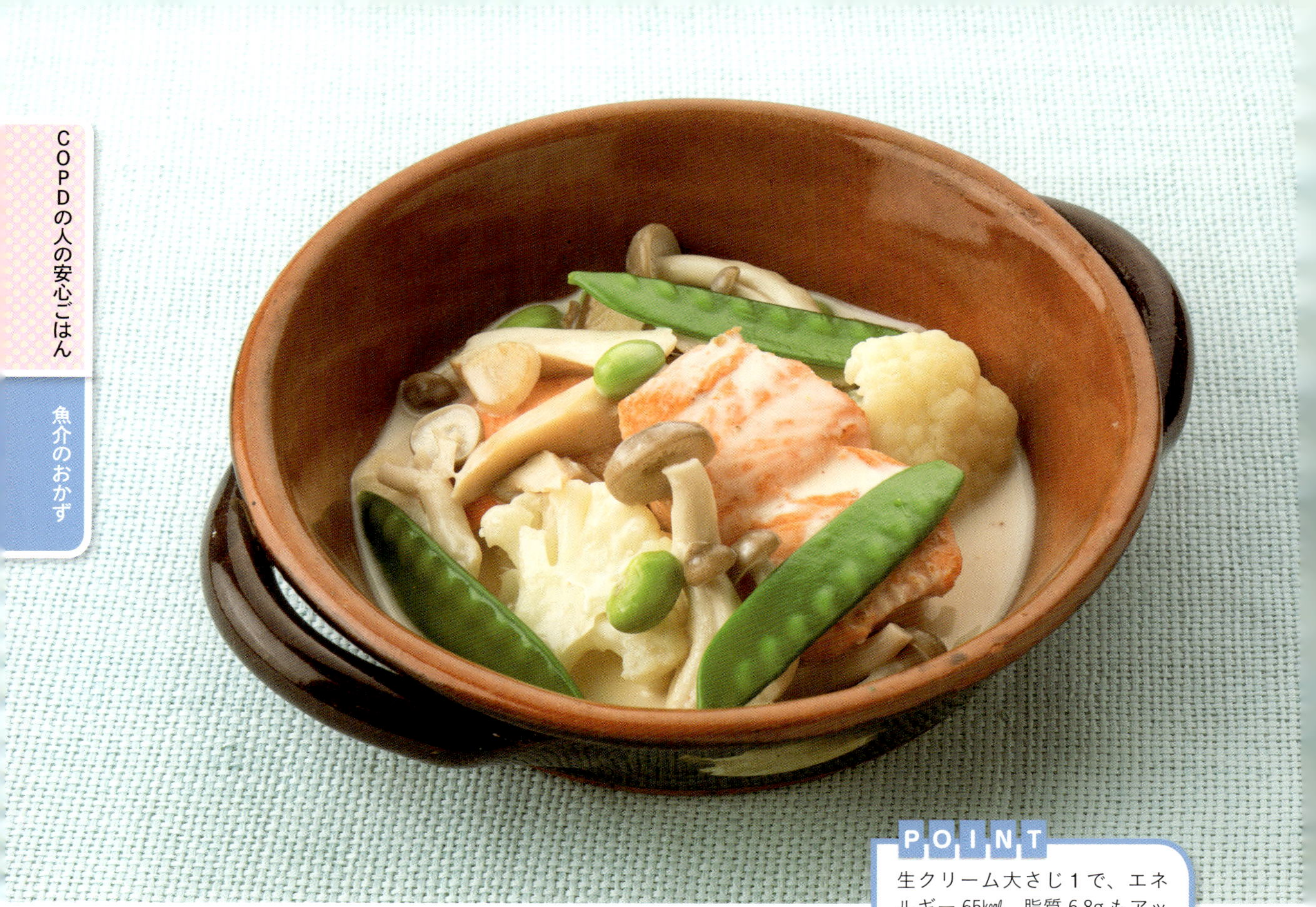

POINT
生クリーム大さじ１で、エネルギー65kcal、脂質6.8gもアップ。牛乳や豆類を加えてたんぱく質量もアップ。

サケに生クリームを加えてこくをプラス

サケときのこのクリーム煮

1人分	エネルギー	たんぱく質	脂質	食塩相当量
	287kcal	24.0g	15.4g	1.3g

材料（1人分）

- 生ザケ……1切れ（80g）
- 塩・こしょう……各少量
- しめじ類・エリンギ……各20g
- にんにく（薄切り）……5g
- バター……小さじ1（4g）
- 白ワイン……大さじ1$\frac{1}{3}$
- a
  - 生クリーム（乳脂肪42％のもの）……大さじ1
  - 牛乳……大さじ2$\frac{2}{3}$
  - 固形ブイヨン……少量
  - 水……大さじ2
  - 粒入りマスタード……小さじ$\frac{1}{2}$弱（2g）
- カリフラワー（ゆでる）……30g
- 枝豆（ゆでる）……10g
- 塩・こしょう……各少量
- さやえんどう（ゆでる）……15g

作り方

1 しめじは石づきを除き、ほぐす。エリンギは縦に半分に切り、斜め薄切りにする。

2 サケはキッチンペーパーで汁けをふいて2等分にし、塩、こしょうをふる。

3 フライパンにバターとにんにくを入れて中火にかけ、サケの両面をさっと焼く。1を加えていため、白ワインをまわし入れ、ふたをして3分ほど蒸し煮にする。

4 混ぜ合わせたa、カリフラワー、枝豆を加え、ひと煮立ちしたら塩、こしょうをふる。器に盛り、さやえんどうを散らす。

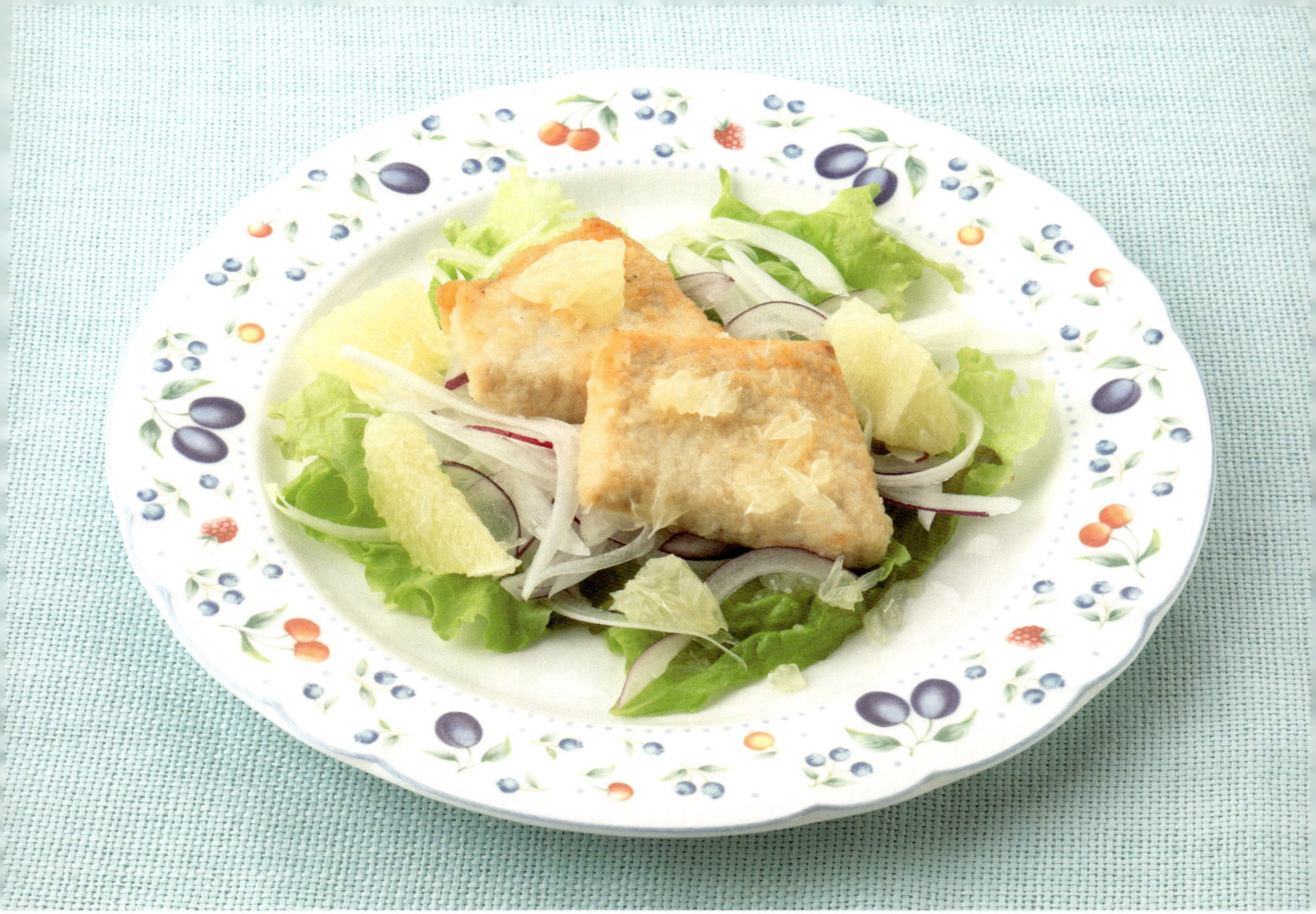

マリネ液のさわやかな酸味がうす味をカバー

メカジキのから揚げマリネ

	エネルギー	たんぱく質	脂質	食塩相当量
1人分	242 kcal	16.8 g	12.3 g	1.0 g

POINT

揚げ物は少量でエネルギーがとれるのが利点。軽い衣のから揚げは油っこさを感じさせず食べやすいのが◎。

材料（1人分）

- メカジキ……1切れ（80g）
- 塩・こしょう……各少量
- 小麦粉……大さじ½強（5g）
- 揚げ油
- グレープフルーツ……¼個（50g）
- a
  - 酢・水……各大さじ1
  - 砂糖……小さじ1
  - 塩・こしょう……各少量
- 玉ねぎ（薄切り）……20g
- 赤玉ねぎ（薄切り）……7g
- レタス（ちぎる）……15g

作り方

1. グレープフルーツは薄皮を除き、一口大に切る。玉ねぎ、赤玉ねぎは水にさらし、水けをきる。
2. ボールにaを入れ、混ぜ合わせる（マリネ液）。
3. メカジキはキッチンペーパーで汁けをふいて半分に切る。塩、こしょうをふり、小麦粉を薄くまぶす。
4. 揚げ油を170℃に熱し、3を3～4分揚げる。
5. マリネ液にメカジキとグレープフルーツを加え、30分ほどおいて味をなじませる。
6. 器にレタスを敷いて玉ねぎを散らし、5を盛る。

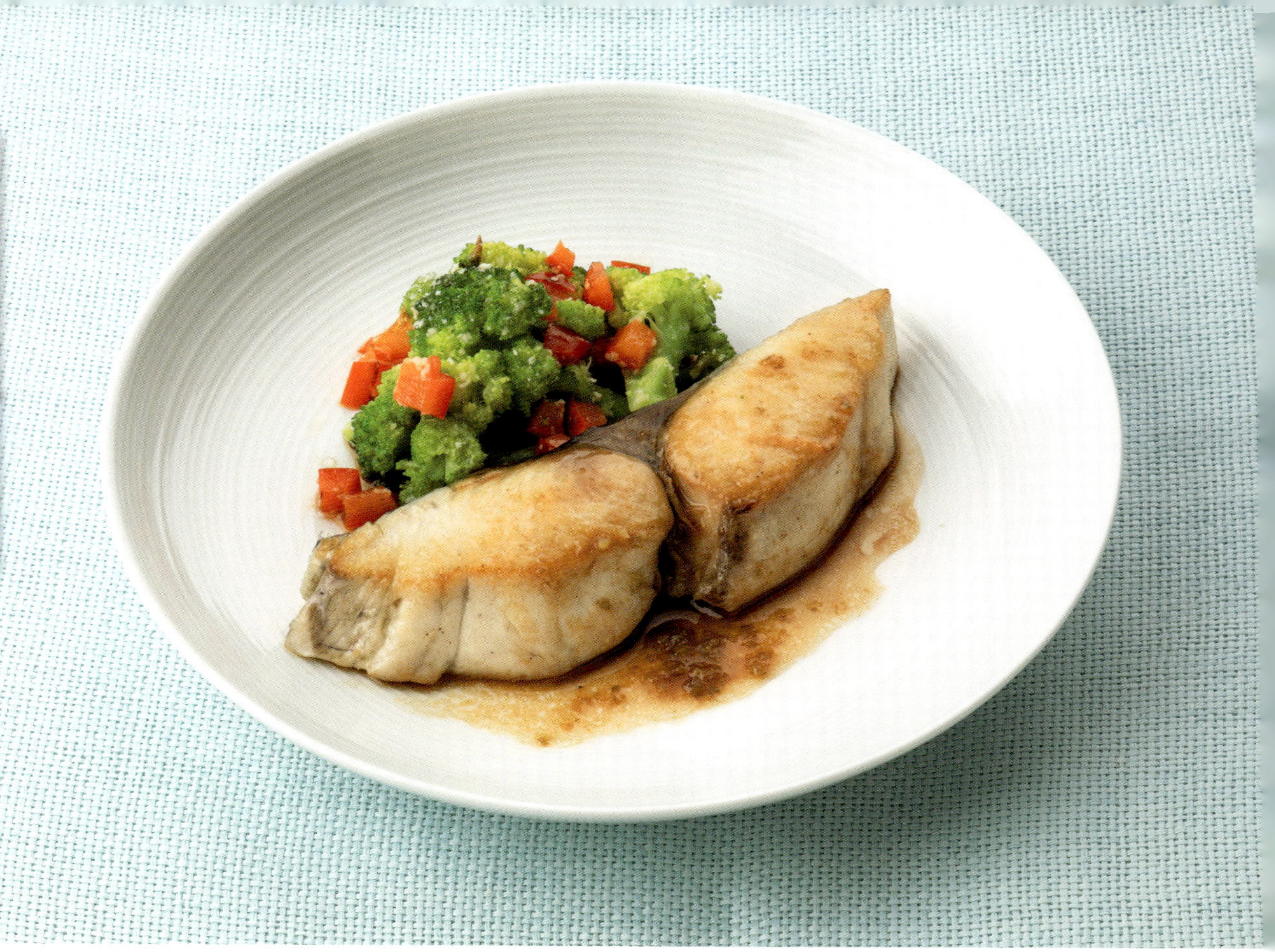

ゆずこしょうの辛味で食欲アップ

サワラのソテー ゆずこしょうソースかけ ブロッコリーのチーズ焼き添え

1人分	エネルギー	たんぱく質	脂質	食塩相当量
	241 kcal	18.7 g	15.5 g	1.6 g

POINT
淡泊な味わいのサワラにゆずこしょうがアクセント。つけ合わせのチーズ焼きもあとを引く香ばしさです。

材料（1人分）

	サワラ	1切れ（80g）
	塩・こしょう	各少量
	オリーブ油	小さじ½
a	ゆずこしょう	少量
a	しょうゆ	小さじ1弱（5g）
a	バター	小さじ1（4g）
a	みりん	小さじ½
a	レモン果汁	小さじ⅗
	オリーブ油	小さじ½
	ブロッコリー（ゆでて細かく切る）	3房（40g）
	赤パプリカ（5㎜角に切る）	10g
	塩・こしょう	各少量
	粉チーズ	小さじ½

作り方

1 サワラはキッチンペーパーで汁けをふき、塩、こしょうをふる。

2 フライパンにオリーブ油を熱して1を入れ、中火から弱火で4分ほど焼く。裏返して同様に焼き、器に盛る。

3 2のフライパンにaを入れて火にかけ、ひと煮立ちしたら火を消し、2のサワラにかける。

4 フライパンのよごれをキッチンペーパーでふき、オリーブ油を熱し、ブロッコリー、赤パプリカを入れてさっといためる。塩、こしょう、粉チーズをふり、ふたをして弱火で2分ほど蒸し焼きにする。サワラに添える。

卵のおかず

ゆで卵、目玉焼き、オムレツなどレパートリーが広い卵料理。火の通りが早いので、忙しい朝ごはんにもぴったりです。卵のコレステロールは食べすぎなければだいじょうぶ。毎日1個は食べましょう。

とろとろクリーミーな口当たりです

ゆで卵のポテトグラタン

1人分	エネルギー	たんぱく質	脂質	食塩相当量
	284 kcal	14.7 g	15.0 g	1.6 g

材料（1人分）

ゆで卵……1個（50g）
｜じゃが芋……½個（80g）
｜牛乳……⅓カップ（70g）
｜バター……小さじ¾（3g）
｜塩……少量
オリーブ油……小さじ½
キャベツ（ざくざくと切る）……50g
しめじ類……20g
ハム（2㎝四方に切る）……2枚（20g）
a［酒……小さじ1
　 塩・こしょう……各少量
バター……小さじ½（2g）

作り方

1 ゆで卵は4つ割りにする。しめじは石づきを除き、ほぐす。

2 じゃが芋は一口大に切り、やわらかくなるまでゆでる。湯を捨て、火にかけてなべを揺すりながら水分をとばす。なべの中でフォークなどでつぶす。

3 2に牛乳、バター、塩を加え、弱めの中火でとろみがつくまで煮る。

4 フライパンにオリーブ油を熱し、キャベツとしめじを入れてaをふり、ふたをしてしんなりとなるまで2～3分蒸し焼きにする。

5 耐熱容器に3の⅓量を入れ、4とハムをのせ、ゆで卵を置く。卵が隠れないように残りの3をかけ、バターを散らす。

6 220℃のオーブンで17～18分、軽く焼き色がつくまで焼く。

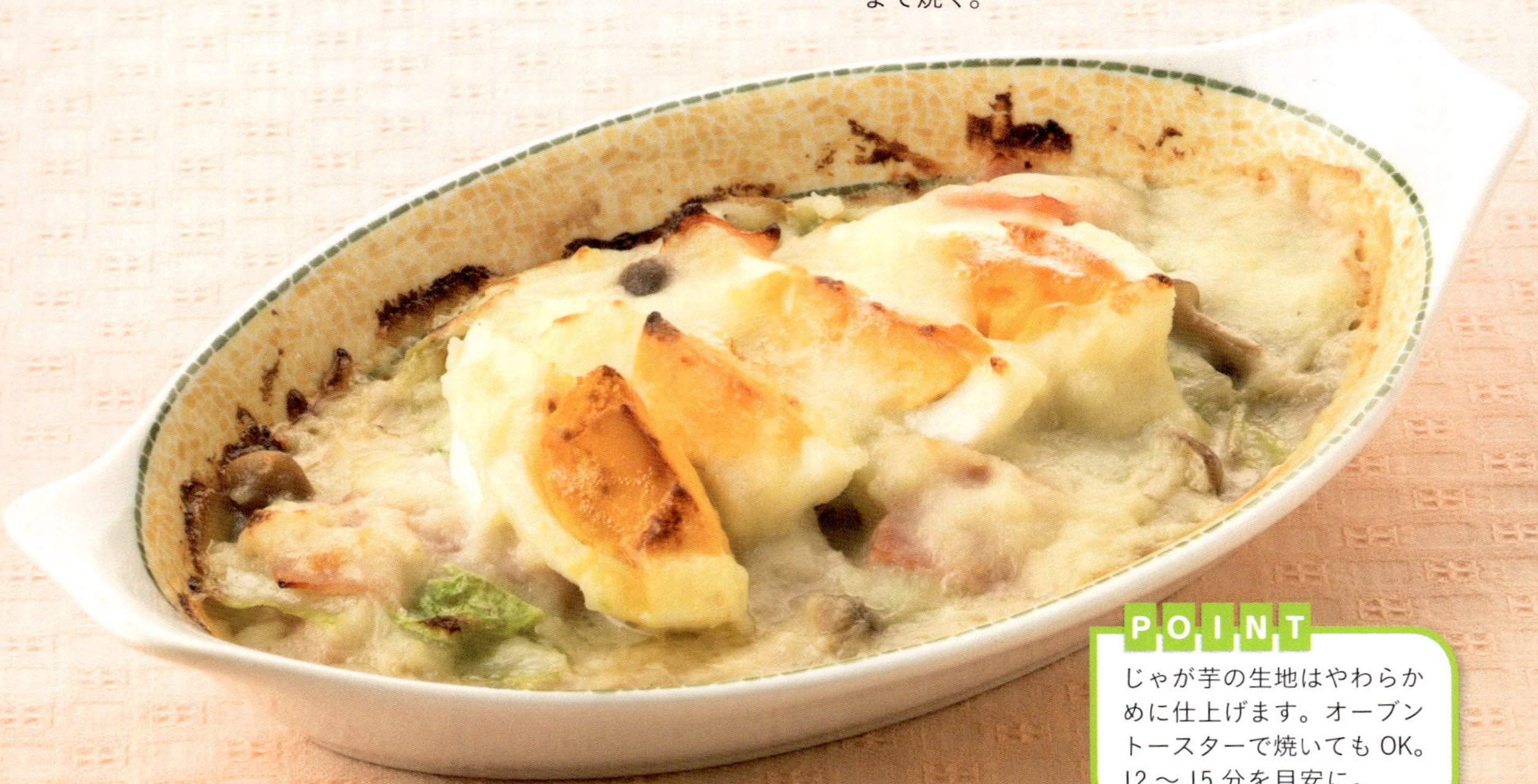

POINT

じゃが芋の生地はやわらかめに仕上げます。オーブントースターで焼いてもOK。12～15分を目安に。

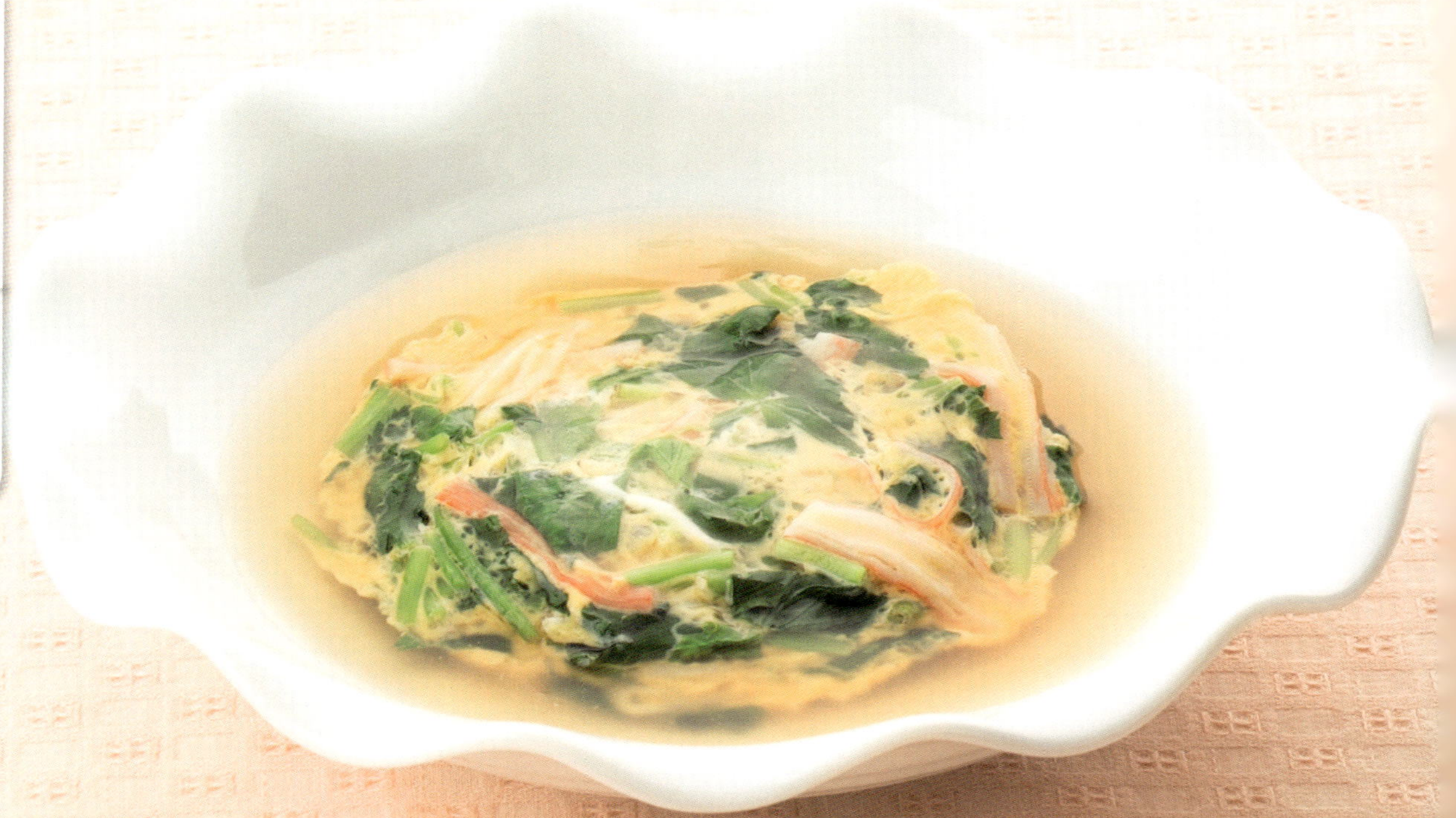

中国風あんがするっと食べやすい

レンジカニ玉

1人分	エネルギー	たんぱく質	脂質	食塩相当量
	142 kcal	9.2 g	7.3 g	1.5 g

材料（1人分）

	卵	1個（50g）
	カニ風味かまぼこ（ほぐす）	2本（20g）
	三つ葉（1㎝長さに切る）	6本（10g）
a	固型中国風ブイヨン	少量
a	水	大さじ2
a	しょうゆ	小さじ⅓
b	固型中国風ブイヨン	¼個（1g）
b	水	大さじ4
b	しょうゆ	小さじ⅔
b	黒酢	小さじ½強（3g）
b	砂糖	小さじ⅔
b	酒	小さじ1
b	こしょう	少量
	かたくり粉	小さじ1
	水	大さじ1
	ごま油	小さじ½

POINT

電子レンジで加熱し、余熱で火を通すのでソフトな仕上がり。かたまっていない場合はさらに30秒加熱を。

作り方

1. 卵はときほぐし、カニ風味かまぼこ、三つ葉、aを加えて混ぜ合わせる。
2. 耐熱容器に1を入れ、ラップをかけずに電子レンジで1分加熱し、とり出して混ぜ合わせる。再び電子レンジで1分加熱し、ラップをかけて余熱で2分ほど蒸らし、器に盛る（カニ玉）。
3. なべに混ぜ合わせたbを入れて火にかけ、ひと煮立ちしたら水どきかたくり粉を加えてとろみをつけ、ごま油を加える。2のカニ玉にかける。

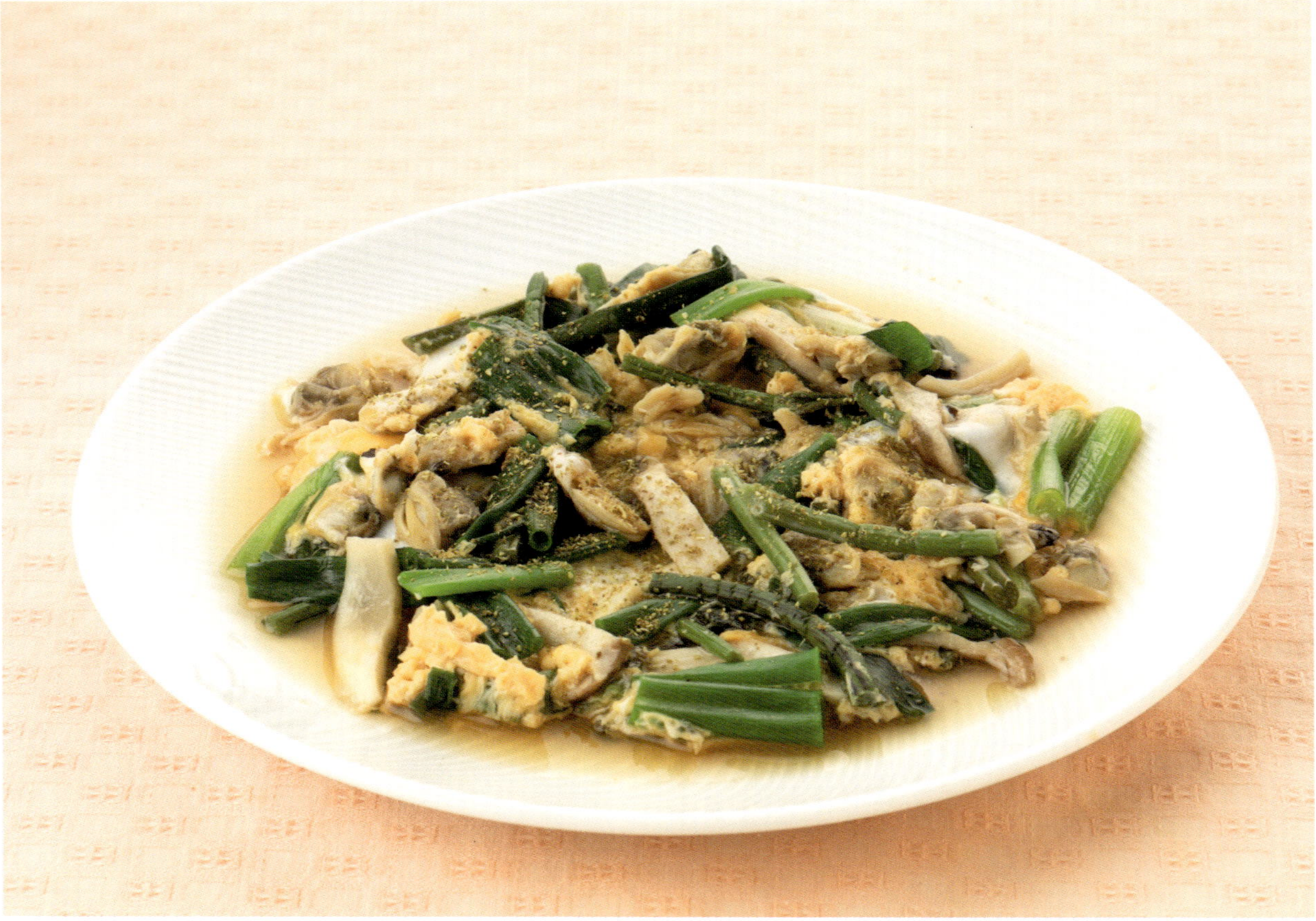

さんしょうの香りが食欲を高める

アサリとわらびの卵とじ

1人分	エネルギー	たんぱく質	脂質	食塩相当量
	141 kcal	14.1 g	6.0 g	1.1 g

POINT

料理に手軽に利用できるアサリ水煮缶詰め。卵とじに30g加えると、卵とほぼ同量のたんぱく質量をプラス！

材料（1人分）

- 卵（ときほぐす）……1個（50g）
- アサリ水煮缶詰め……30g
- わらび（水煮・3cm長さに切る）……40g
- エリンギ（5mm幅の斜め切り）・葉ねぎ（3cm長さに切る）……各20g
- a
  - 水……¼カップ
  - 酒……大さじ½強（8g）
  - めんつゆ（3倍濃縮タイプ）……小さじ1弱（6g）
- 粉ざんしょう……好みで少量

作り方

1. なべにわらび、エリンギ、葉ねぎの白い部分、aを入れて中火にかける。ひと煮立ちしたらふたをして弱火で2分ほど煮る。
2. 中火にして葉ねぎの青い部分、缶汁をきったアサリを加えて混ぜ合わせ、ふたをして1分ほど煮る。
3. 卵を2回に分けてまわし入れ、半熟になるまで火を通す。器に盛り、好みで粉ざんしょうをふる。

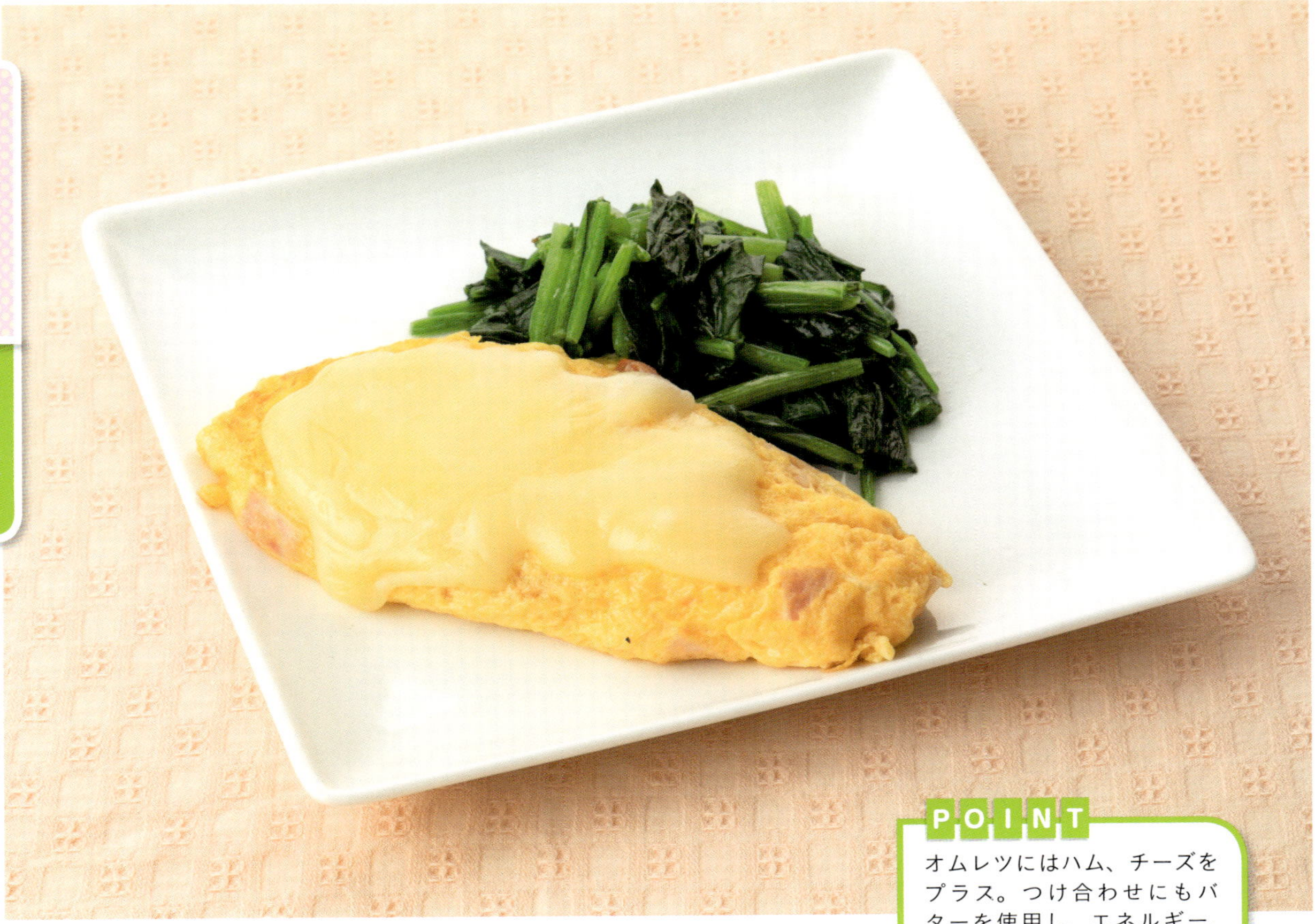

POINT
オムレツにはハム、チーズをプラス。つけ合わせにもバターを使用し、エネルギー、脂質をこつこつと足し算。

具だくさんで食べごたえのある1品に

とろりチーズのトマト入りオムレツ

1人分	エネルギー	たんぱく質	脂質	食塩相当量
	220 kcal	13.7 g	16.2 g	1.6 g

材料（1人分）

- 卵……1個（50g）
- トマト……30g
- ハム……10g
- a 塩・こしょう……各少量
- a 粉チーズ……大さじ½
- a 牛乳……小さじ2
- サラダ油……小さじ¾
- とろけるチーズ……大さじ2弱（15g）
- ほうれん草……2株（40g）
- バター……小さじ¾（3g）
- 塩……少量

作り方

1. トマトは種を除き、小さめに切る。ハムは1㎝四方に切る。
2. 卵はときほぐし、aを加え混ぜ、1も混ぜ合わせる。
3. フライパンに油を熱し、2を一気に流し入れる。まわりがかたまり始めたら一度大きく混ぜて片側に寄せる。フライパンの縁を利用してオムレツ形に整える。焼き色がついたら裏返し、1～2分焼いて火を消す。とろけるチーズをのせてふたをし、チーズをとかす。
4. ほうれん草はゆでて水にとる。水けを絞って3㎝長さに切る。フライパンにバターをとかし、ほうれん草を入れていためる。塩をふって味をととのえる（ほうれん草ソテー）。
5. 器に3を盛り、ほうれん草ソテーを添える。

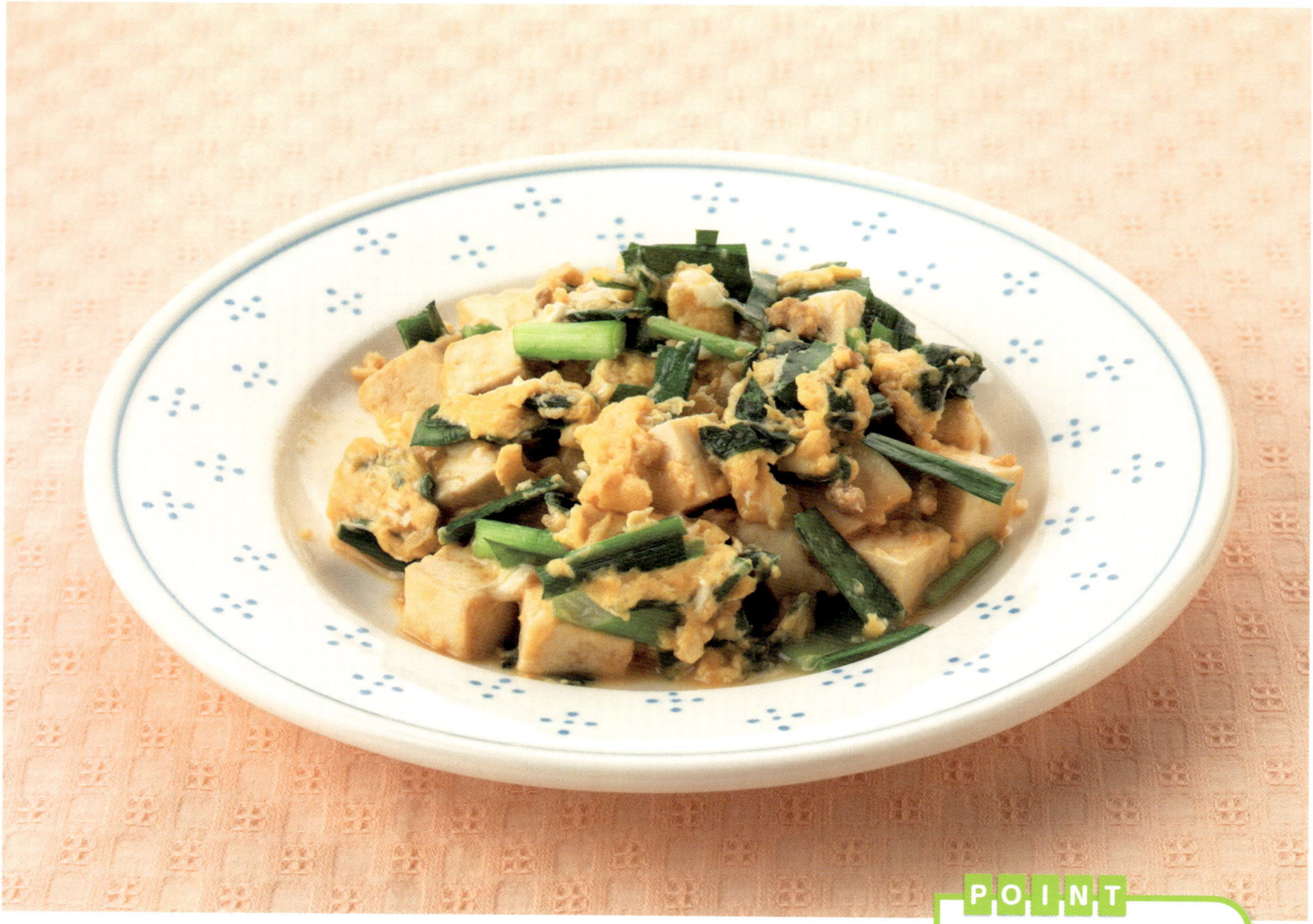

POINT

卵液に水どきかたくり粉を入れるとふわふわとした仕上がりに。半熟状になったらすぐに火を消します。

豆腐を加えてたんぱく質をしっかり補う

にらと豆腐の卵いため

1人分	エネルギー	たんぱく質	脂質	食塩相当量
	297 kcal	17.6 g	19.0 g	1.4 g

材料（1人分）

- 卵 …… 1個（50g）
- かたくり粉 …… 大さじ½強（5g）
- 水 …… 大さじ⅔
- もめん豆腐 …… ⅓丁（100g）
- にら（2cm長さに切る） …… ½束（50g）
- サラダ油 …… 小さじ1
- 豚ひき肉 …… 20g
- しょうが（みじん切り） …… 少量
- しょうゆ・砂糖 …… 各小さじ⅔
- 酒 …… 小さじ1弱（4g）
- 顆粒中国風だし …… 小さじ⅓
- ごま油 …… 小さじ½

作り方

1 豆腐は1cm角に切り、キッチンペーパーを敷いたざるにのせて水けをきる。

2 ボールにかたくり粉、水を入れてとき、卵を加えて混ぜ合わせる。

3 フライパンにサラダ油を熱し、ひき肉としょうがを入れていため、しょうゆ、砂糖を加えていため合わせる。ひき肉がパラパラになったら酒と中国風だし、1の豆腐を加えて、2～3分いため煮にする。

4 にらを加えてさっと混ぜ合わせ、にらに火が通ったら2をまわし入れ、大きく混ぜて半熟になったら火を消す。仕上げにごま油をまわしかける。

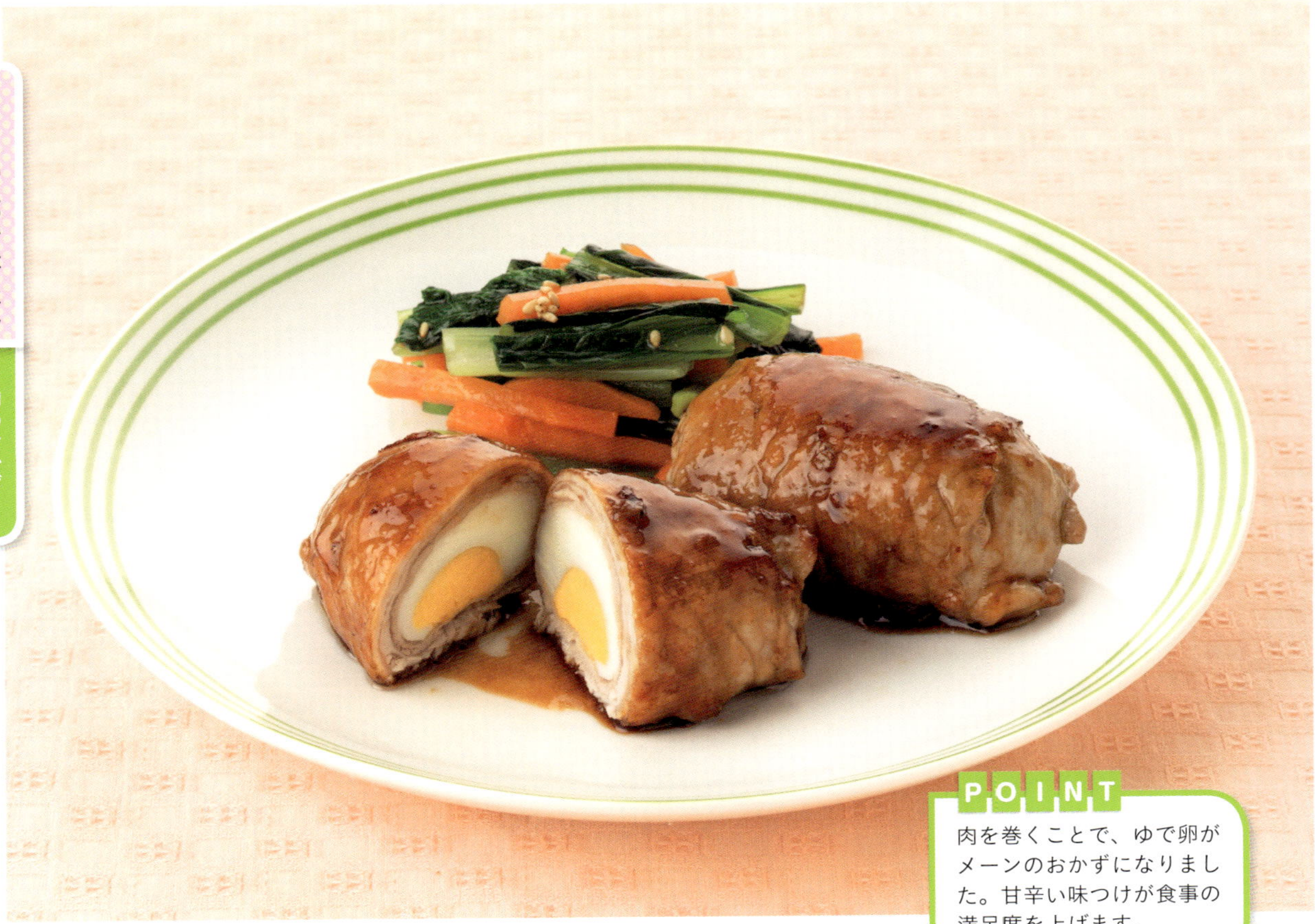

POINT
肉を巻くことで、ゆで卵がメーンのおかずになりました。甘辛い味つけが食事の満足度を上げます。

甘辛いたれでごはんが進みます

ゆで卵の肉包みの照り焼き 小松菜とにんじんのナムル添え

1人分	エネルギー	たんぱく質	脂質	食塩相当量
	231 kcal	16.6 g	11.0 g	1.7 g

材料（1人分）

ゆで卵……1個（50g）
　豚もも薄切り肉……2枚（40g）
　かたくり粉……小さじ1
サラダ油……小さじ$\frac{1}{2}$
a
　しょうゆ・みりん・砂糖……各小さじ1
　酒……小さじ1強（6g）

小松菜……50g
にんじん……10g
b
　しょうゆ……小さじ$\frac{2}{3}$
　いり白ごま……少量
　砂糖……小さじ$\frac{1}{3}$
　酢……小さじ$\frac{1}{2}$弱（2g）
　ごま油・塩・こしょう……各少量

作り方

1 ゆで卵は縦半分に切る。
2 豚肉2枚はそれぞれ広げてかたくり粉をふり、ゆで卵を手前にのせて巻く。
3 フライパンに油を熱し、2の肉の巻き終わりを下にして入れ、中火で焼く。肉の色が変わったら弱火にし、混ぜ合わせたaを加え、ころがしながらたれをからめる。
4 小松菜はゆでて水にとり、水けを絞って3cm長さに切る。にんじんは細切りにしてゆで、湯をきる。ボールに混ぜ合わせたbを入れ、小松菜とにんじんを加えてあえる（小松菜とにんじんのナムル）。
5 器に3を盛り、小松菜とにんじんのナムルを添える。

豆腐のおかず

「畑の肉」と呼ばれる大豆が原料の豆腐は、大豆の栄養が凝縮された食材。低エネルギー、低脂肪で消化がよく、胃腸に負担をかけずにたんぱく質の補給ができます。肉、魚、卵などの動物性たんぱく質とあわせてとりましょう。

“辛くない”のもの足りなさを香味野菜でカバー

辛くない麻婆豆腐

1人分	エネルギー	たんぱく質	脂質	食塩相当量
	289 kcal	18.6 g	16.0 g	1.7 g

材料（1人分）

絹ごし豆腐	½丁（150g）
豚ひき肉	40g
サラダ油	小さじ¾
ねぎ（みじん切り）	30g
しょうが（みじん切り）	少量
a みそ	小さじ1⅓
a しょうゆ	小さじ1弱（5g）
a 砂糖	小さじ⅔
a こしょう	少量
水	⅖カップ
かたくり粉	小さじ1⅔
水	大さじ1⅓
枝豆（ゆでる）	20g

作り方

1. 豆腐は2cm角に切り、ざるにのせて水けをきる。
2. フライパンに油を熱し、ひき肉をほぐすようにいためる。火が通ったらねぎ、しょうがを加えていため合わせる。香りが立ったら混ぜ合わせたaを加え、水を入れてときのばす。
3. 豆腐を加え、ひと煮立ちしたら弱火にして5〜6分煮る。水どきかたくり粉でとろみをつけ、枝豆を加え混ぜてひと煮立ちさせる。

POINT

豆板醤《とうばんじゃん》を使用していない麻婆豆腐。辛味が苦手だったり、飲み込みにくい症状がある人にもおすすめです。

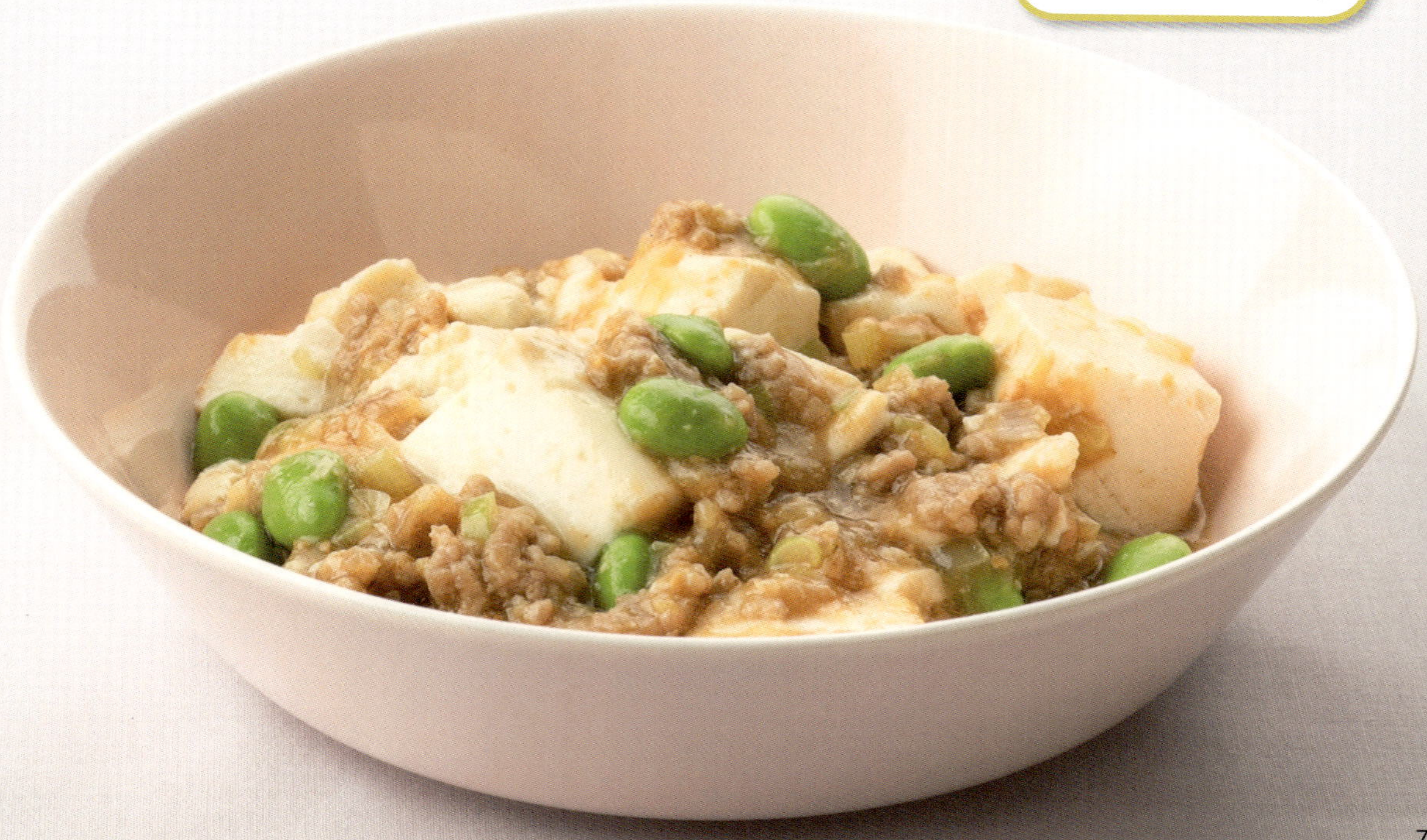

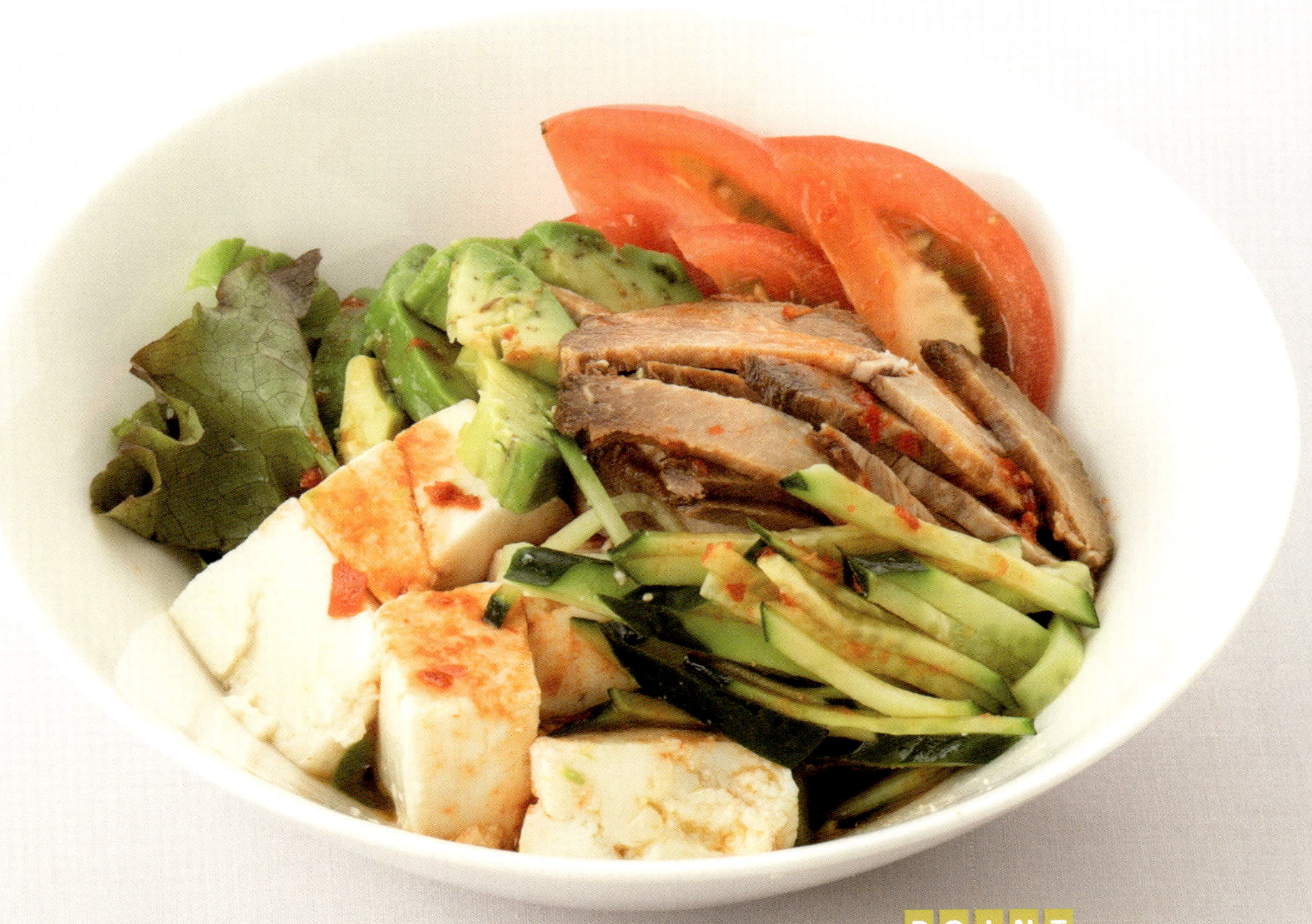

POINT

冷ややっこにトッピングをたっぷりのせて、たんぱく質、脂質、エネルギーが補給できる主菜になりました。

香味ドレッシングでごはんに合うおかずに

豆腐の中国風サラダ

1人分	エネルギー	たんぱく質	脂質	食塩相当量
	237kcal	13.6g	16.3g	1.5g

材料（1人分）

- 絹ごし豆腐 ……… ½丁（150g）
- トマト（薄切り）……… 30g
- チャーシュー（市販品）……… 25g
- アボカド・きゅうり ……… 各20g
- サニーレタス（ちぎる）……… 少量
- a
  - しょうゆ ……… 小さじ⅔
  - ごま油 ……… 大さじ½
  - 酒 ……… 小さじ½強（3g）
  - 豆板醤 ……… 少量

作り方

1. 豆腐は2㎝角に切り、ざるにのせて水けをきる。
2. チャーシューは5㎜幅に切る。
3. アボカドは5㎜幅に切る。きゅうりは斜め薄切りにしてから5㎜幅に切る。
4. 器にサニーレタスを敷き、豆腐、トマト、チャーシュー、アボカド、きゅうりを彩りよく盛る。
5. 食べる直前に、混ぜ合わせたaをかける。

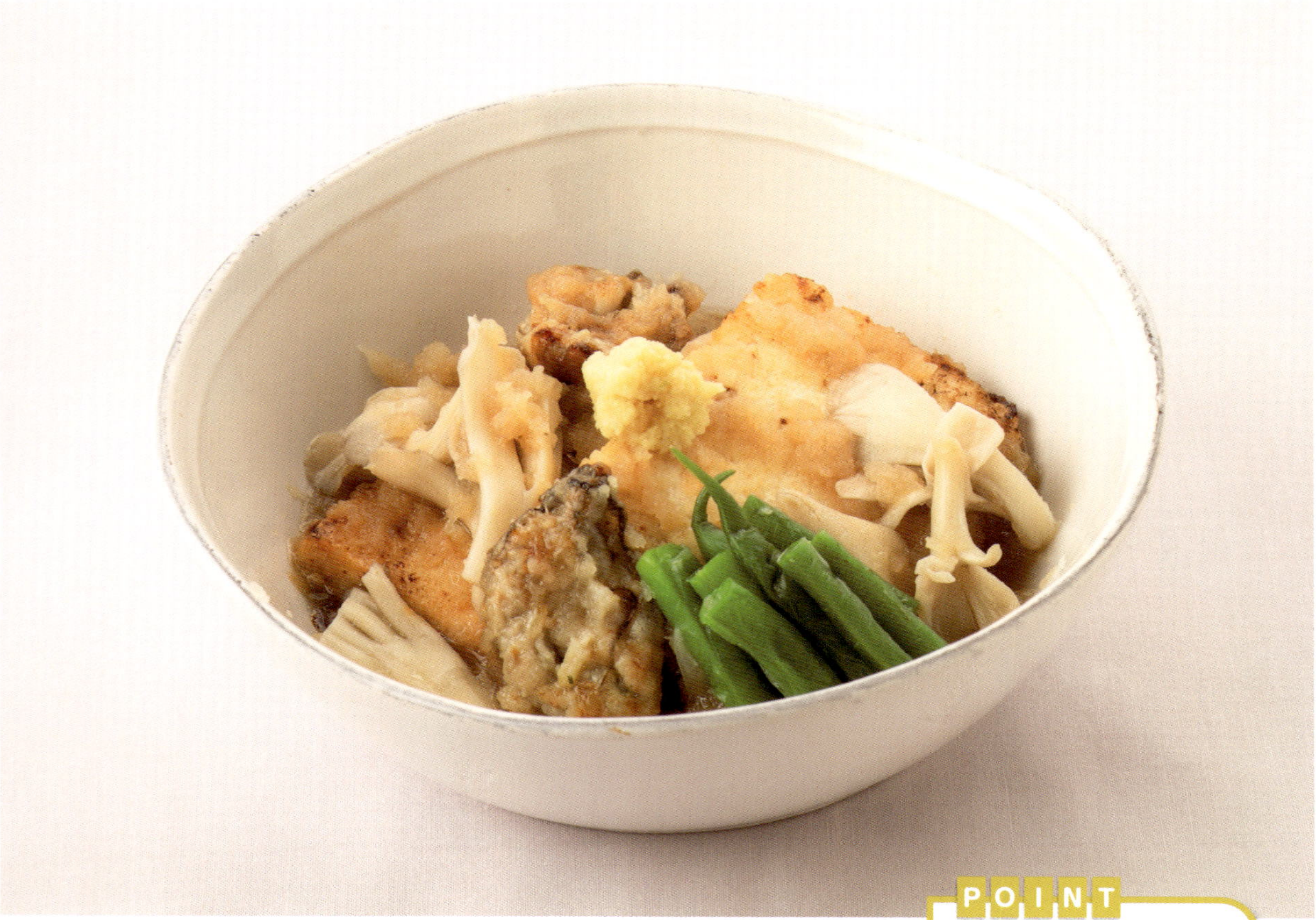

POINT

小麦粉をまぶして焼くと、かりっとした食感に。衣に煮汁がからみ、豆腐、カキのうま味を閉じ込めます。

淡泊な豆腐にかりかり食感と香ばしさをプラス

かりかり豆腐のおろし煮

1人分	エネルギー	たんぱく質	脂質	食塩相当量
	241 kcal	14.1 g	13.1 g	1.6 g

材料（1人分）

- もめん豆腐 …… ½丁（150g）
- カキ …… 2個（30g）
- 小麦粉 …… 大さじ½強（5g）
- サラダ油 …… 大さじ½
- 大根 …… 50g
- まいたけ（ほぐす） …… 20g
- a カツオだし …… ⅖カップ
- a みりん …… 小さじ1⅓
- a しょうゆ …… 小さじ1
- さやいんげん（ゆでて3㎝長さに切る） …… 2本（15g）
- おろししょうが …… 小さじ1弱（5g）

作り方

1. 大根はすりおろし、ざるに入れて汁けをきる。汁もとっておく。
2. 豆腐は2等分に切り、キッチンペーパーに包んで水けをきる。カキは水で洗い、キッチンペーパーで水けをふきとる。
3. 豆腐とカキに小麦粉をまぶす。フライパンに油を熱し、弱めの強火で表面がかりかりになるまで焼き、器に盛る。
4. なべにaとおろし大根の汁、まいたけを入れて中火にかけ、まいたけに火が通ったらおろし大根を加えてひと煮する。
5. 3に4をかけ、さやいんげんを添え、おろししょうがを置く。

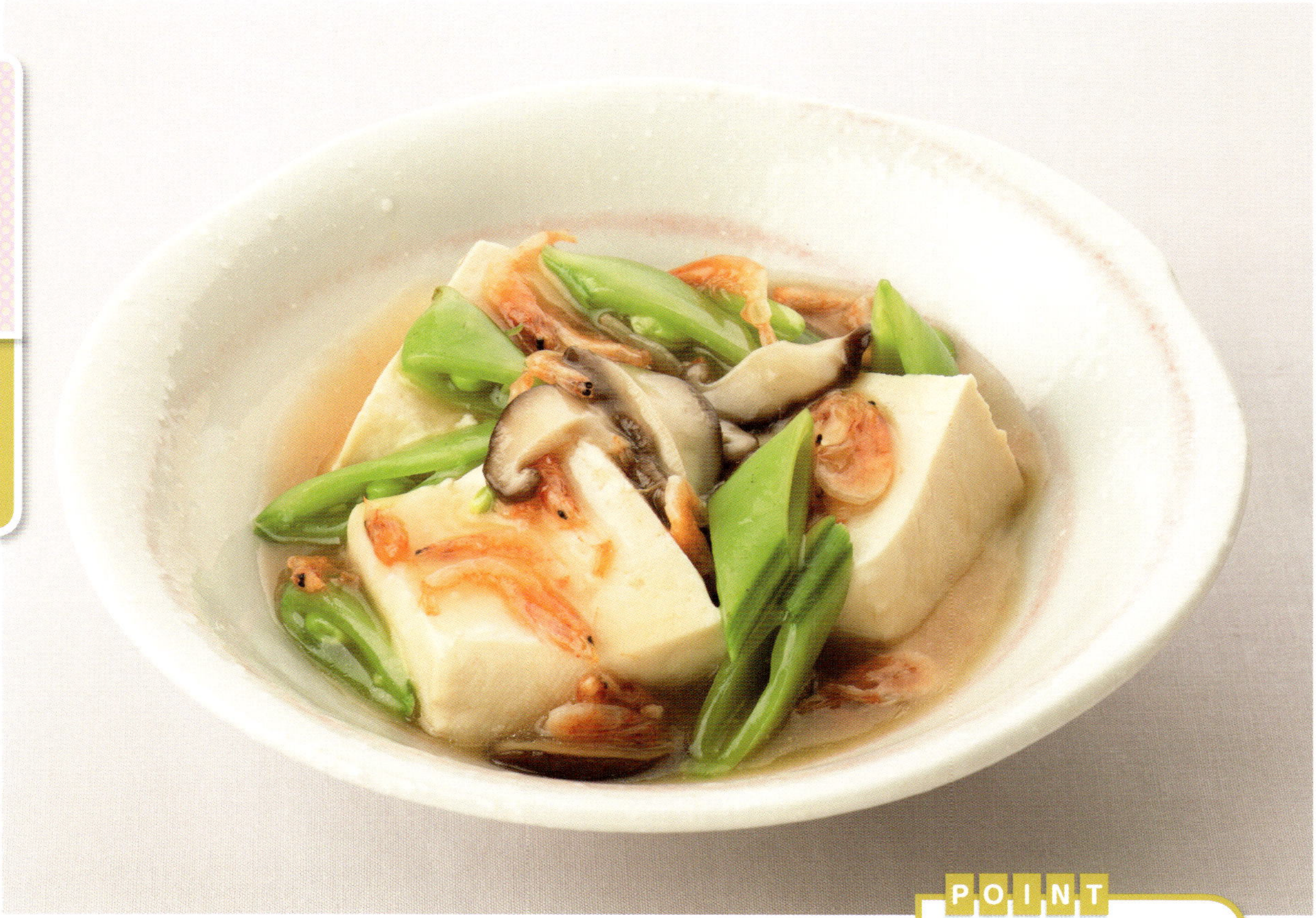

POINT
とろみをつけることで、煮汁のやさしい味わい、サクラエビとごま油の風味が全体になじみやすくなります。

いろいろな食感を楽しめる一品

豆腐とサクラエビのとろみ煮

1人分	エネルギー	たんぱく質	脂質	食塩相当量
	146kcal	10.1g	6.3g	1.3g

材料（1人分）

もめん豆腐	$\frac{1}{3}$丁（100g）
サクラエビ	大さじ1$\frac{1}{2}$（3g）
スナップえんどう	3個（30g）
生しいたけ	10g
顆粒中国風だし	小さじ$\frac{1}{3}$
水	$\frac{1}{2}$カップ
しょうゆ	小さじ$\frac{2}{3}$
酒	小さじ1強（6g）
かたくり粉	小さじ2
水	大さじ1
ごま油	小さじ$\frac{1}{2}$

作り方

1 豆腐は3等分に切り、キッチンペーパーを敷いた皿に並べ、5分ほどおいて水けをきる。

2 スナップえんどうは1cm幅の斜め切りにし、さっとゆでる。生しいたけは軸を除き、薄切りにする。

3 フライパンに水とだしを入れ、ひと煮立ちしたら豆腐を加えて2〜3分煮る。

4 しょうゆと酒を加えて味をととのえ、サクラエビと2を加える。ひと煮立ちしたら水どきかたくり粉でとろみをつけ、ごま油を加えて混ぜ合わせる。

ごはん・パン・めん

肉、魚介、卵、豆腐を使い、１品でたんぱく質とエネルギーがとれるレシピです。副菜や汁物をプラスすると、さらに栄養バランスがよくなります。和風・洋風・中国風の味わいを毎日の献立にとり入れ、バラエティー豊かな食卓を演出しましょう。

薬味たっぷりのすし飯でウナギのかば焼きがさっぱり！

ウナギのかば焼きの混ぜ寿司

1人分	エネルギー	たんぱく質	脂質	食塩相当量
	467 kcal	19.1 g	15.2 g	1.8 g

材料（1人分）

ウナギのかば焼き……½串（60g）
酒……小さじ½弱（2g）
ごはん（胚芽精米）……150g
a 酢……大さじ1
a 砂糖……小さじ1
a 塩……ミニスプーン1弱（1g）
みょうが（小口切り）……1個
青じそ（せん切り）……1枚
いり白ごま……大さじ½
刻みのり・粉ざんしょう……各少量

作り方

1 ウナギのかば焼きは耐熱容器に入れて酒をふり、ラップをかけて電子レンジで30秒ほど加熱する。あら熱がとれたら1cm幅に切る。みょうがは水にさらし、水けをきる。

2 ごはんに混ぜ合わせたaを加え、うちわであおぎながら混ぜ合わせる。あら熱がとれたらみょうが、青じそ、ごまを加えて混ぜ合わせる。

3 器に2を盛り、ウナギのかば焼きをのせる。のりを散らし、粉ざんしょうをふる。

POINT

ウナギのかば焼きに酒をふって電子レンジで加熱すると、身がふんわりとして風味がよくなります。

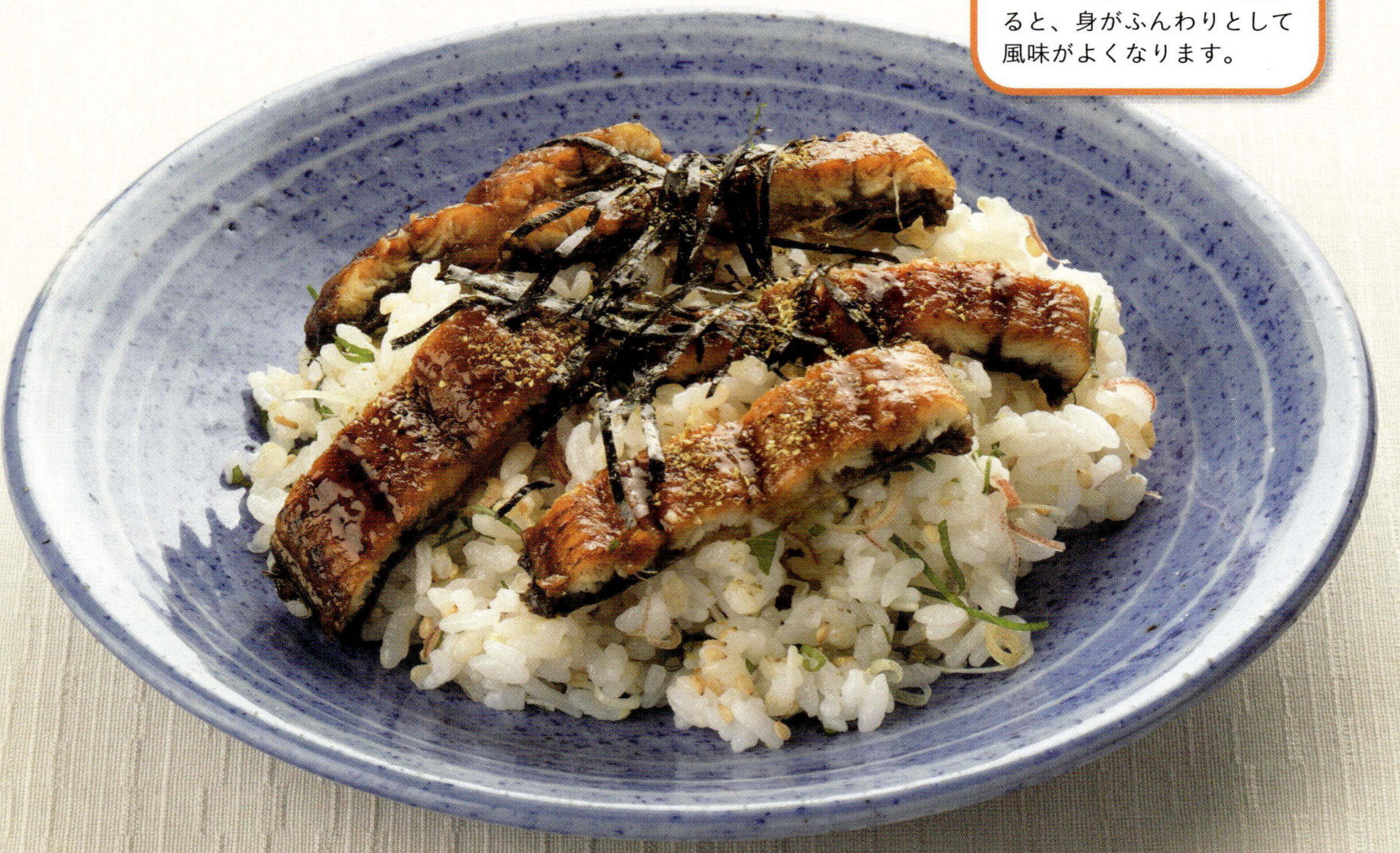

天ぷらを添えてエネルギー、栄養を確保

天ざるうどん 香味つけ汁

1人分	エネルギー	たんぱく質	脂質	食塩相当量
	439kcal	19.9g	11.5g	3.2g

材料（1人分）

ゆでうどん……1袋（200g）
a
- めんつゆ（ストレートタイプ）……大さじ4弱（70g）
- カツオだし……大さじ2
- 小ねぎ（小口切り）……3g
- しょうが・みょうが（各みじん切り）……各少量
- いり白ごま……小さじ½

無頭エビ……2尾（40g）
塩……少量
キス（背開きにしたもの）……1尾（20g）
かたくり粉……大さじ1強（10g）
ししとうがらし……2本（10g）
にんじん……10g
揚げ油
かぼす（横半分に切る）……½個

作り方

1 うどんはさっと湯通しをし、湯をきって器に盛る。aを混ぜ合わせ、別の器に盛る（香味つけ汁）。

2 エビは殻を除いて背わたをとる。腹側に包丁を入れて開き、塩をふって10分ほどおく。エビ、キスは汁けをふき、かたくり粉をまぶす。

3 ししとうがらしはへたを除き、竹串などを刺して穴をあける。にんじんは薄い短冊切りにする。

4 揚げ油を160～170℃に熱し、2をときどき返しながらきつね色になるまで揚げ、油をきる。ししとうがらしとにんじんは素揚げにし、油をきる。

5 器に天ぷら敷紙を敷いて天ぷらを盛り、かぼすを添える。うどんといっしょに食べる。

POINT
寒い季節は釜あげうどん風にして食べるのもおすすめ。高血圧などで塩分制限がある人はつけ汁を残します。

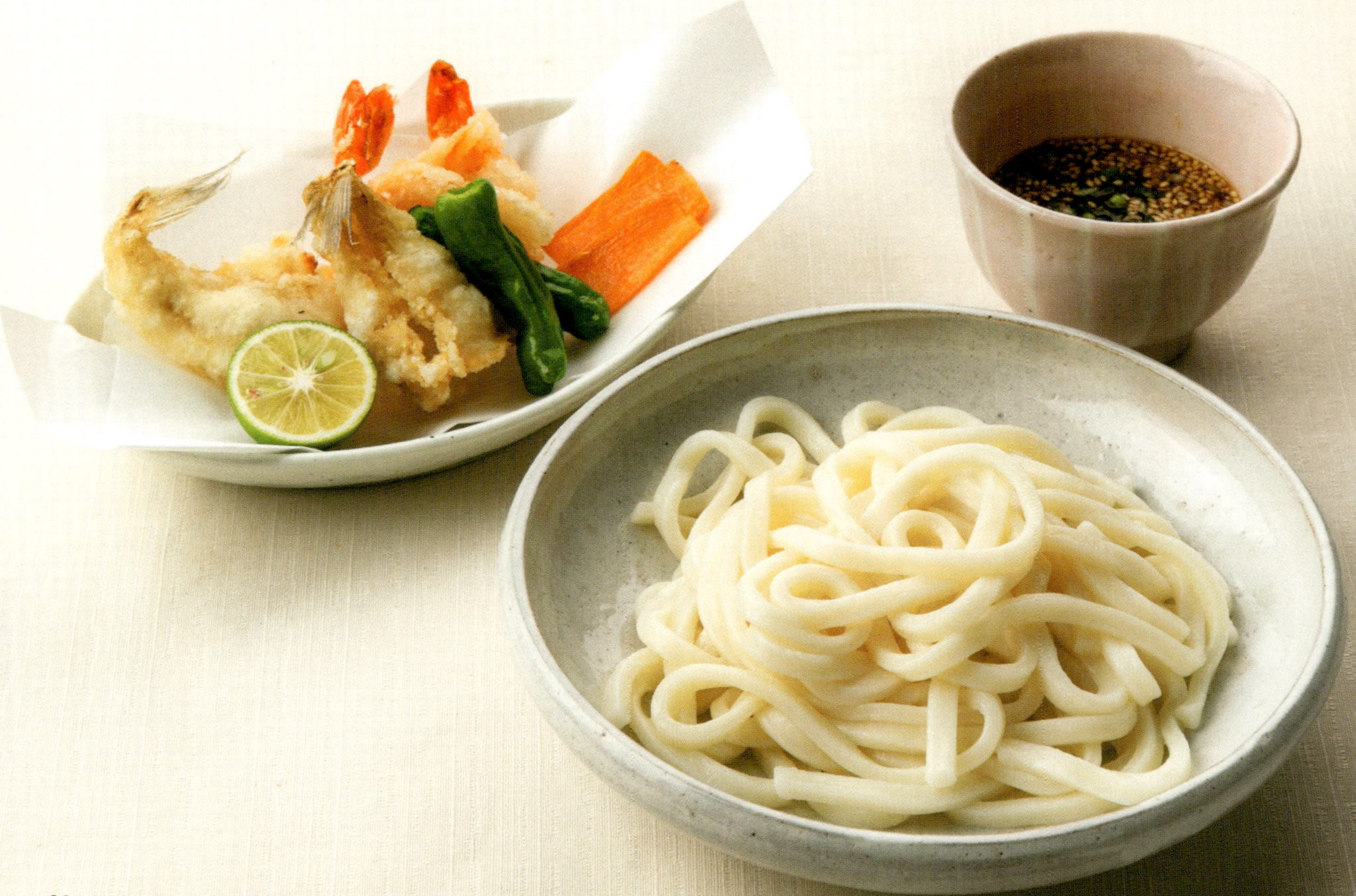

粒マスタードがきいている！

ふわふわ卵のサンドイッチ

1人分	エネルギー	たんぱく質	脂質	食塩相当量
	300 kcal	11.9 g	13.0 g	1.5 g

材料（1人分）

ライ麦パン（12枚切り）	2枚（60g）
粒入りマスタード	小さじ1
卵	1個（50g）
塩・こしょう	各少量
牛乳	大さじ$\frac{1}{2}$ 強（8g）
サラダ油・バター	各小さじ$\frac{3}{4}$（3g）
クレソン	10g

POINT

卵液に牛乳を少し加えるとなめらかな食感に。フライパンを充分に熱して焼くとふわふわに仕上がります。

作り方

1 卵は塩、こしょう、牛乳を加え、卵白を切るように混ぜる。

2 パンは軽くトーストして、粒マスタードを塗る。

3 フライパンに油を熱して1を流し入れ、菜箸《さいばし》で大きく混ぜる。半熟になったらバターを加えてとかし、全体になじませる。

4 トーストに3をのせ、もう1枚のパンではさみ、半分に切る。皿に盛り、クレソンを添える。

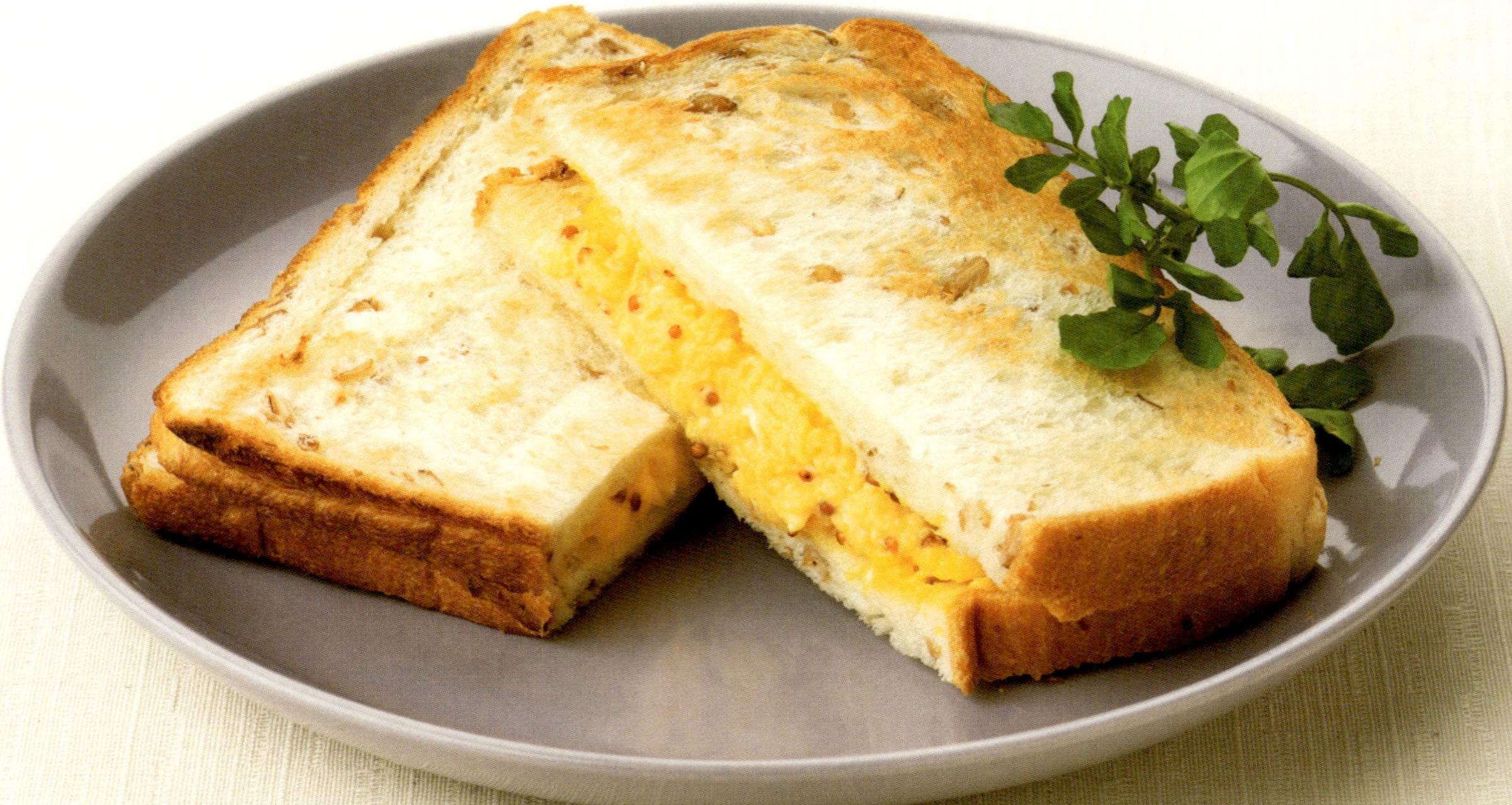

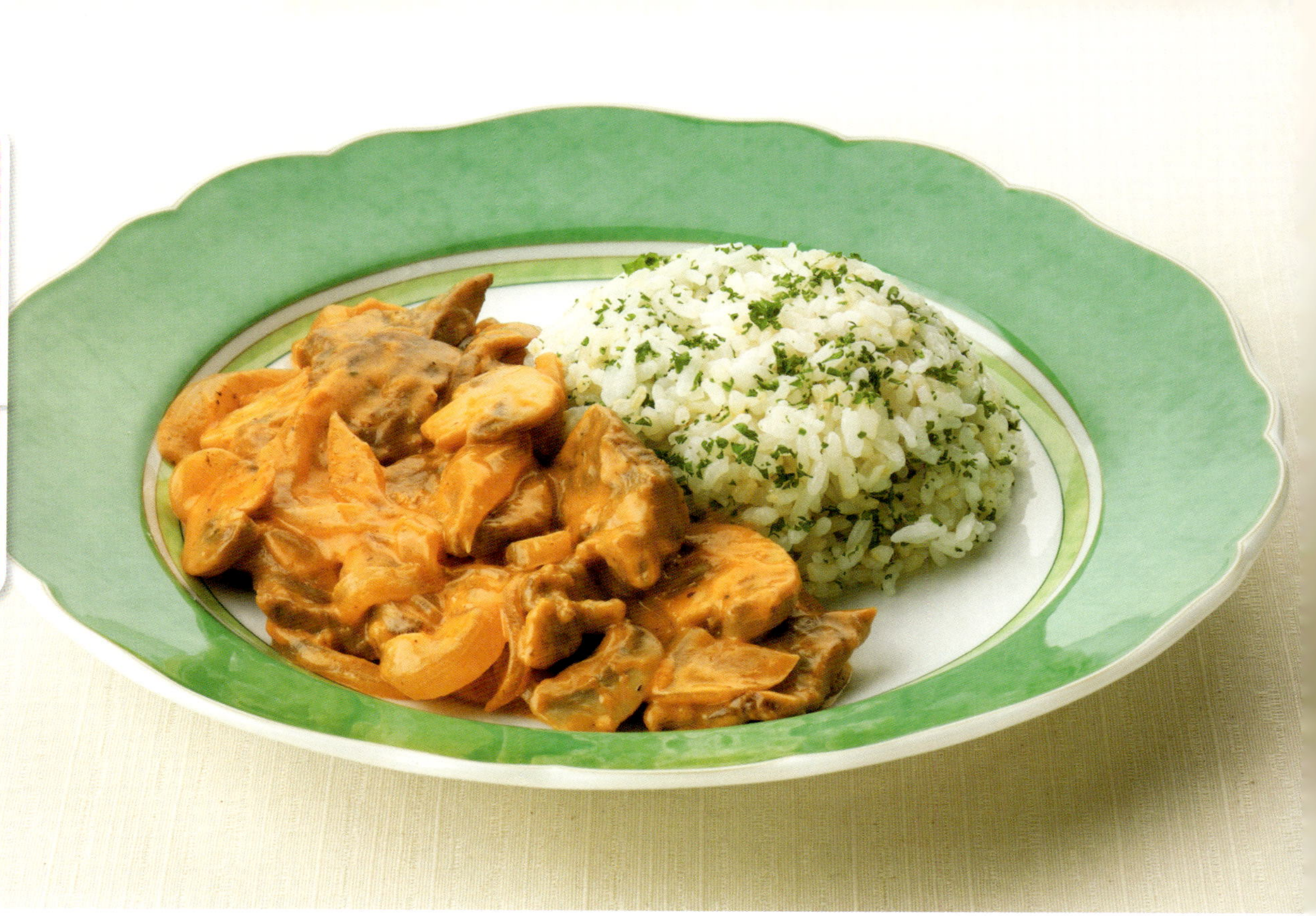

POINT

サワークリームが濃厚なこくとほのかな酸味を加えます。食が進むレシピです。

煮込まず簡単！ 高脂質レシピ

ビーフストロガノフ&バターライス

1人分	エネルギー	たんぱく質	脂質	食塩相当量
	581 kcal	22.1 g	22.0 g	1.5 g

材料（1人分）

- 牛もも薄切り肉 …… 70g
- 塩・こしょう …… 各少量
- 小麦粉 …… 小さじ1⅔
- サラダ油 …… 小さじ1¼
- 玉ねぎ（薄切り） …… 小½個（50g）
- マッシュルーム（薄切り） …… 4個（30g）
- 白ワイン …… 大さじ1
- 水 …… 大さじ4⅔
- トマトケチャップ …… 小さじ2½
- サワークリーム …… 25g
- 塩 …… ミニスプーン⅔
- こしょう …… 少量
- ごはん（胚芽精米） …… 150g
- パセリ（みじん切り） …… 少量
- バター …… 小さじ¾（3g）
- 塩・こしょう …… 各少量

作り方

1 牛肉は一口大に切る。塩、こしょうをふり、小麦粉を薄くまぶす。

2 フライパンに半量の油を熱し、牛肉を入れて強めの中火でほぐしながらいためる。色が変わったらとり出す。

3 残りの油をフライパンに足し、玉ねぎを入れていためる。薄く色づいたらマッシュルームを加えていため、しんなりとなったら2の牛肉を戻し入れる。白ワインをふり入れ、ひと煮立ちさせてアルコールをとばす。水とトマトケチャップを加え、煮立ったらサワークリームを加え、塩、こしょうを加え混ぜる（ビーフストロガノフ）。

4 温かいごはんにパセリ、バター、塩、こしょうを加え、混ぜ合わせる（バターライス）。型に詰めて形をととのえ、皿にあけて盛る。ビーフストロガノフを盛り合わせる。

ごはんとの相性がよいみそだれがアクセント

アジとタイのみそだれ丼

1人分	エネルギー	たんぱく質	脂質	食塩相当量
	414 kcal	21.9 g	7.4 g	1.4 g

材料（1人分）

- アジ・マダイ（ともに刺し身用さく）……各40g
- a
  - 麦みそ……小さじ2
  - 酢……大さじ$\frac{1}{2}$弱（7g）
  - 砂糖……小さじ$\frac{2}{3}$
  - サラダ油……小さじ$\frac{1}{2}$
- ごはん（胚芽精米）……150g
- 針しょうが・小ねぎ（小口切り）・青じそ……各少量

作り方

1 アジとマダイは7～8㎜幅に切る。

2 しょうがは水にさらし、水けをきる。

3 aを混ぜ合わせ、半量ずつにしてアジとマダイそれぞれにからめる。

4 器にごはんを盛り、青じそを敷き、3をのせる。しょうがを天盛りにし、小ねぎを散らす。

POINT

さくどりしたものでなく、刺し身になったものを利用するとさらに手軽。

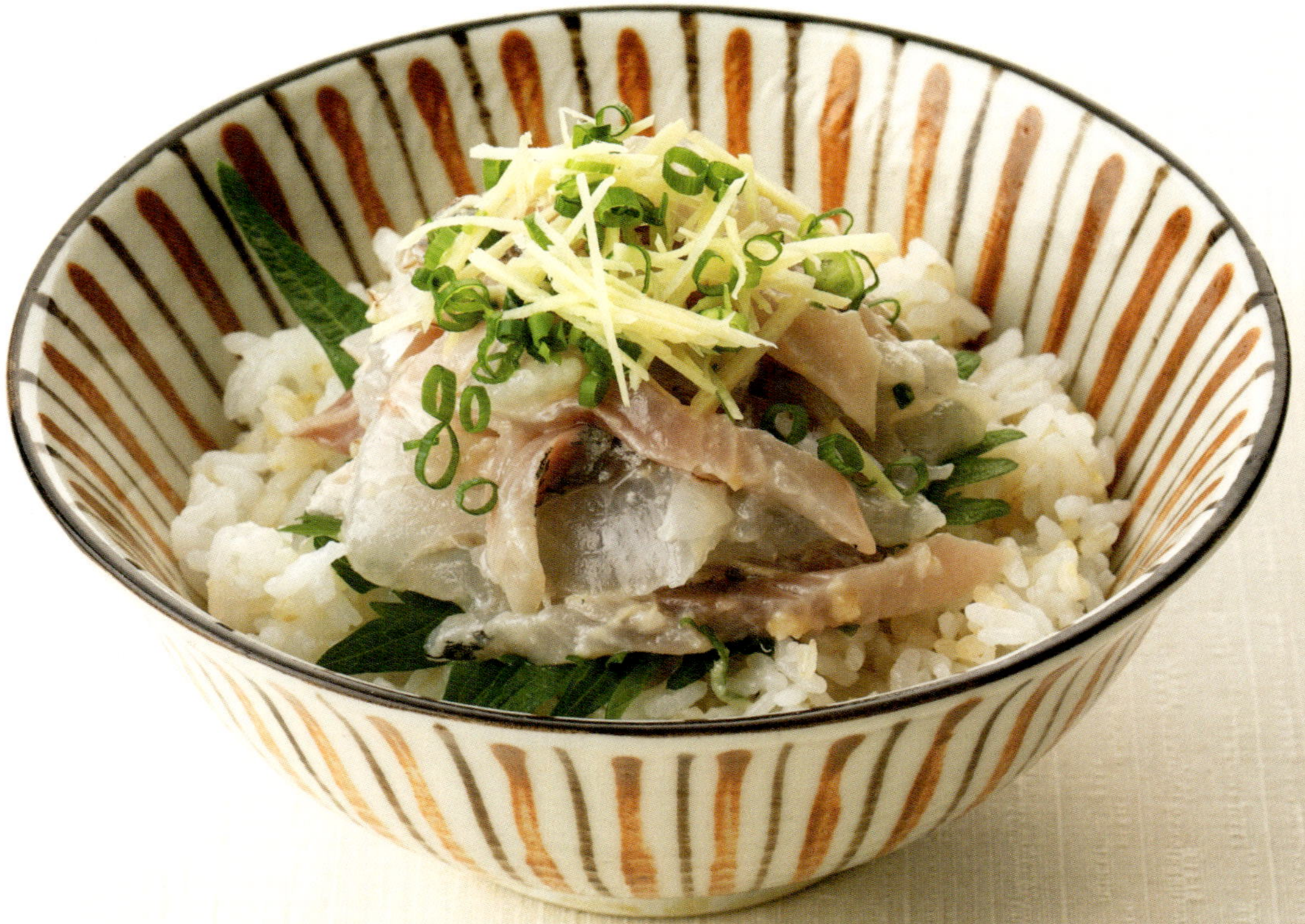

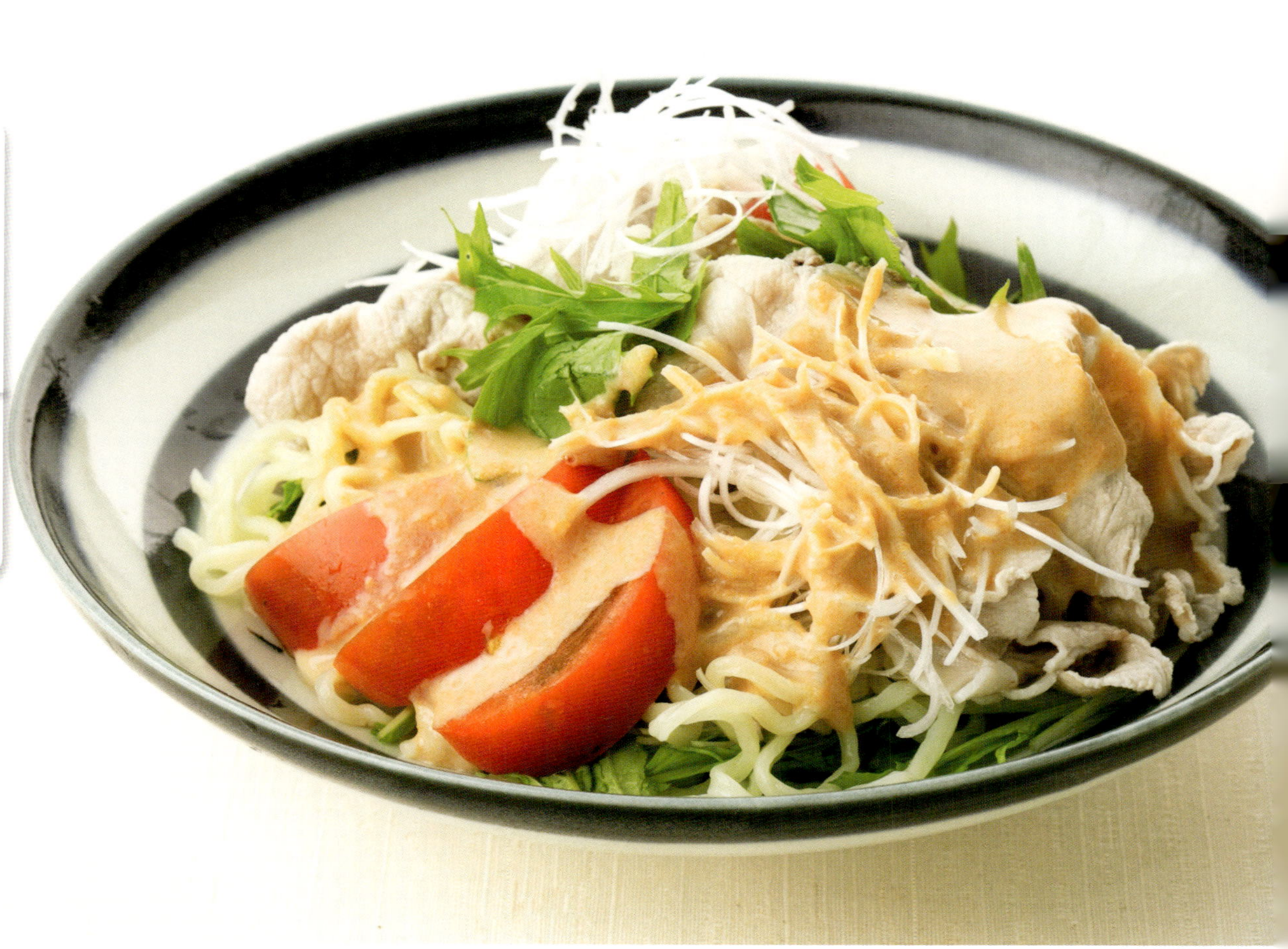

のど越しがよいめんに、香り高い練りごまをたっぷりと

豚しゃぶのごまだれ冷やし中華

1人分	エネルギー	たんぱく質	脂質	食塩相当量
	609 kcal	26.2 g	23.0 g	2.2 g

POINT

こくのある練りごまが豚しゃぶによくからみ、相性抜群。中華めんをうどんやそうめんにかえても合います。

材料（1人分）

- 中華めん（生）……1玉（100g）
- 豚ロース薄切り肉……50g
- 水菜（3㎝長さに切る）……20g
- トマト（くし形切り）……3個（60g）
- ねぎ……15g
- 豆乳……60g
- 練りごま……大さじ1強（20g）
- しょうゆ……小さじ$1\frac{1}{3}$
- 酢……小さじ$1\frac{1}{2}$強（8g）
- 砂糖……大さじ$1\frac{2}{3}$

作り方

1. 中華めんは袋の表示通りにゆで、ざるに移して流水でもみ洗いし、水けをきる（ゆで湯はとっておく）。
2. 1の湯で豚肉をさっとゆで、湯をきる（豚しゃぶ）。
3. ねぎは芯《しん》を除いてごく細いせん切りにする。水にさらして水けをきる（白髪ねぎ）。
4. 練りごまに豆乳を加えてときのばし、しょうゆ、酢、砂糖を加えて混ぜ合わせる（ごまだれ）。
5. 中華めんと水菜を混ぜ合わせて器に盛り、豚しゃぶとトマトをのせる。白髪ねぎを散らし、ごまだれをまわしかける。

しょうゆが隠し味！ 和風ペペロンチーノ
きのことベーコンのスパゲティ

	エネルギー	たんぱく質	脂質	食塩相当量
1人分	459 kcal	14.2 g	15.7 g	1.2 g

> **POINT**
> スパゲティのゆで湯に塩を加えているので、調味料はしょうゆ小さじ1のみでOK。

材料（1人分）

- スパゲティ……乾80g
- 湯……1ℓ
- 塩……小さじ2
- グリーンアスパラガス（3㎝長さに切る）……1本（20g）

オリーブ油……小さじ2
にんにく（みじん切り）・赤とうがらし……各少量
ベーコン……15g
しめじ類……30g
えのきたけ……20g
しょうゆ……小さじ1
こしょう……少量

作り方

1 ベーコンは1㎝幅に切る。

2 しめじは石づきを除き、ほぐす。えのきたけは石づきを除き、3～4㎝長さに切ってほぐす。

3 スパゲティは塩を入れた湯でゆでる。袋の表示の3分前にアスパラを加え、やわらかくゆでる。スパゲティといっしょに湯をきる。

4 フライパンにオリーブ油、にんにく、赤とうがらしを入れて弱火にかける。香りが立ったら1を加えていため、2を加えていため合わせる。

5 4に3を加えて混ぜ合わせ、しょうゆで味をととのえ、こしょうをふる。

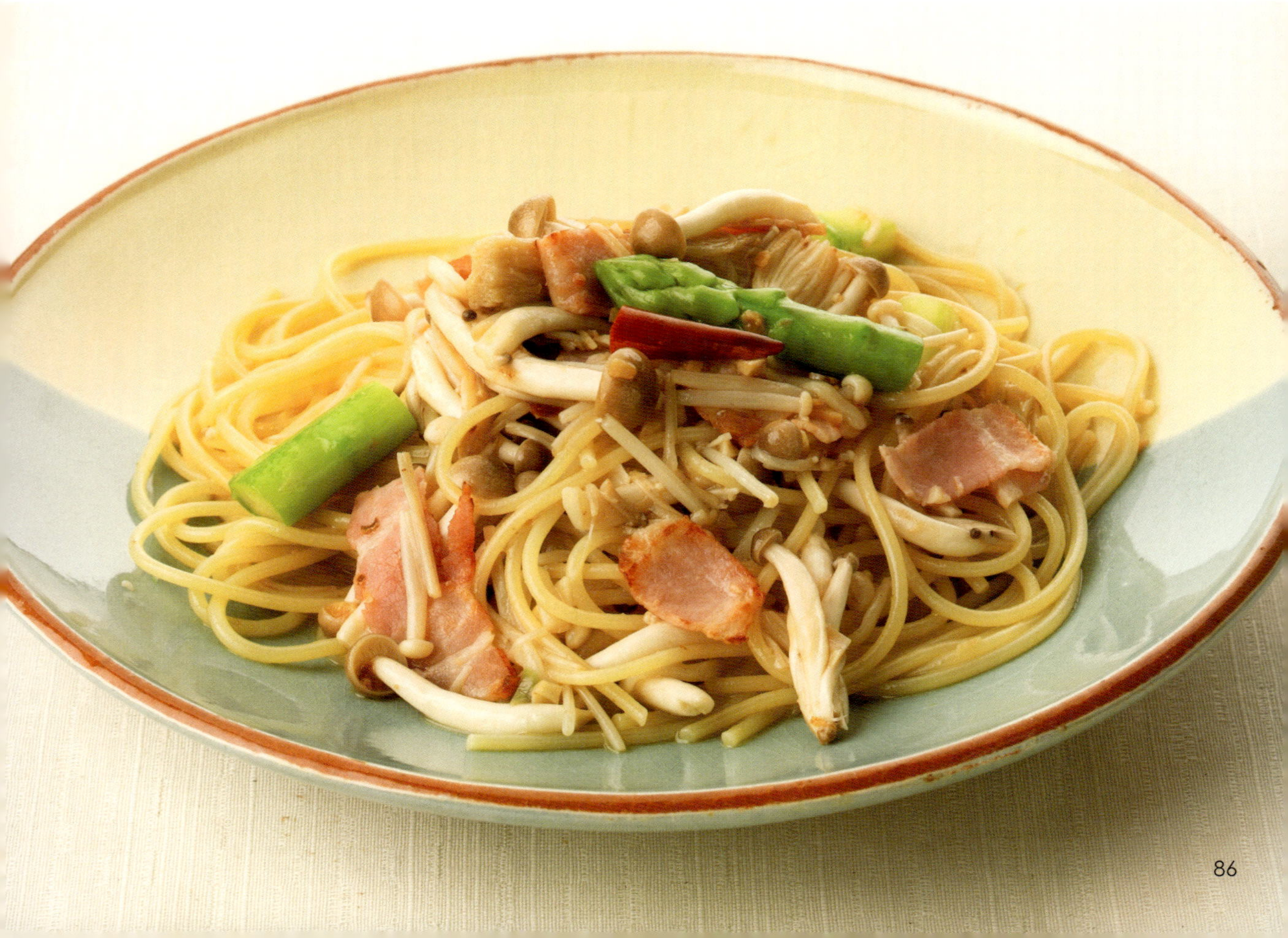

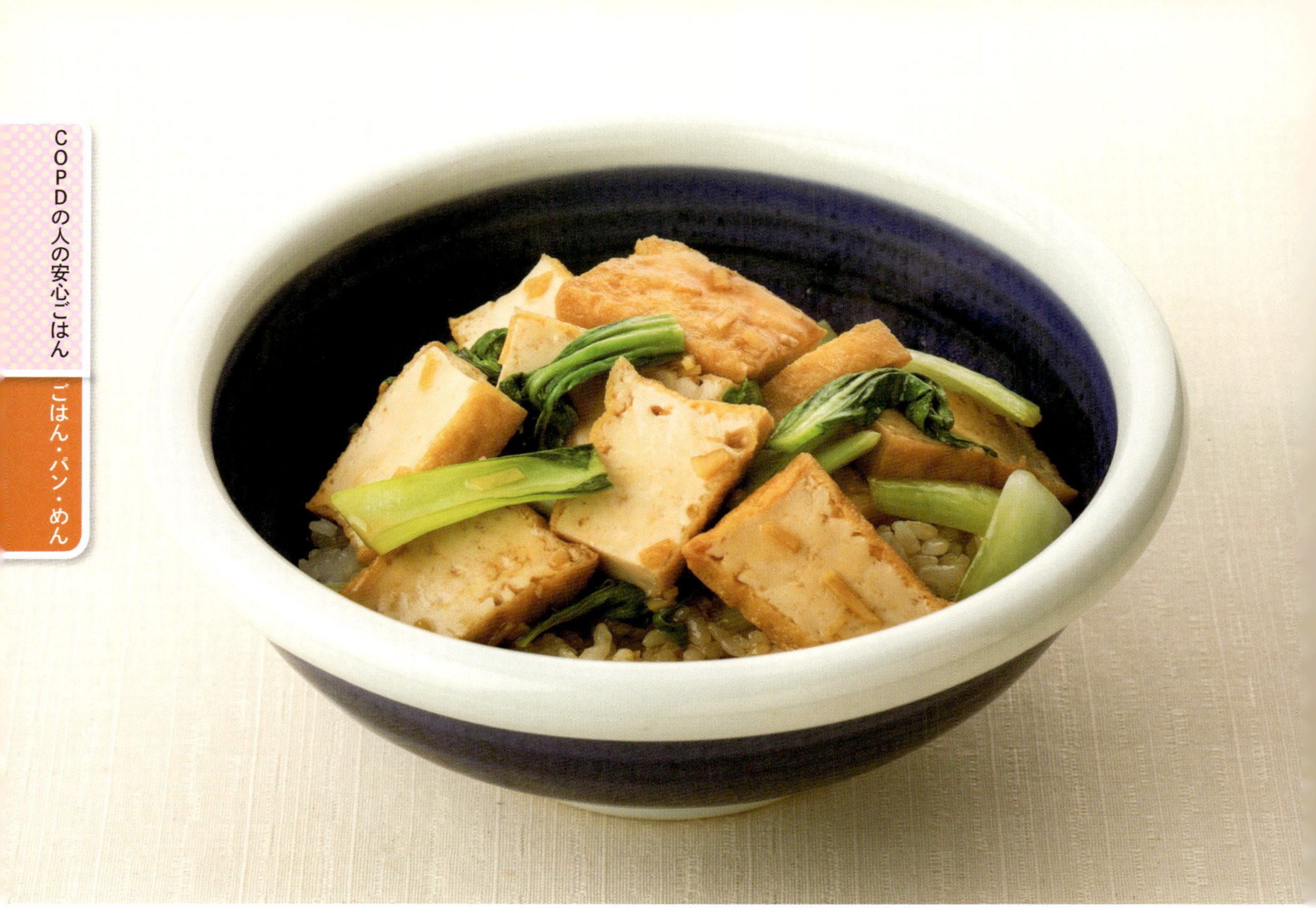

煮汁を吸ってふっくらやわらかな食感に

厚揚げのあんかけ丼

1人分	エネルギー	たんぱく質	脂質	食塩相当量
	436kcal	16.1g	13.3g	1.3g

POINT

もめん豆腐を揚げた厚揚げは豆腐よりも高エネルギー、高脂質。厚揚げの仲間の油揚げやがんもどきで作っても。

材料（1人分）

- 厚揚げ……½枚（100g）
- 青梗菜《ちんげんさい》……½株（50g）
- しょうが（みじん切り）……少量
- ｜類粒中国風だし……小さじ1
- ｜水……¼カップ
- 砂糖……小さじ⅔
- しょうゆ……小さじ1⅓
- ごま油……小さじ¼
- ｜かたくり粉……小さじ⅔
- ｜水……小さじ⅘
- ごはん（胚芽精米）……150g

作り方

1 厚揚げは1cm厚さに、青梗菜は3cm長さに切る。

2 なべに水と中国風だしを入れて火にかけ、ひと煮立ちしたら1、しょうがを加えて煮る。火が通ったら、砂糖としょうゆを加えてさらに2〜3分煮る。ごま油を加え、水どきかたくり粉でとろみをつける。

3 器にごはんを盛り、2をのせる。

プレーンなベーグルにこくのある具をサンド

スモークサーモンとクリームチーズのベーグルサンド

1人分	エネルギー	たんぱく質	脂質	食塩相当量
	382 kcal	19.1 g	15.0 g	1.1 g

POINT

トーストすると表面がかりっとして食べやすくなります。具はハム、スライスチーズ、アボカドなどでも。

材料（1人分）

- ベーグル……110g
- マヨネーズ……小さじ1
- スモークサーモン……5枚（50g）
- クリームチーズ……大さじ1$\frac{2}{3}$（25g）
- レタス（ちぎる）……30g
- 玉ねぎ（薄切り）……20g
- こしょう……少量

作り方

1. ベーグルは厚さを半分に切り、切り口を上にしてオーブントースターで1分ほど焼く。切り口にマヨネーズを塗る。
2. レタス、玉ねぎは水にさらし、水けをきる。
3. ベーグルの片側の切り口にクリームチーズを塗り、レタス、スモークサーモン、玉ねぎの順にのせ、こしょうをふる。もう一方のベーグルではさむ。

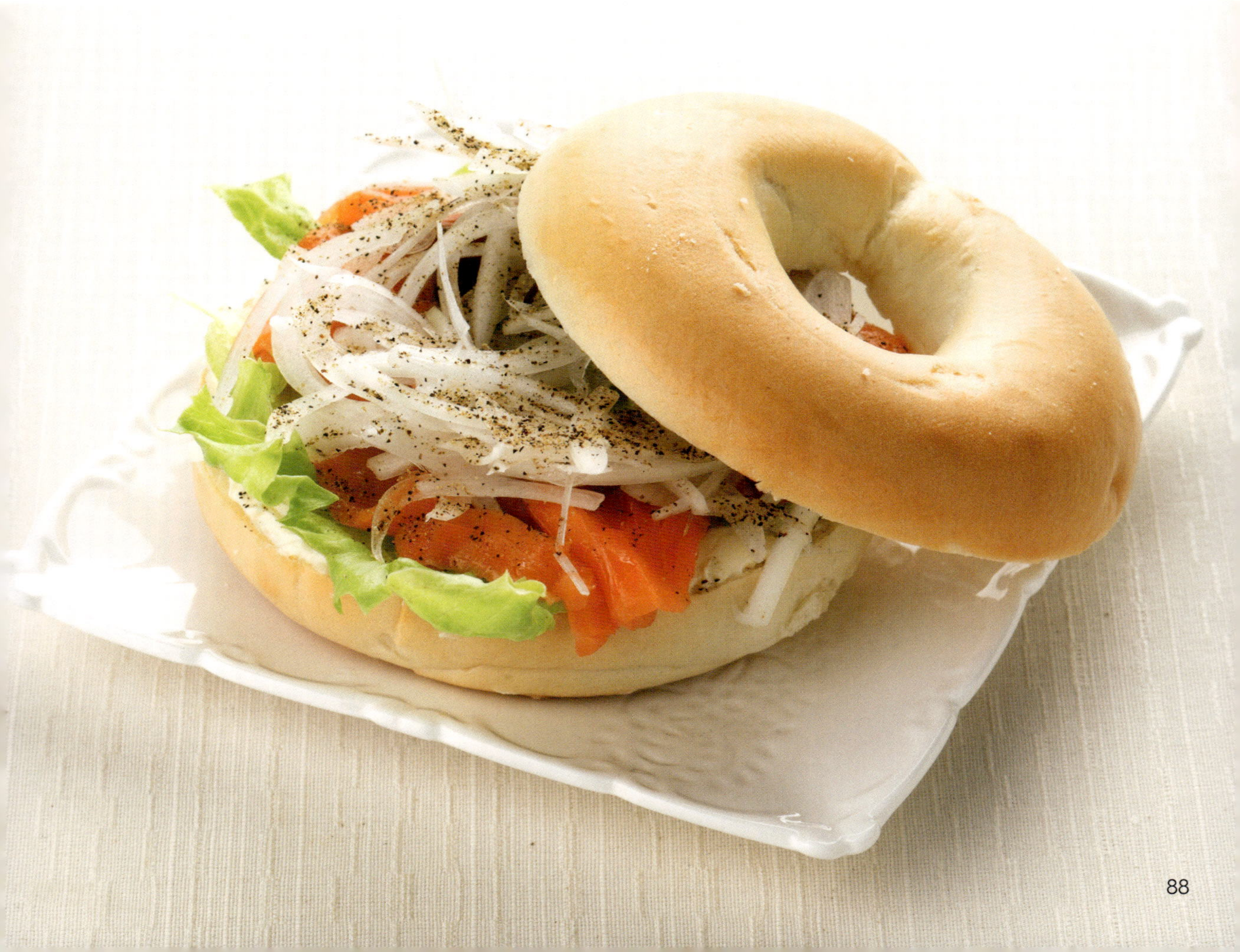

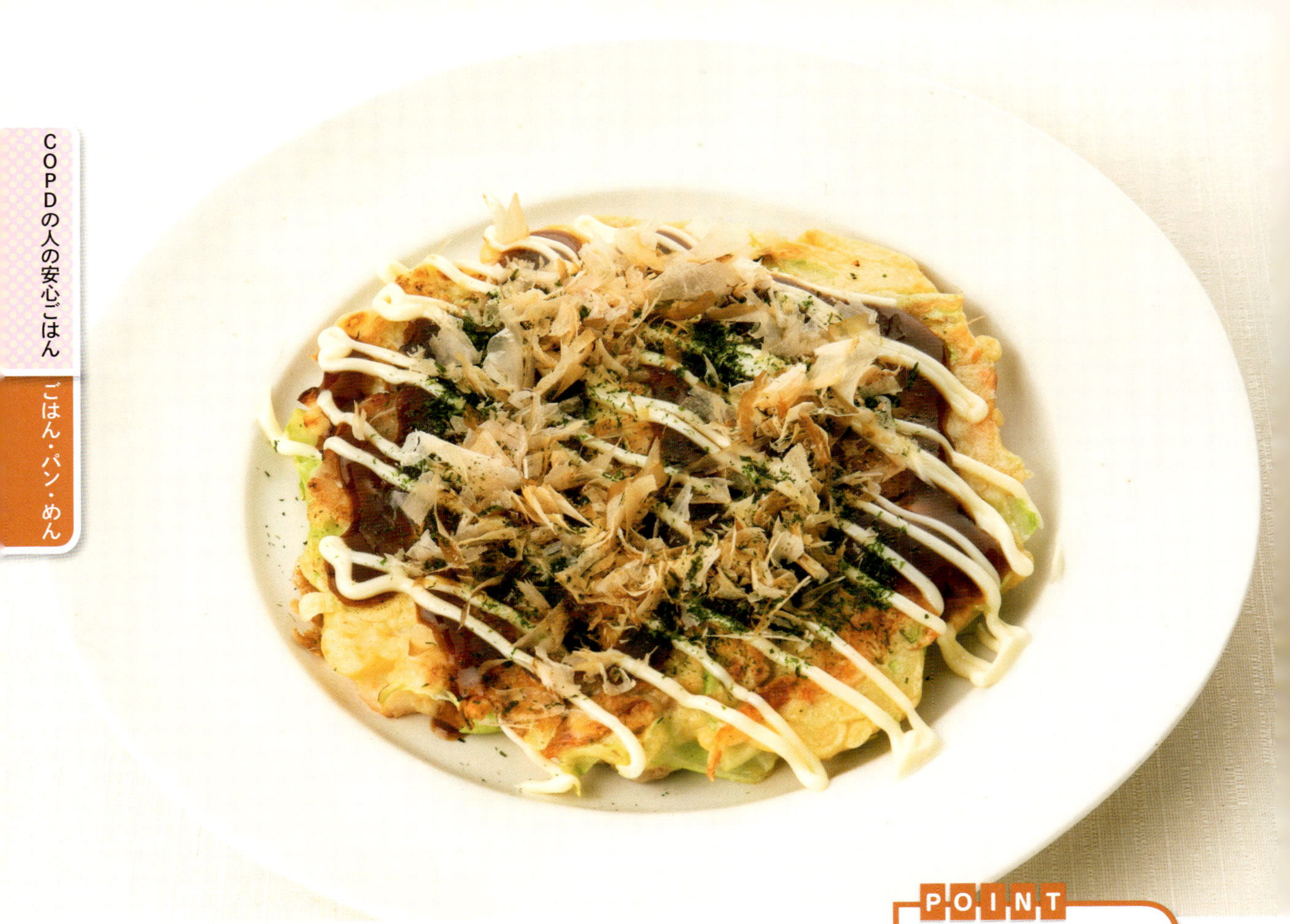

POINT

1枚でたんぱく質も野菜もとれます。食欲がないときは、**a**を⅔量に減らして小さく作ってください。

豚肉とイカでたんぱく質をしっかり摂取

キャベツたっぷりのお好み焼き

1人分	エネルギー	たんぱく質	脂質	食塩相当量
	456kcal	21.4g	22.2g	1.5g

材料（1人分）

- キャベツ……1枚（80g）
- 豚ロース薄切り肉……30g
- イカの足……20g
- サクラエビ……乾5g
- a
  - 小麦粉……40g
  - 長芋（すりおろす）……15g
  - 卵（ときほぐす）……25g
  - カツオだし……½カップ
  - 塩……少量
- サラダ油……小さじ2
- お好み焼きソース……小さじ1強（8g）
- マヨネーズ……大さじ½
- 削りガツオ・青のり……各少量

作り方

1. キャベツは太めのせん切りにする。豚肉、イカは食べやすい大きさに切る。
2. ボールに**a**を入れてよく混ぜ、キャベツ、イカ、サクラエビを加え混ぜる。
3. フライパンに油を熱し、豚肉を入れて焼く。焼き色がついたら、その上に**2**を流し入れて丸く形を整え、両面を焼いて中まで火を通す。
4. 皿に盛り、お好み焼きソース、マヨネーズをかけ、削りガツオ、青のりを散らす。

ビタミン、ミネラル、食物繊維を多く含む野菜・海藻・芋のおかず。もう1品ほしいときに役立つ小さなおかずですが、エネルギー、栄養を補いたいときにも重宝します。

野菜・海藻・芋のおかず

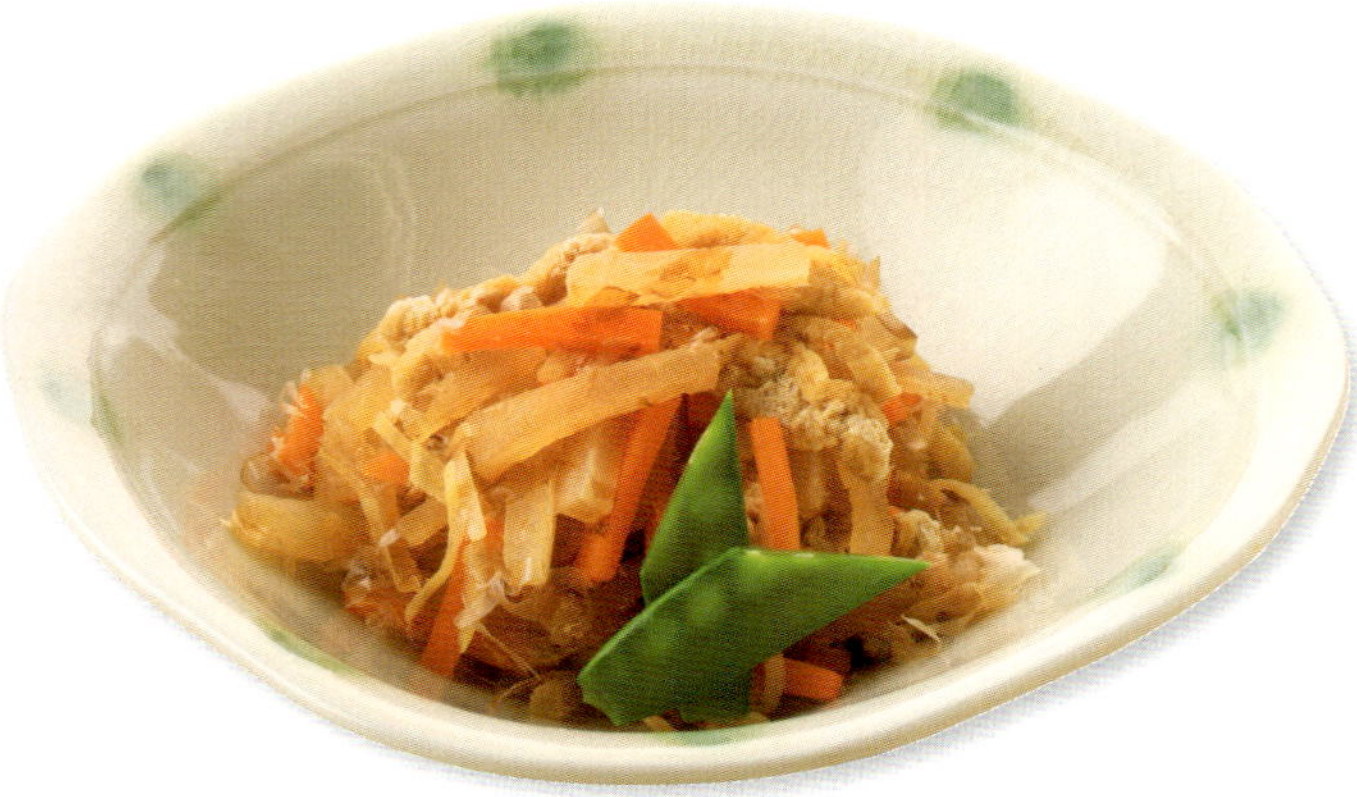

しょうがの香りがアクセント

大根とにんじんのしっとり煮

1人分	エネルギー	たんぱく質	脂質	食塩相当量
	56 kcal	2.5 g	1.3 g	0.7 g

材料（1人分）

大根（3cm長さの細切り）……50g
にんじん（3cm長さの細切り）……15g
油揚げ（3cm長さの細切り）……1/4枚（5g）
しょうが（せん切り）……5g
a ┌ しょうゆ・みりん……各小さじ1弱（5g）
　 └ 酒……小さじ1
削りガツオ……少量
さやえんどう（ゆでる）……1枚（3g）

作り方

1 大根、にんじんはやわらかくゆでて、湯をきる。油揚げは湯通しし、湯をきる。

2 なべにaと1、しょうがを入れて火にかけ、煮汁がなくなるまで煮る。削りガツオを加えて混ぜ合わせる。

3 器に盛り、さやえんどうを斜め2等分に切って添える。

POINT
大根、にんじんはゆでてから煮るとアクが抜け、味がしみやすくなります。

調味料はゆであずきの甘味のみ

かぼちゃの小倉煮

1人分	エネルギー	たんぱく質	脂質	食塩相当量
	90 kcal	1.9 g	0.3 g	0 g

材料（1人分）

かぼちゃ……皮つき50g
ゆであずき（缶詰め）……20g
水……1/4カップ

作り方

1 かぼちゃは一口大に切って面とりをする。耐熱容器にかぼちゃと半分浸るくらいの水適量（分量外）を入れ、ラップをかけて電子レンジで4〜5分加熱し、湯をきる。

2 なべにあずきと水を入れて弱火にかける。1を加え、あずきを煮からめる。

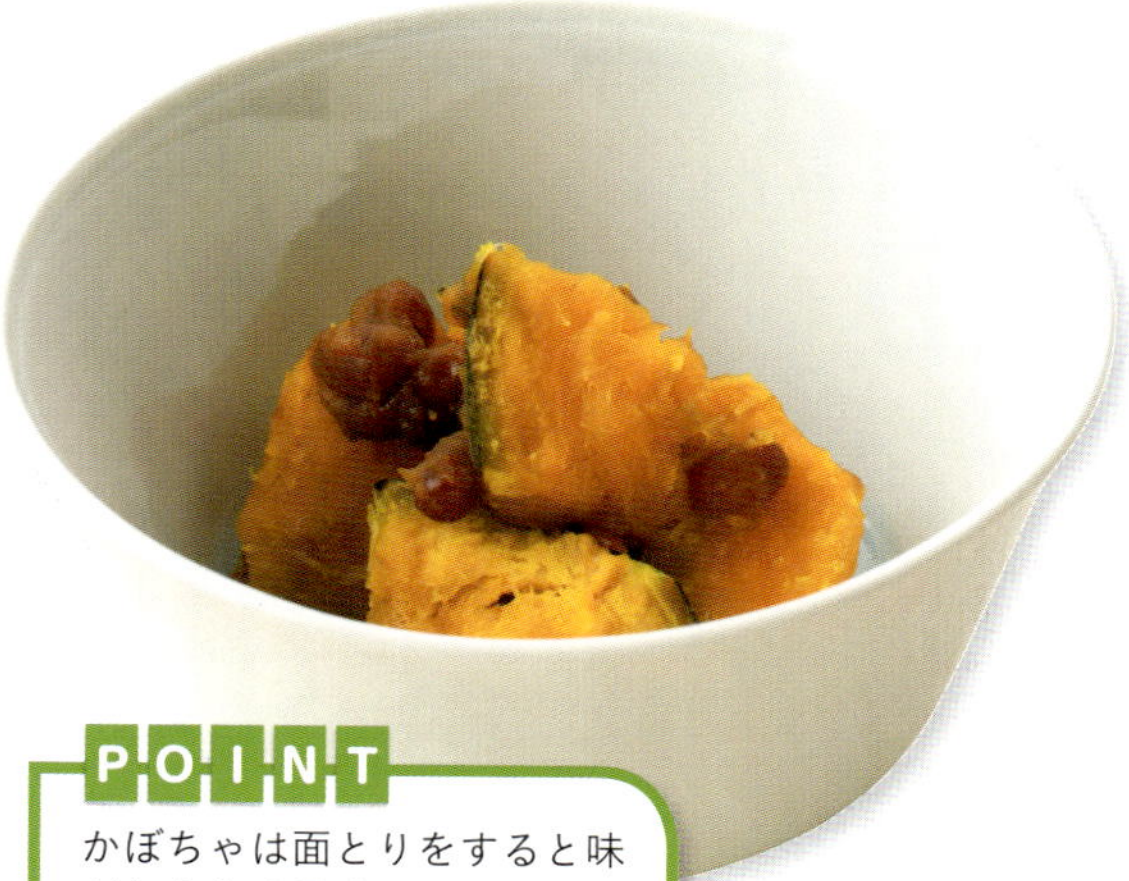

POINT
かぼちゃは面とりをすると味がむらなく早くしみ込み、煮くずれもしません。ゆであずきの甘味がぐっと入ります。

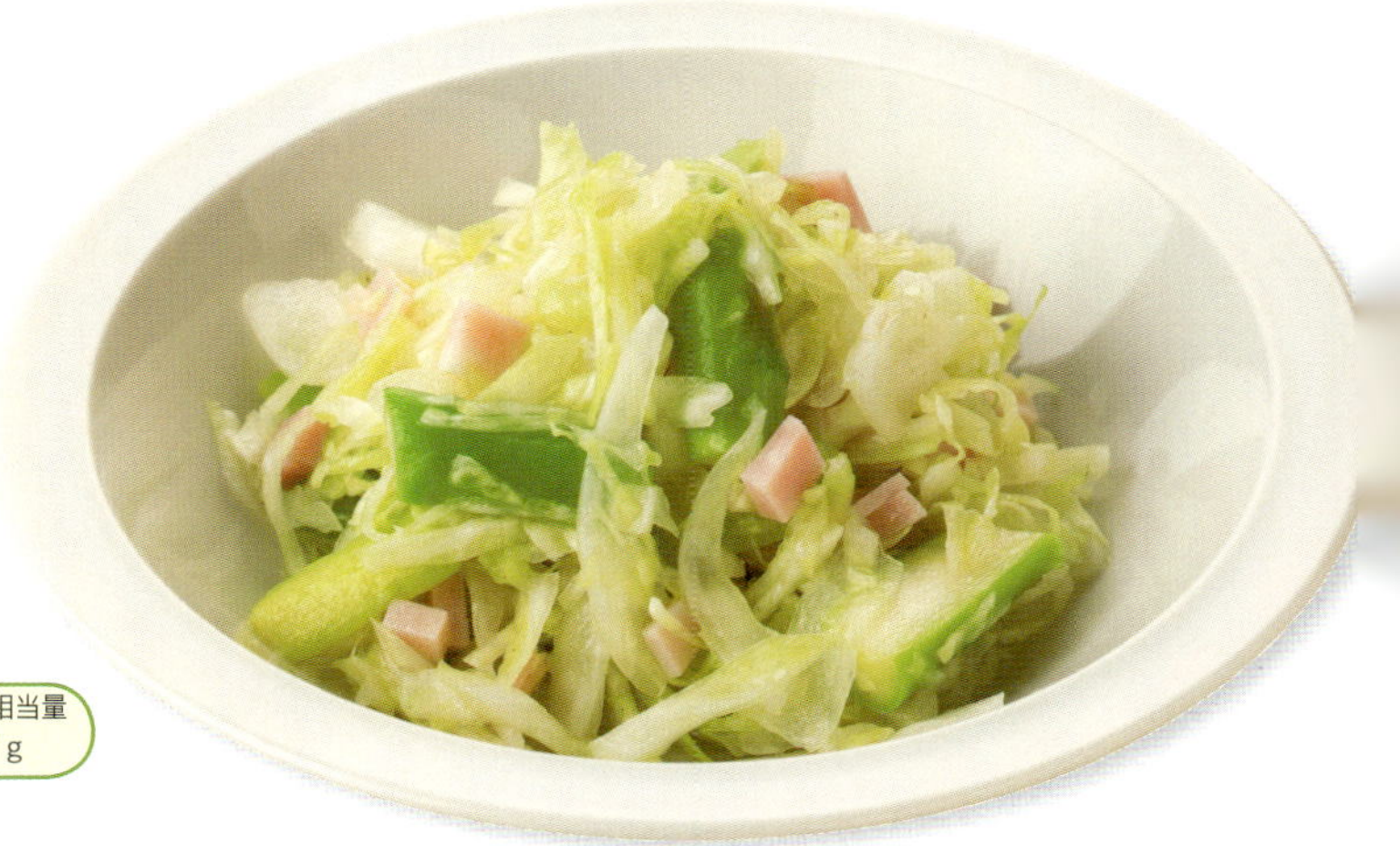

POINT
ドレッシングの砂糖が隠し味。小さじ⅓加えるだけで、酢の酸味をおさえて味がまろやかになります。

エネルギーを補うサラダ

コールスローサラダ

1人分	エネルギー	たんぱく質	脂質	食塩相当量
	89 kcal	4.2 g	5.3 g	1.0 g

材料（1人分）

キャベツ（せん切り）……50g
玉ねぎ（薄切り）……20g
塩……少量
グリーンアスパラガス……2本（30g）
ハム（5㎜四方に切る）……1枚（15g）
a 酢……小さじ1
a 砂糖……小さじ⅓
a 塩……ミニスプーン½
a こしょう……少量
オリーブ油……小さじ¾

作り方

1 ボールにキャベツ、玉ねぎを入れて塩をふる。15分ほどおき、しんなりとなったら軽く水けを絞る。
2 アスパラはやわらかくなるまでゆでる。湯をきり、1.5㎝長さに切り、さらに縦半分に切る。
3 aを混ぜ合わせ、砂糖と塩がとけたらオリーブ油を少しずつ加えながら混ぜる（ドレッシング）。
4 別のボールに1、2、ハムを入れ、ドレッシングを加えて混ぜ合わせ、味をなじませる。

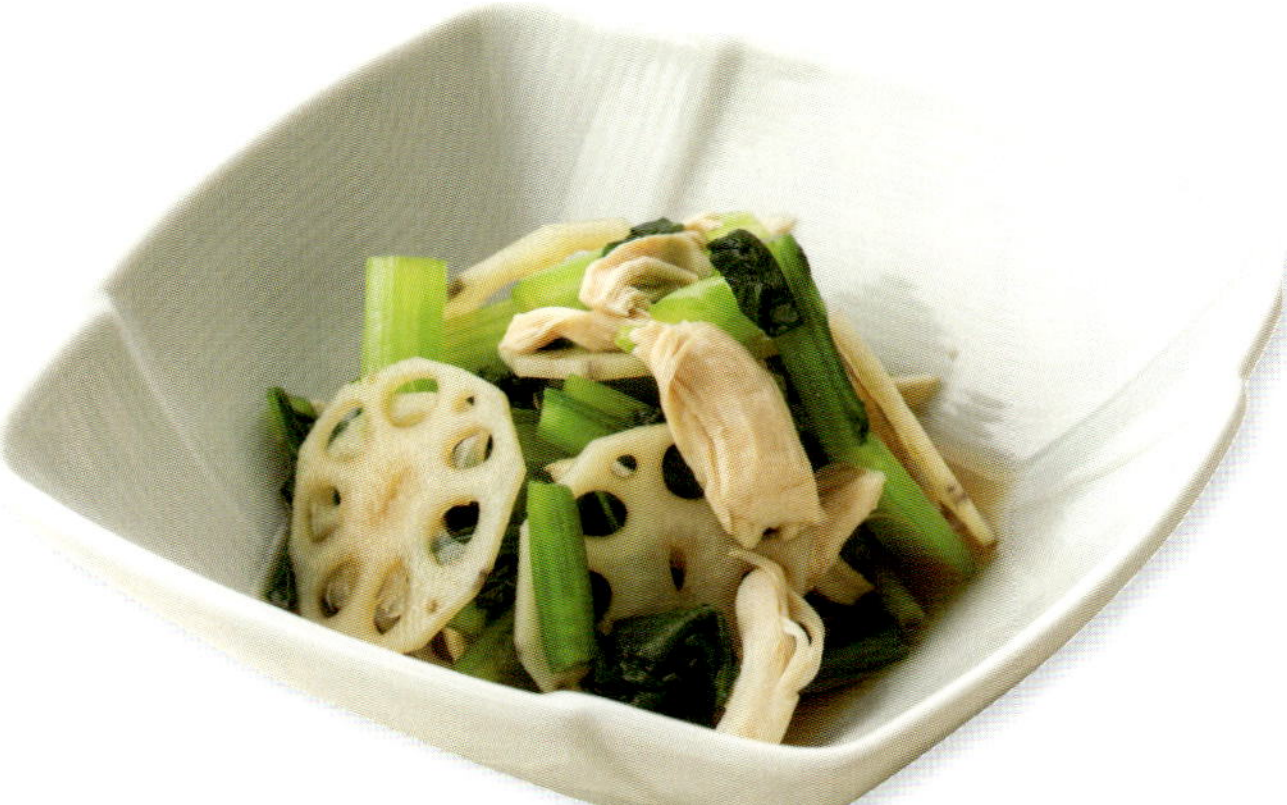

POINT
小松菜とれんこんが食べにくいときは、やわらかくなるまで煮込んでから、味をなじませます。

煮汁を含んで鶏ささ身もしっとり

小松菜と鶏ささ身の煮浸し

1人分	エネルギー	たんぱく質	脂質	食塩相当量
	40 kcal	5.1 g	0.2 g	0.6 g

材料（1人分）

小松菜……2株（60g）
鶏ささ身……15g
れんこん（輪切り）……10g
a カツオだし……大さじ2⅔
a 酒……小さじ1
a しょうゆ……小さじ⅔

作り方

1 小松菜は3㎝長さに切る。色よくゆでて水にとり、水けを絞る。
2 ささ身はゆでて中まで火を通す。あら熱がとれたら大きめに裂く。
3 れんこんは酢少量を加えた水にさらし、水けをきってさっとゆで、湯をきる。
4 なべにaを入れて火にかけ、ひと煮立ちしたら1、2、3を加えてさっと煮て火を消し、そのまま味をなじませる。

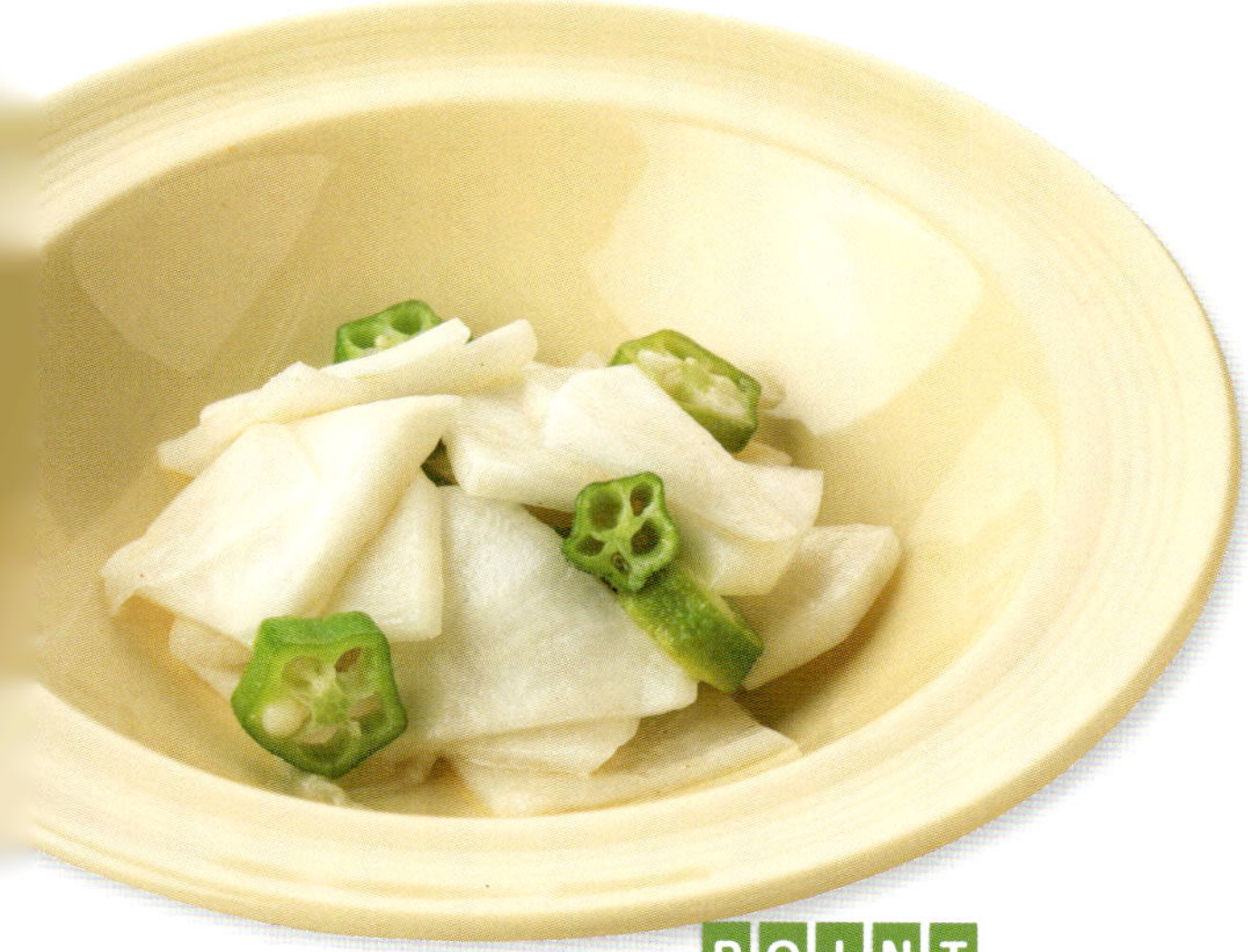

ごま油の風味が引き立つ

かぶの和風サラダ

1人分	エネルギー	たんぱく質	脂質	食塩相当量
	24 kcal	0.5 g	1.1 g	0.3 g

材料（1人分）

かぶ……………………小1個（50g）
塩……………………少量
オクラ……………………1本（10g）
a
- 酢……………………小さじ1
- ごま油……………………小さじ¼
- 塩・こしょう……………………各少量

作り方

1 かぶは薄切りにして塩をふり、しんなりとなったら水けを絞る。

2 オクラは色よくゆでて水にとり、水けをきる。小口切りにする。

3 1と2を合わせ、混ぜ合わせたaであえる。

POINT
やわらかく、くせのないかぶは、サラダ仕立てにしても◎。シンプルな味つけは箸《はし》休めにもぴったり。

のど越しと香りがよいあえ物

もずくと三つ葉のポン酢しょうゆあえ

1人分	エネルギー	たんぱく質	脂質	食塩相当量
	12 kcal	0.6 g	0 g	0.7 g

POINT
もずくは、口当たりがよく、つるっと口に入る海藻です。食べやすい長さに切って使いましょう。

材料（1人分）

もずく……………………40g
みょうが（小口切り）……………………少量（5g）
三つ葉……………………1株（20g）
ポン酢しょうゆ……………………小さじ1⅔

作り方

1 もずくはざるに入れて流水でさっと洗い、キッチンばさみで食べやすい長さに切る。

2 みょうがは水にさらし、水けをきる。

3 三つ葉は2cm長さに切り、さっとゆでて湯をきる。

4 ボールに1、2、3を入れて混ぜ合わせ、ポン酢しょうゆであえる。

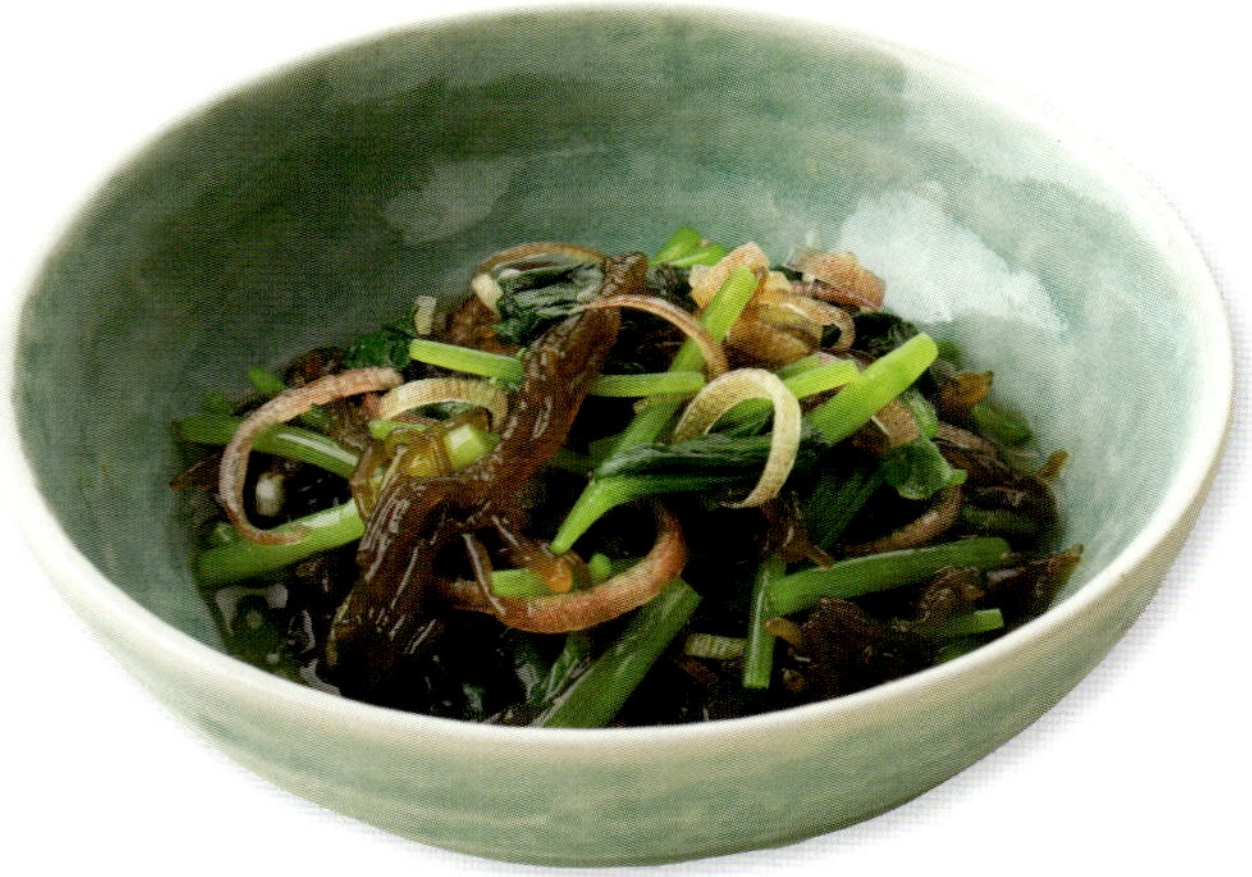

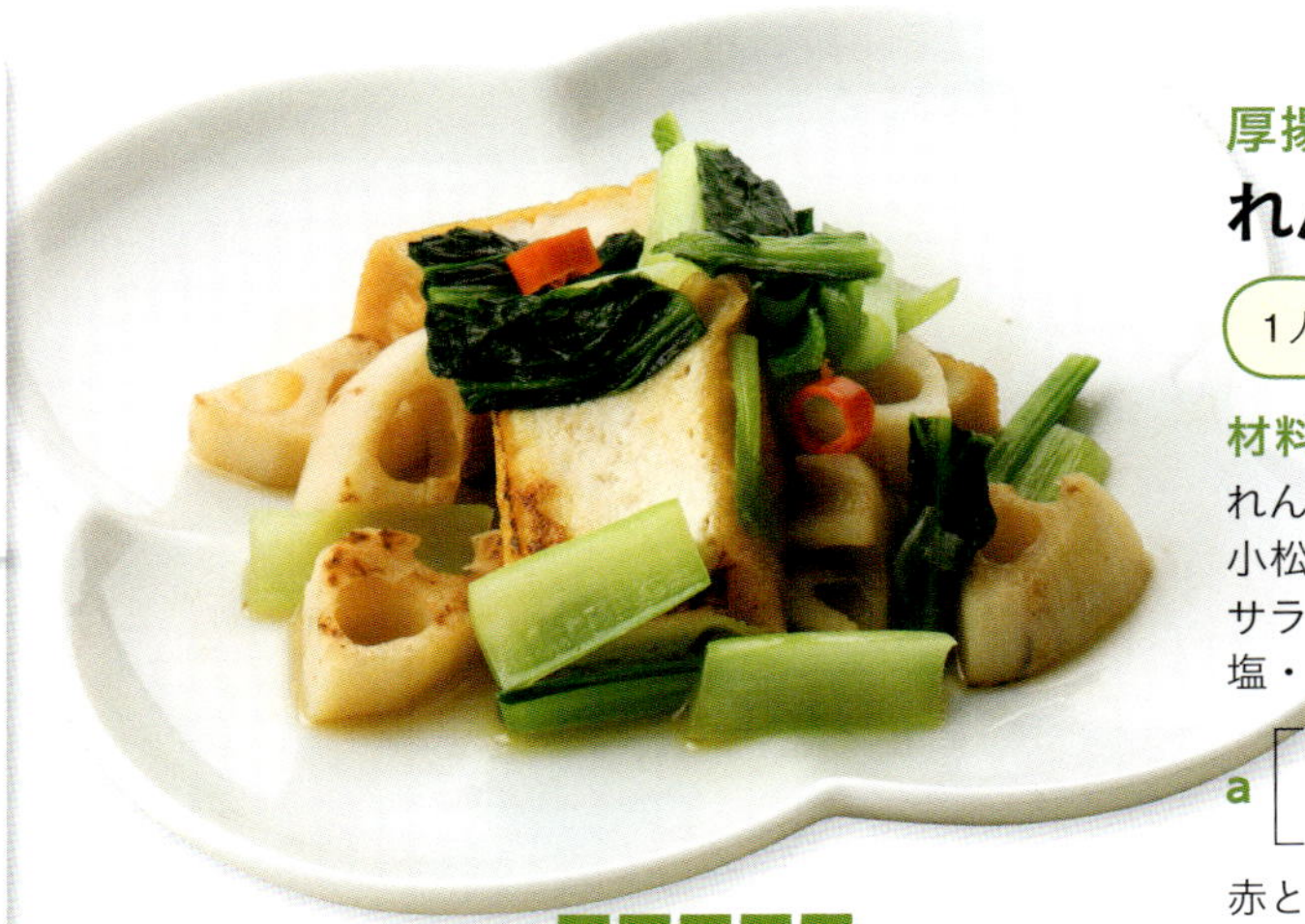

厚揚げを加えてたんぱく質量をアップ

れんこんと厚揚げのいため煮

1人分	エネルギー	たんぱく質	脂質	食塩相当量
	114 kcal	4.9 g	6.5 g	0.8 g

材料（1人分）

れんこん・厚揚げ……各30g
小松菜（3㎝長さに切る）……20g
サラダ油……小さじ$\frac{3}{4}$
塩・こしょう……各少量
a しょうゆ……小さじ1弱（5g）
a 砂糖……小さじ1
a カツオだし……$\frac{2}{5}$カップ
赤とうがらし（小口切り）……少量

作り方

1 れんこんは5㎜厚さのいちょう切りにして水にさらし、水けをきる。厚揚げは1㎝幅に切る。

2 フライパンに油を熱し、れんこんと厚揚げをいため、塩、こしょうをふる。

3 混ぜ合わせたaを加え、れんこんがやわらかくなったら小松菜を加える。小松菜がしんなりとなったら赤とうがらしを加え、火を消す。

POINT
いためてから煮ることで、食材から水分が抜けて、だしや調味料が入りやすくなり、味に深みが増します。

マヨネーズの力で脂質をしっかり補給

トマトのタルタルソースかけ

1人分	エネルギー	たんぱく質	脂質	食塩相当量
	102 kcal	2.8 g	7.6 g	0.2 g

材料（1人分）

トマト（湯むき※をし、横半分に切る）……$\frac{1}{2}$個（80g）
a ゆで卵（みじん切り）……Lサイズ$\frac{1}{4}$個（15g）
a 玉ねぎ（みじん切り）……10g
a ピクルス（みじん切り）……5g
a パセリ（みじん切り）……少量
a マヨネーズ……小さじ2
a 塩・こしょう……各少量
レタス……10g

作り方

1 トマトは切り口の中心に十字の切り込みを入れる。

2 玉ねぎ、パセリは水にさらし、水けをきる。

3 ボールにaを入れて混ぜ合わせる（タルタルソース）。

4 器にレタスを敷き、トマトの切り口を上にして盛り、タルタルソースをかける。

※トマト1個は皮に十字の切り目を入れて熱湯に入れる。皮がはがれてきたら引き上げ、冷水にとって皮をむく（湯むき）。湯むきしたトマトの半量は、サラダやサンドイッチの具などに。

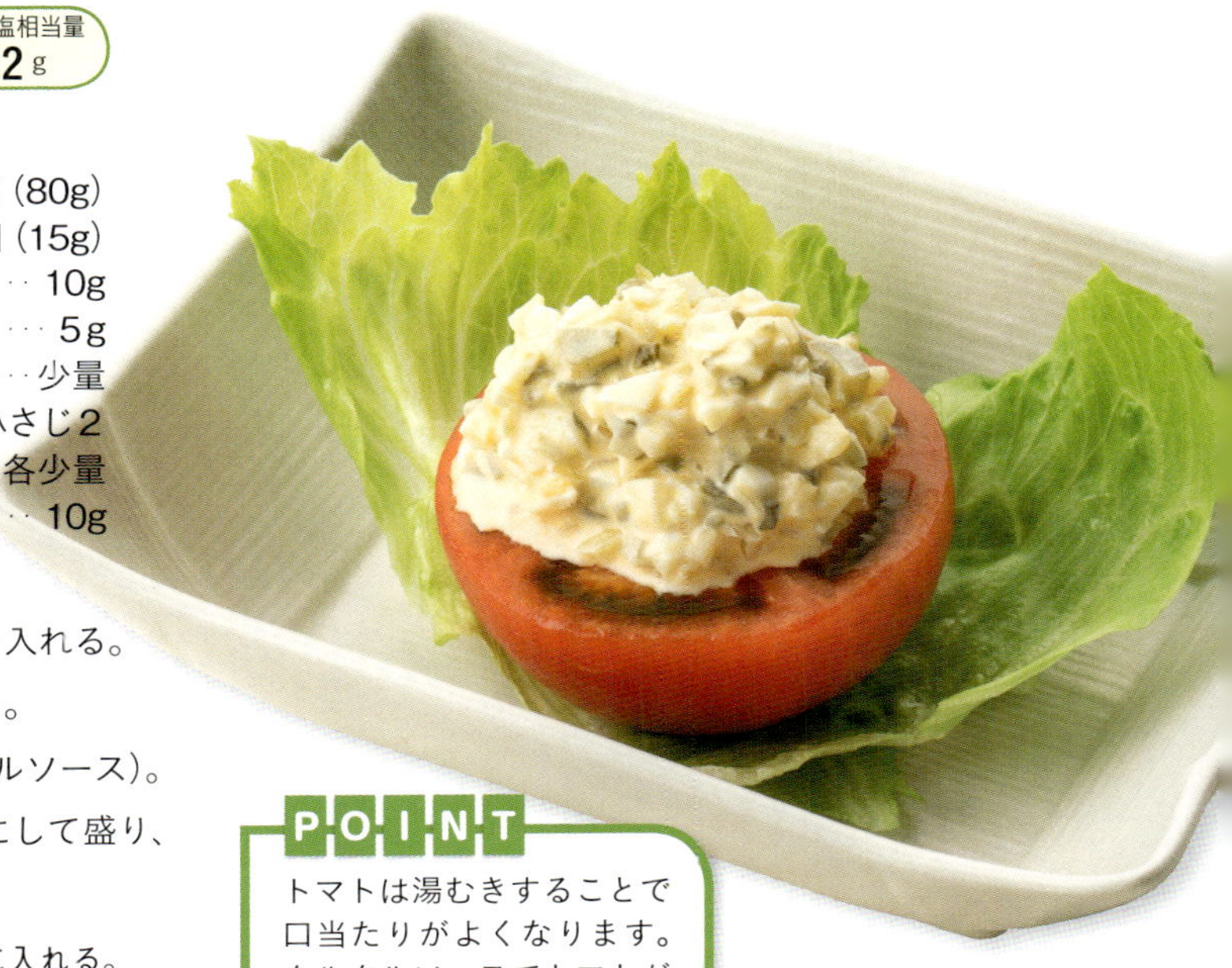

POINT
トマトは湯むきすることで口当たりがよくなります。タルタルソースでトマトが満足度の高い副菜に。

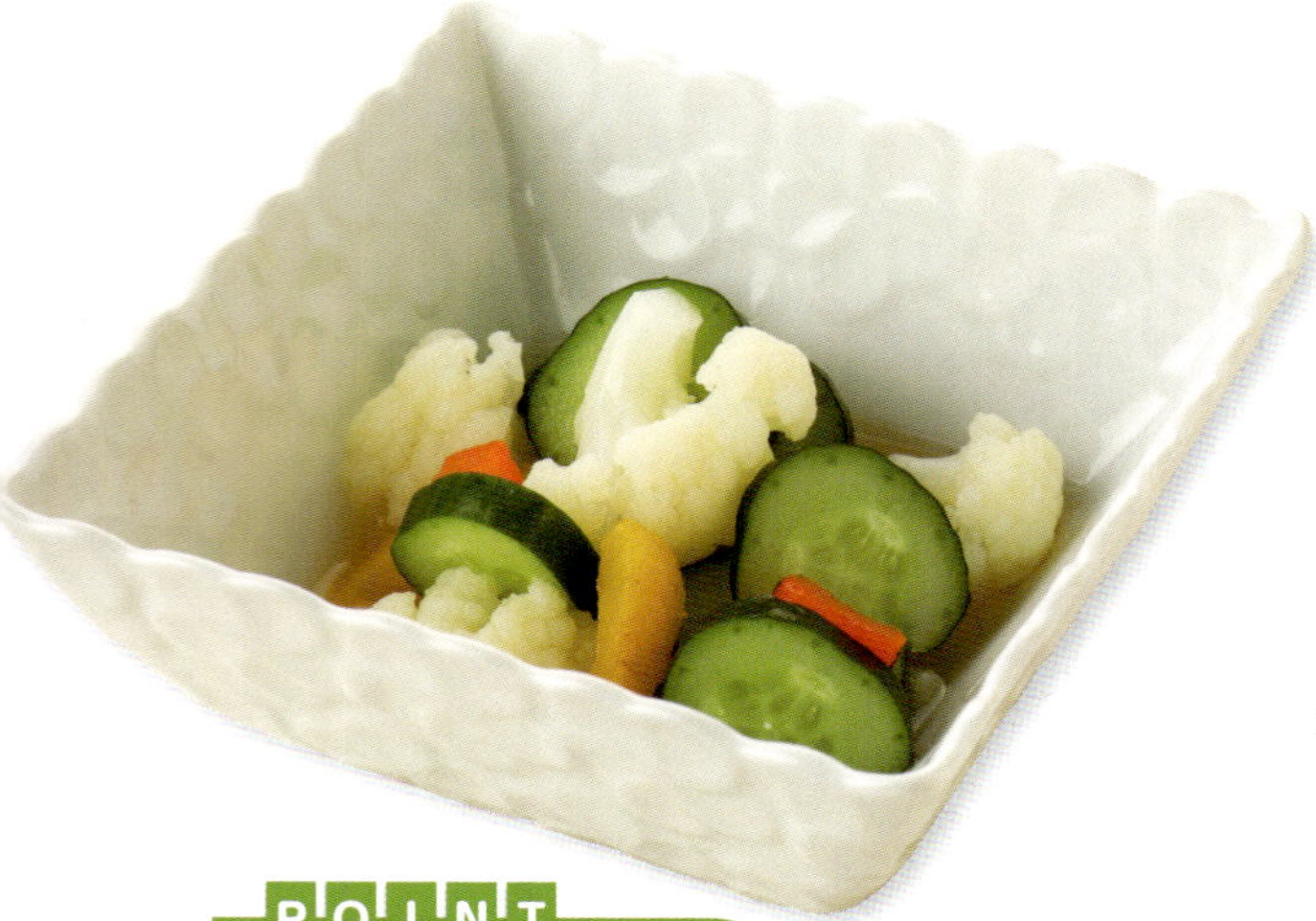

POINT

かぶやミニトマトなど好みの野菜をマリネ液に漬け込んでも。冷蔵庫で約１週間保存することができます。

メープルシロップの甘味で酸味がマイルドに

野菜のメープルマリネ

1人分	エネルギー	たんぱく質	脂質	食塩相当量
	36 kcal	1.4 g	0 g	0.3 g

材料（１人分）

- きゅうり（輪切り）……30g
- 塩……少量

カリフラワー（小房に分けてゆでる）……30g
赤パプリカ・黄パプリカ……各10g

マリネ液
- 水……大さじ2⅔
- りんご酢……小さじ2
- メープルシロップ……小さじ１弱（6g）
- 塩・こしょう……各少量

作り方

1 きゅうりは塩をふって軽くもむ。

2 パプリカは魚焼きグリルまたはオーブントースターで皮を焼き、焦げたらむいて、食べやすい大きさに切る。

3 なべにマリネ液の材料を入れて火にかけ、ひと煮立ちしたら火を消し、ボールに移す。あら熱がとれたら**1**、**2**、カリフラワーを加え、冷蔵庫で1時間ほど味をなじませる。

食材の味を生かして調味料は最小限に

さつま芋のきんとん

1人分	エネルギー	たんぱく質	脂質	食塩相当量
	127 kcal	2.0 g	1.7 g	0 g

材料（１人分）

さつま芋……50g

a
- 牛乳……大さじ2⅔
- 砂糖……小さじ1
- りんご（5㎜幅のくし形切り）……皮つき20g
- レーズン（湯でもどす）……少量

作り方

1 さつま芋は皮をむいて輪切りにし、水にさらして水をきる。なべに入れてかぶるくらいの水を加え、弱火でやわらかくなるまでゆで、湯をきる。

2 なべにさつま芋を入れてしゃもじなどでつぶし、**a**を加え、弱火でかき混ぜながらとろりとなるまで煮る。

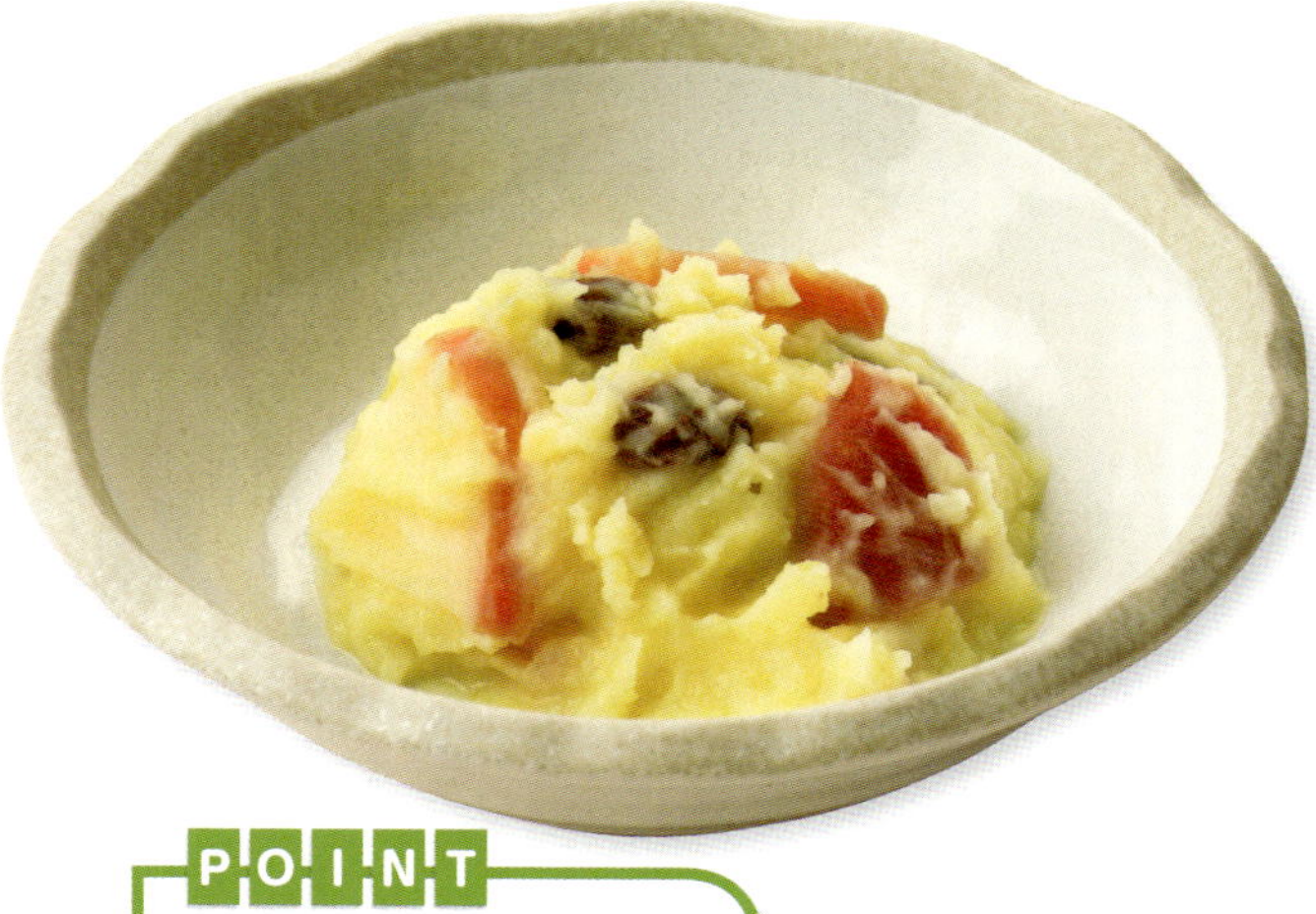

POINT

きんとんは“なめらかさ”がたいせつ。つぶしたさつま芋に**a**を加えたら、とろみが出るまで煮つめましょう。

POINT
切り干し大根はおなかの健康維持に役立つ食物繊維が豊富な食材。常備菜として作りおきしておくと便利。

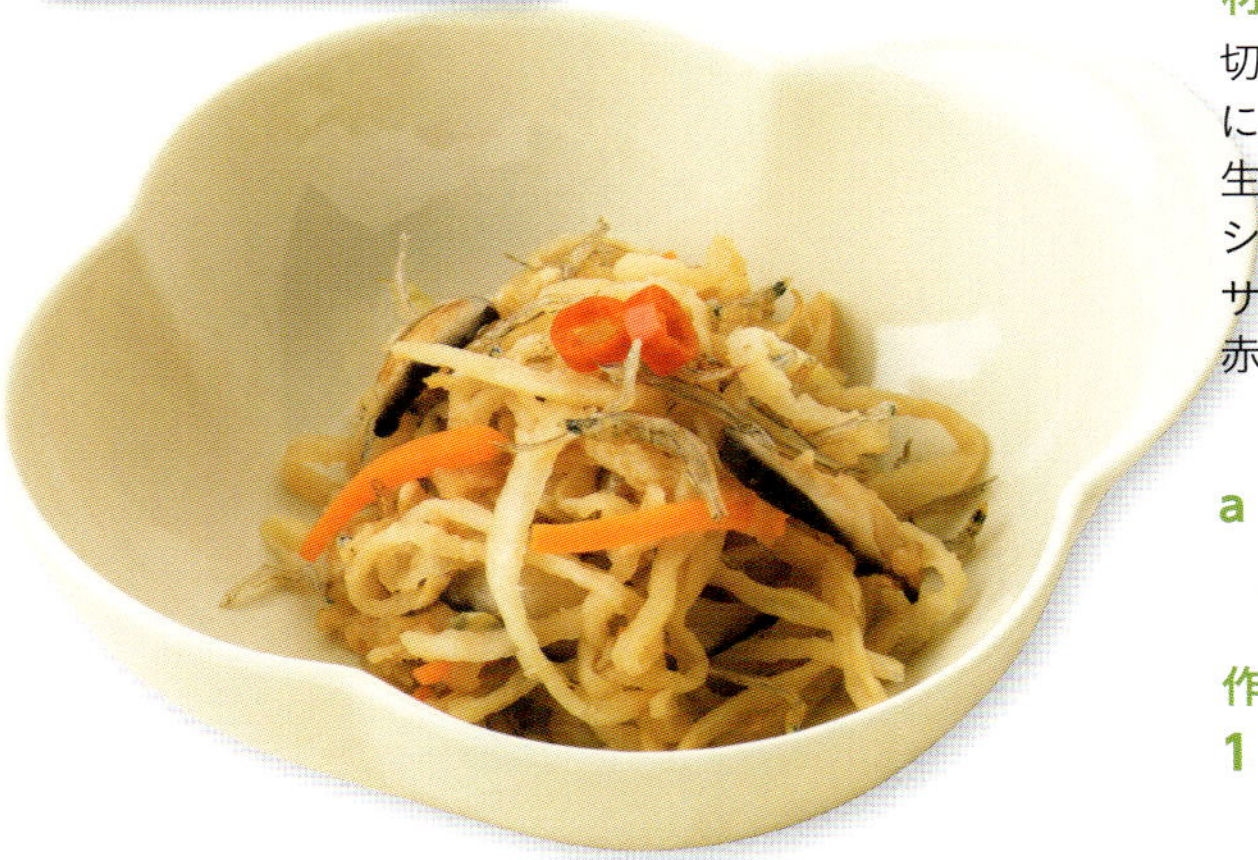

生しいたけ、シラス干しがうま味を倍増

切り干し大根のきんぴら

1人分	エネルギー	たんぱく質	脂質	食塩相当量
	59 kcal	2.7 g	2.2 g	0.7 g

材料（1人分）

- 切り干し大根……乾5g
- にんじん（せん切り）……5g
- 生しいたけ（薄切り）……10g
- シラス干し（半乾燥）……大さじ1強（5g）
- サラダ油……小さじ½
- 赤とうがらし（小口切り）……少量
- a
  - カツオだし……½カップ
  - しょうゆ……小さじ½
  - 酒……小さじ½強（3g）
  - 砂糖……小さじ⅔

作り方

1 切り干し大根は水でもどし、水けを絞って食べやすい長さに切る。

2 なべに油と赤とうがらしを入れて弱火にかけ、香りが立ったらシラス干しを加えていためる。

3 1、にんじん、生しいたけを加えて中火でいため、aを加え混ぜる。汁けがなくなるまで煮る。

粒マスタードがおいしさのカギ

キャベツとグリーンアスパラガスの粒マスタードいため

1人分	エネルギー	たんぱく質	脂質	食塩相当量
	76 kcal	3.5 g	5.1 g	0.8 g

材料（1人分）

- キャベツ……50g
- グリーンアスパラガス……20g
- ベーコン（1㎝幅に切る）……10g
- オリーブ油……小さじ¾
- a
  - しょうゆ……小さじ½
  - 粒入りマスタード……小さじ1

作り方

1 キャベツは一口大に切る。アスパラは2㎝長さに切って色よくゆで、湯をきる。

2 フライパンにオリーブ油を熱し、ベーコンを入れていためる。油がまわったらキャベツを加えて強火でいため、混ぜ合わせたaを加える。アスパラを加えて手早くいため合わせる。

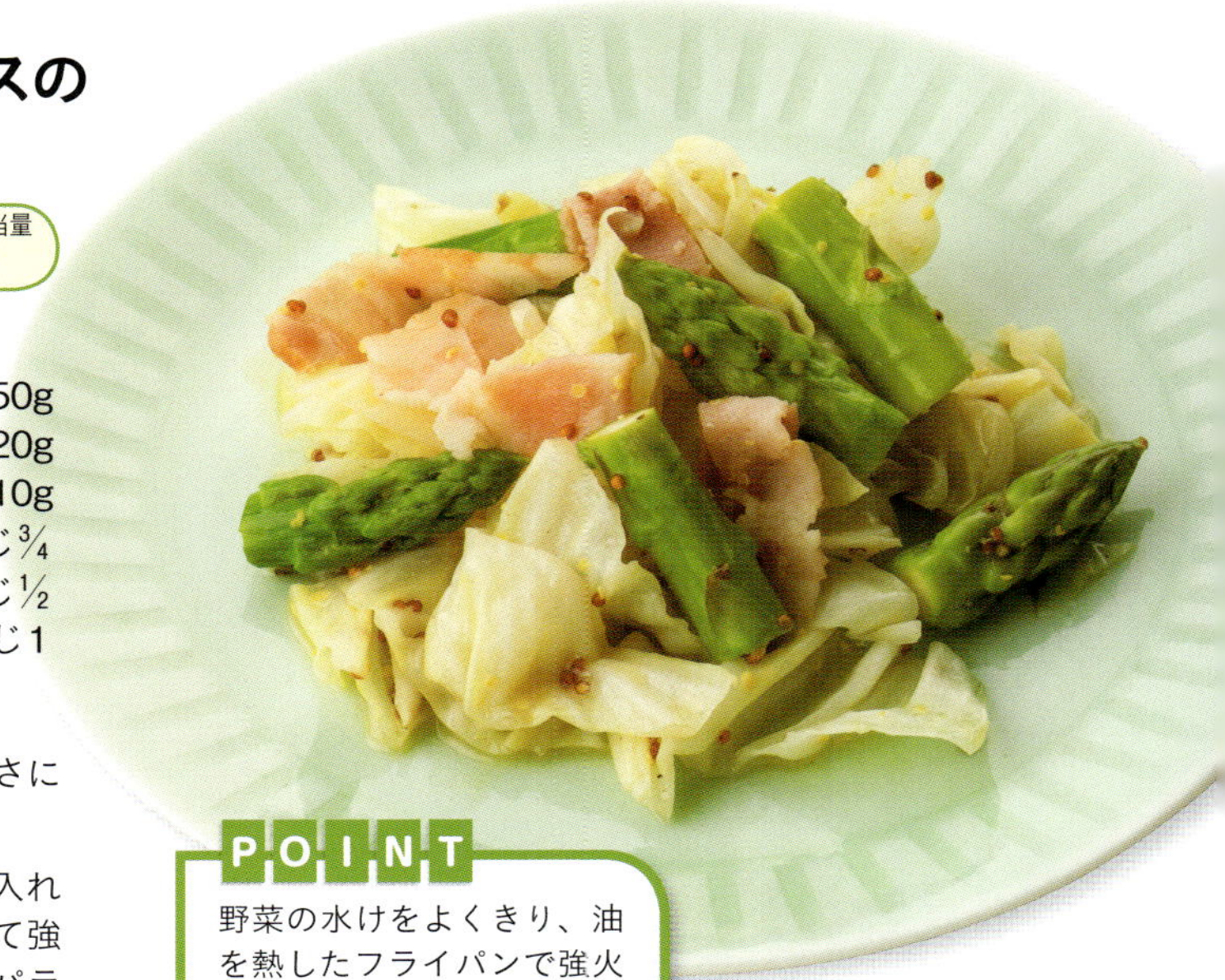

POINT
野菜の水けをよくきり、油を熱したフライパンで強火でいためることが、おいしいいため物のコツです。

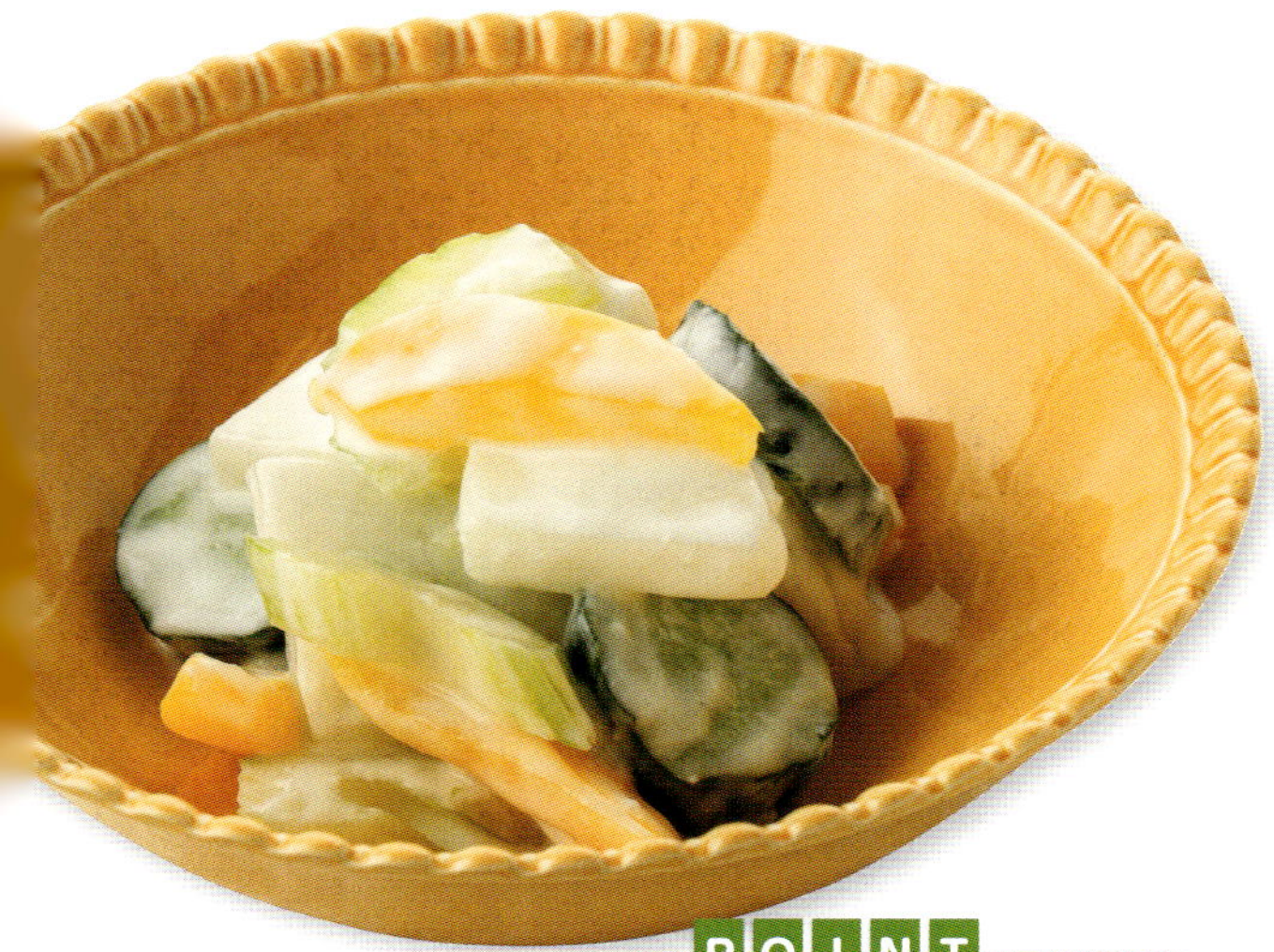

ごはんにもパンにも合う浅漬け

野菜のヨーグルト漬け

1人分	エネルギー	たんぱく質	脂質	食塩相当量
	59 kcal	2.4 g	1.5 g	0.1 g

材料（1人分）

大根・きゅうり ……………… 各30g
セロリ ……………… 20g
黄パプリカ ……………… 10g
a ┌ プレーンヨーグルト（無脂肪タイプ）
　│ ……………… $\frac{1}{4}$カップ弱（50g）
　│ 酢・砂糖 ……………… 各小さじ1
　└ 塩 ……………… 少量

作り方

1 大根、きゅうり、セロリ、パプリカは5㎜厚さの食べやすい形に切る。

2 密閉できる保存袋に**1**と**a**を入れ、よくもむ。空気を抜いて口を閉じ、冷蔵庫に1時間ほどおいて味をなじませる。

POINT
塩漬けよりも塩分が少ないヨーグルト漬け。まろやかな味わいで、お好みの季節の野菜でアレンジ可能です。

ピーナッツバターは優秀な調味料

ほうれん草のピーナッツあえ

1人分	エネルギー	たんぱく質	脂質	食塩相当量
	96 kcal	4.4 g	4.4 g	0.8 g

材料（1人分）

ほうれん草 ……………… 3株（50g）
もやし ……………… $\frac{1}{4}$袋（50g）
a ┌ ピーナッツバター ……………… 大さじ$\frac{1}{2}$弱（8g）
　│ 砂糖 ……………… 小さじ1
　└ しょうゆ・みりん ……………… 各小さじ1弱（5g）

作り方

1 ほうれん草は色よくゆで、水にさらして水けを絞る。4㎝長さに切る。

2 もやしは1分ほどゆで、湯をきる。

3 ボールに**a**を混ぜ合わせ、**1**と**2**を加えてあえる。

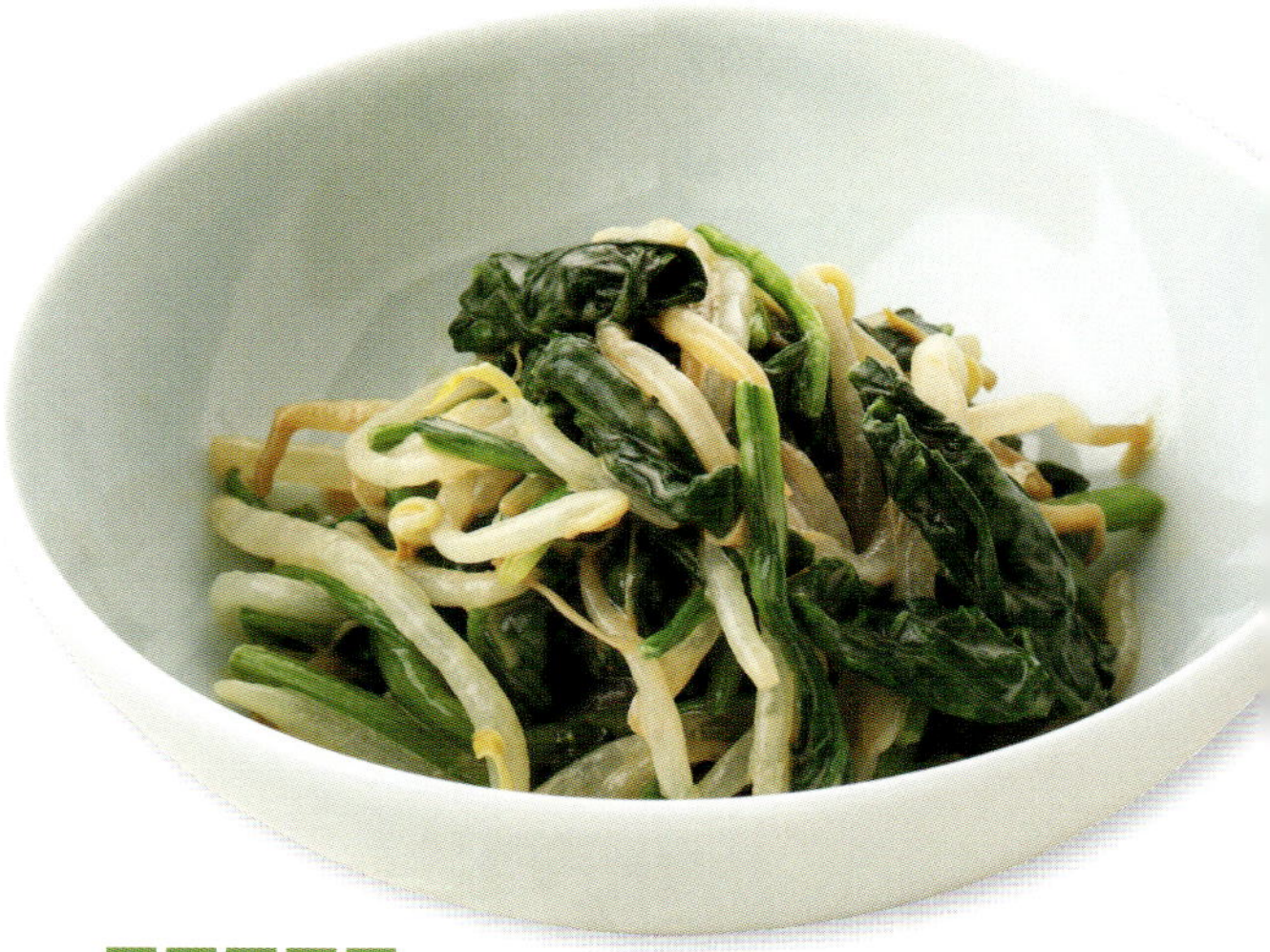

POINT
高エネルギー、高脂肪のピーナッツバター。野菜にまったりとからみ、こくと風味、深い味わいを足します。

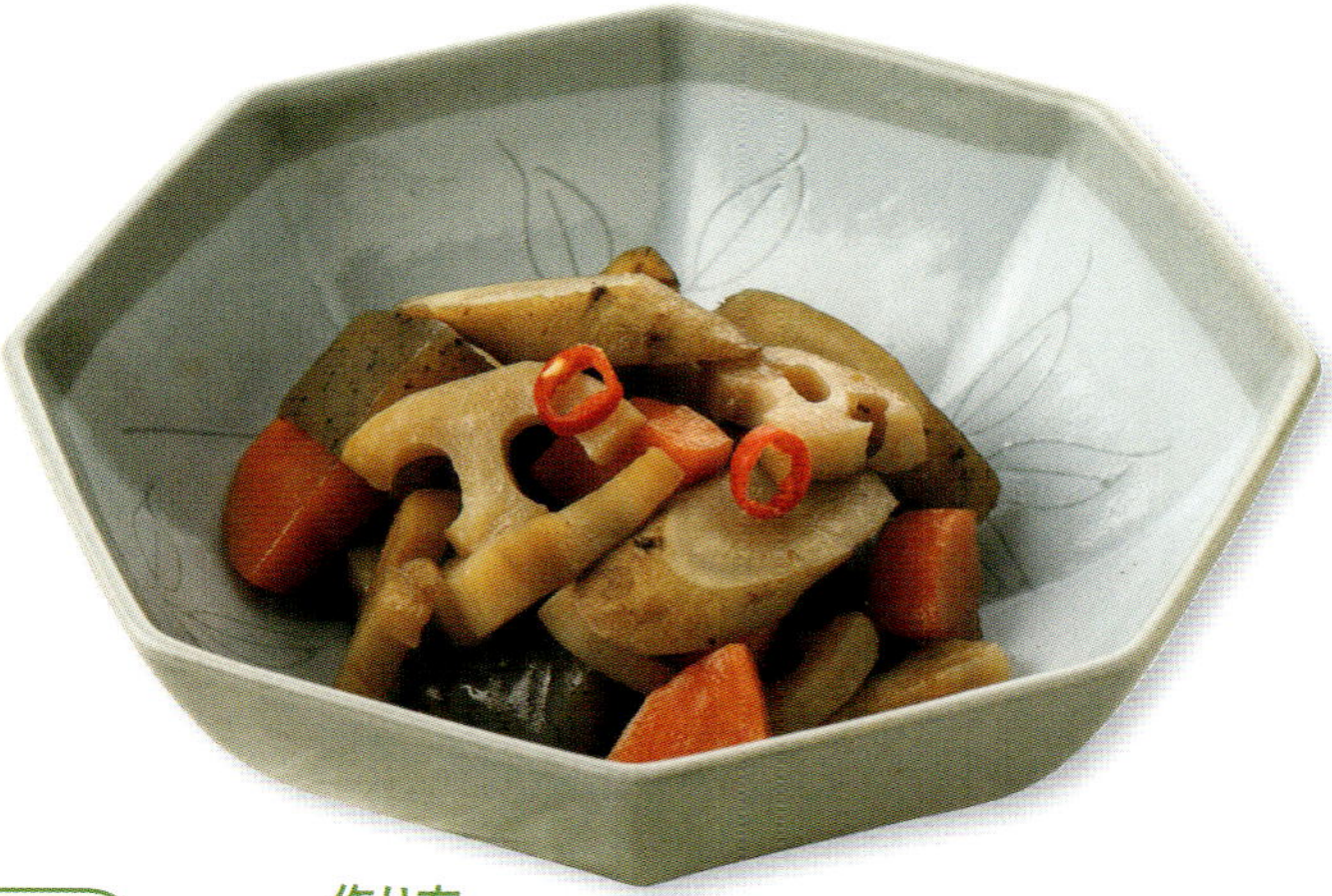

POINT
根菜とこんにゃくの食感を楽しんで。よく噛《か》んで食べることもお通じをよくするポイントです。

豊富な食物繊維で便秘を予防

根菜とこんにゃくの含め煮

1人分	エネルギー	たんぱく質	脂質	食塩相当量
	88 kcal	1.8 g	3.1 g	0.8 g

材料（1人分）

ごぼう・れんこん……各25g
こんにゃく……30g
にんじん……10g
ごま油……小さじ¾
a
- カツオだし……¼カップ
- しょうゆ……小さじ1弱（5g）
- 砂糖……小さじ⅔
- 酒……小さじ½弱（2g）
- みりん……小さじ⅓

赤とうがらし（小口切り）……少量

作り方

1 ごぼうは5㎜厚さの斜め切りにして水にさらし、水けをきる。
2 れんこん、にんじんは5㎜厚さのいちょう切りにする。
3 こんにゃくは1〜2分ゆでて湯をきり、2㎝角に切る。
4 フライパンにごま油を熱し、1、2、3を入れていためる。油がまわったら、混ぜ合わせたaを加え、根菜がやわらかくなるまで煮る。
5 煮上がる前に赤とうがらしを加え、汁けをとばすように煮含める。

サクラエビのうま味をたっぷりと

春菊とサクラエビのあえ物

1人分	エネルギー	たんぱく質	脂質	食塩相当量
	33 kcal	5.6 g	0.4 g	1.1 g

材料（1人分）

春菊……3茎（50g）
サクラエビ……大さじ3強（7g）
a
- しょうゆ……小さじ½
- カツオだし……大さじ1
- ゆず果汁……小さじ1

ゆずの皮（せん切り）……少量

作り方

1 春菊は色よくゆで、水にさらして水けを絞る。4㎝長さに切る。
2 サクラエビはラップに包み、電子レンジで20秒加熱する。
3 1、2を合わせ、混ぜ合わせたaを加えてあえる。器に盛り、ゆずの皮をのせる。

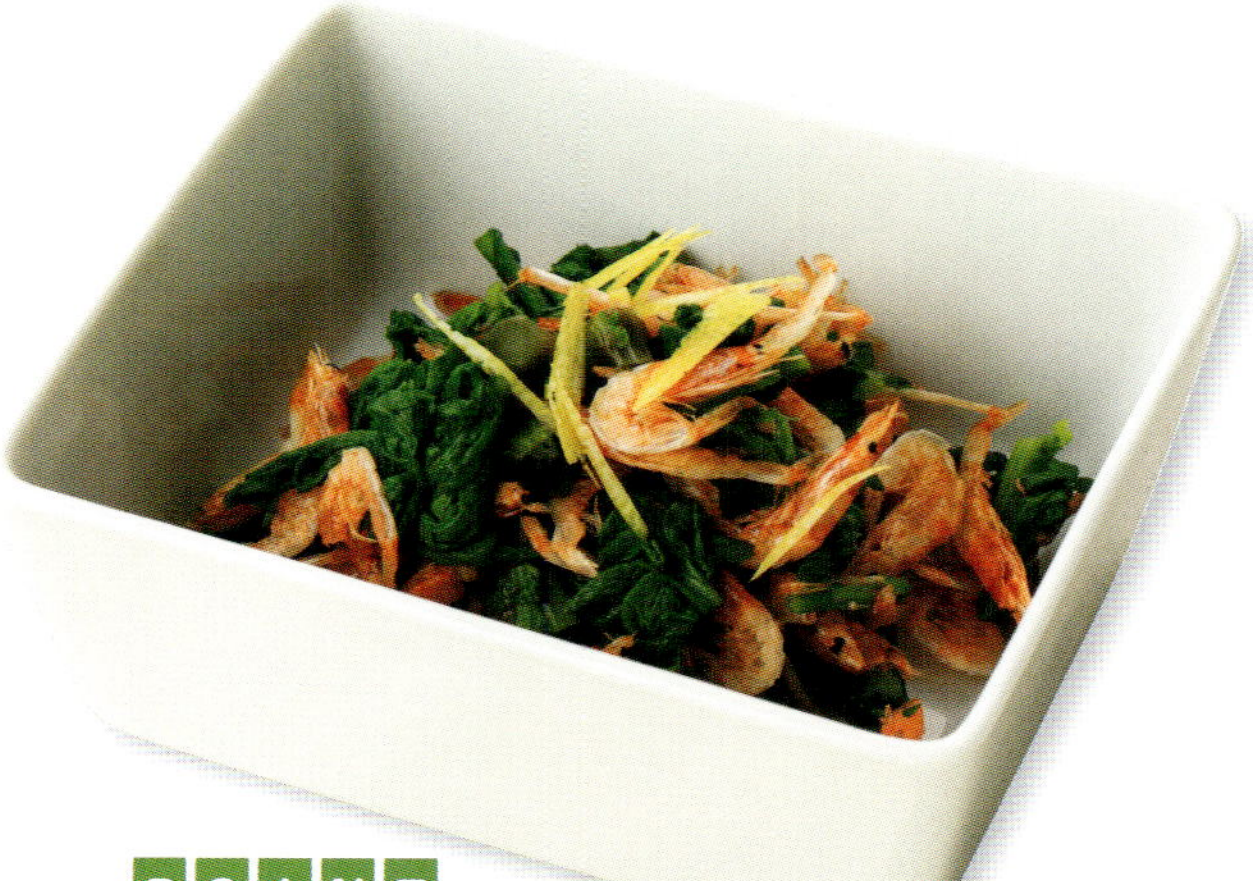

POINT
サクラエビは加熱すると香りが強く立ちます。春菊をほうれん草や白菜にかえてもおいしいあえ物に。

汁物

食欲がないときでも口にしやすい汁物。たっぷりの野菜、肉・魚介類のたんぱく質、エネルギーや脂質の高い食材をプラスして、食事の満足度をアップしましょう。

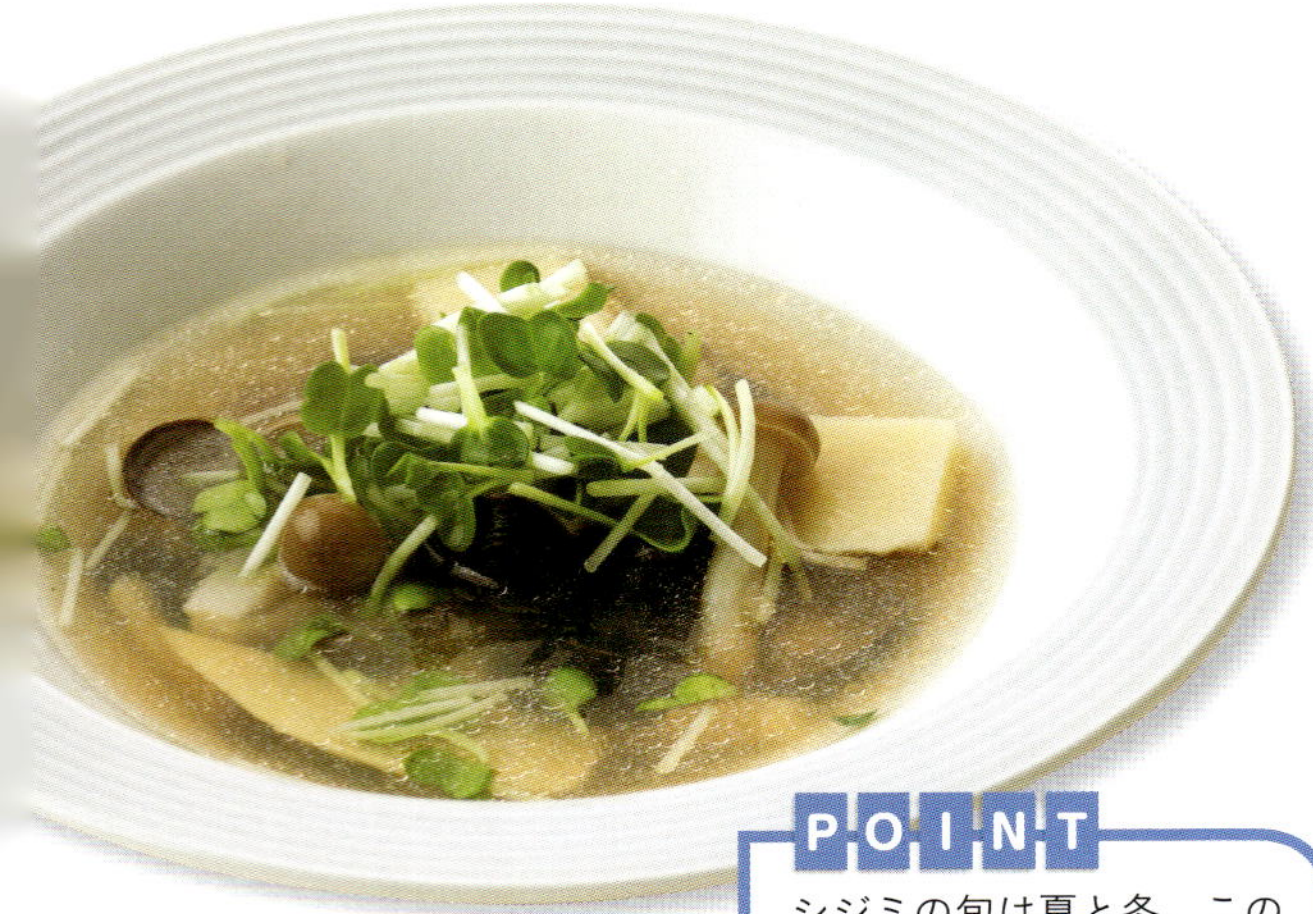

POINT

シジミの旬は夏と冬。この時期はうま味、ミネラルの量がぐんと増します。おすすめの食材です。

不足しがちなミネラルの補給に

シジミのスープ

1人分	エネルギー	たんぱく質	脂質	食塩相当量
	39 kcal	2.7 g	1.3 g	1.3 g

材料（1人分）

- シジミ …… 20個（15g）
- 水 …… 1カップ弱（180g）
- ゆで竹の子（細切り）…… 20g
- しめじ類 …… 10g
- a
  - 顆粒鶏がらだし …… 小さじ1/3
  - 酒 …… 小さじ1
  - しょうゆ …… 小さじ1弱（5g）
- b
  - ごま油 …… 小さじ1/4
  - こしょう …… 少量
- 貝割れ菜（1cm長さに切る）…… 5g

作り方

1. シジミは殻をこすり合わせて洗う。
2. しめじは石づきを除き、ほぐす。
3. なべにシジミと水を入れて火にかけ、殻が開いたら竹の子、しめじ、aを加えてひと煮立ちさせる。
4. bを加えてひと混ぜし、火を消す。器に盛り、貝割れ菜をのせる。

アボカドでエネルギーがしっかりとれる

アボカドと玉ねぎのみそ汁

1人分	エネルギー	たんぱく質	脂質	食塩相当量
	109 kcal	3.6 g	8.3 g	1.5 g

材料（1人分）

- アボカド …… 大1/4個（40g）
- レモン果汁 …… 小さじ1
- 玉ねぎ（薄切り）…… 1/6個（20g）
- わかめ（もどす）…… 5g
- カツオだし …… 1カップ弱（180g）
- みそ …… 大さじ1/2強（10g）
- 小ねぎ（小口切り）…… 3g

作り方

1. アボカドは1.5cm角に切り、レモン汁をふる。
2. なべにだしを入れて火にかけ、ひと煮立ちしたらアボカドと玉ねぎ、わかめを加えて1〜2分煮る。
3. みそをとき入れて火を消し、器に盛って小ねぎを散らす。

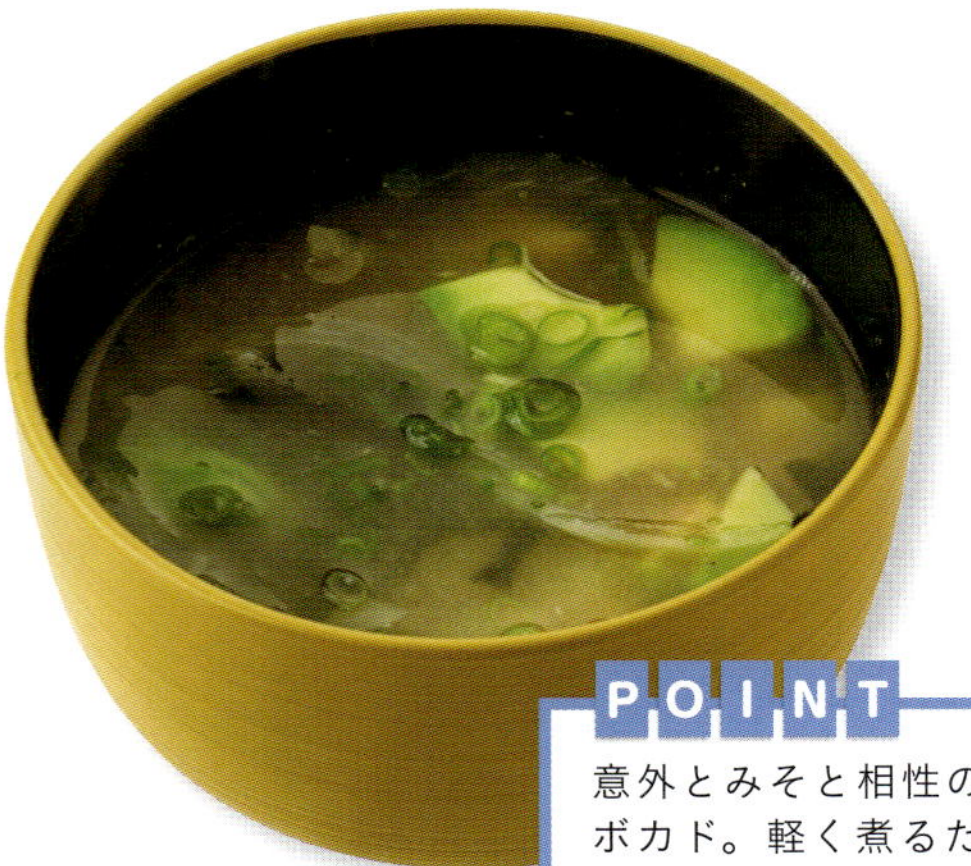

POINT

意外とみそと相性のいいアボカド。軽く煮るだけでクリーミーな口当たり。かためのアボカドはほくほくに。

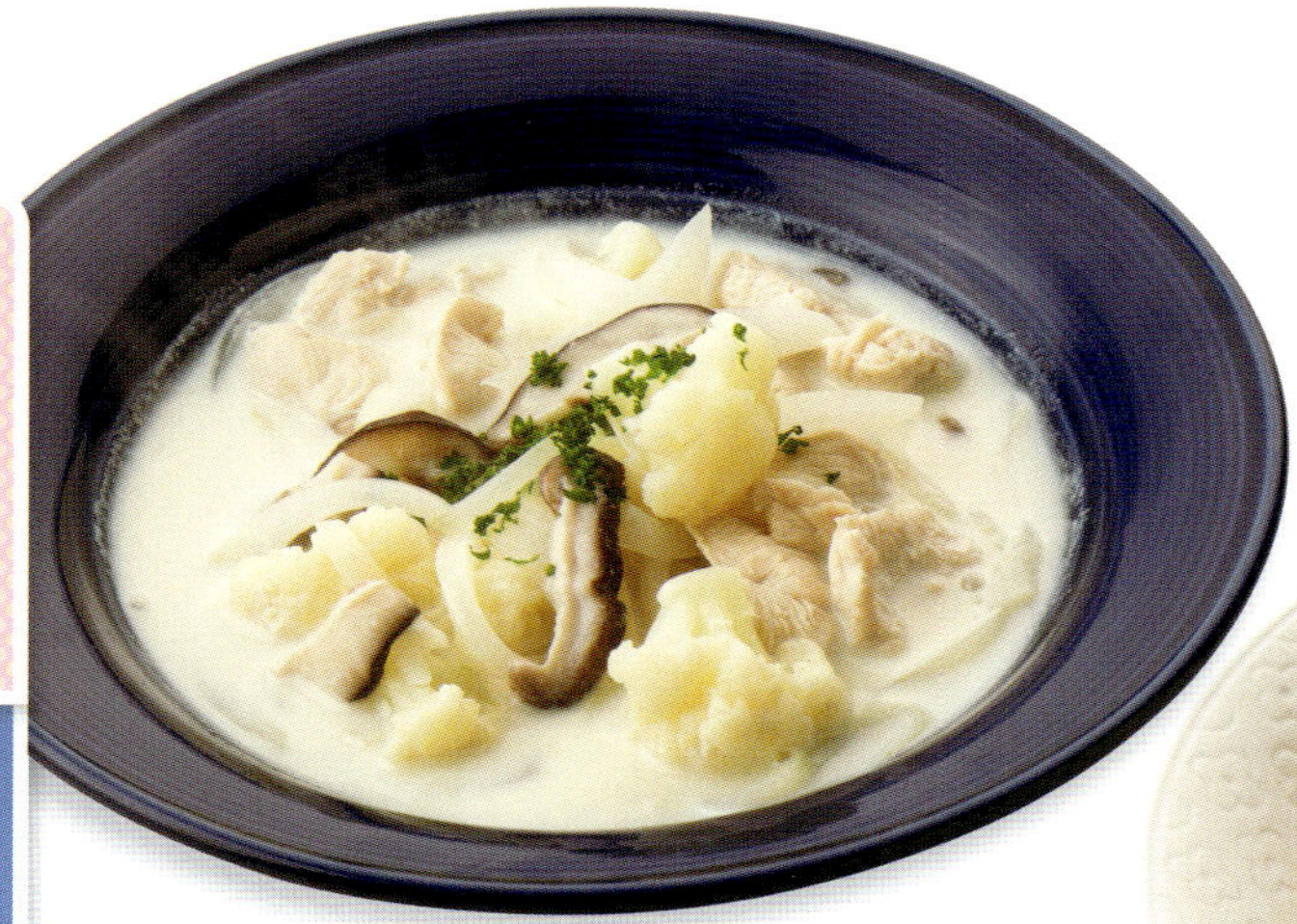

POINT
鶏ささ身は消化がよいたんぱく質源。30g加えるだけで、食べごたえのあるおかずスープに。

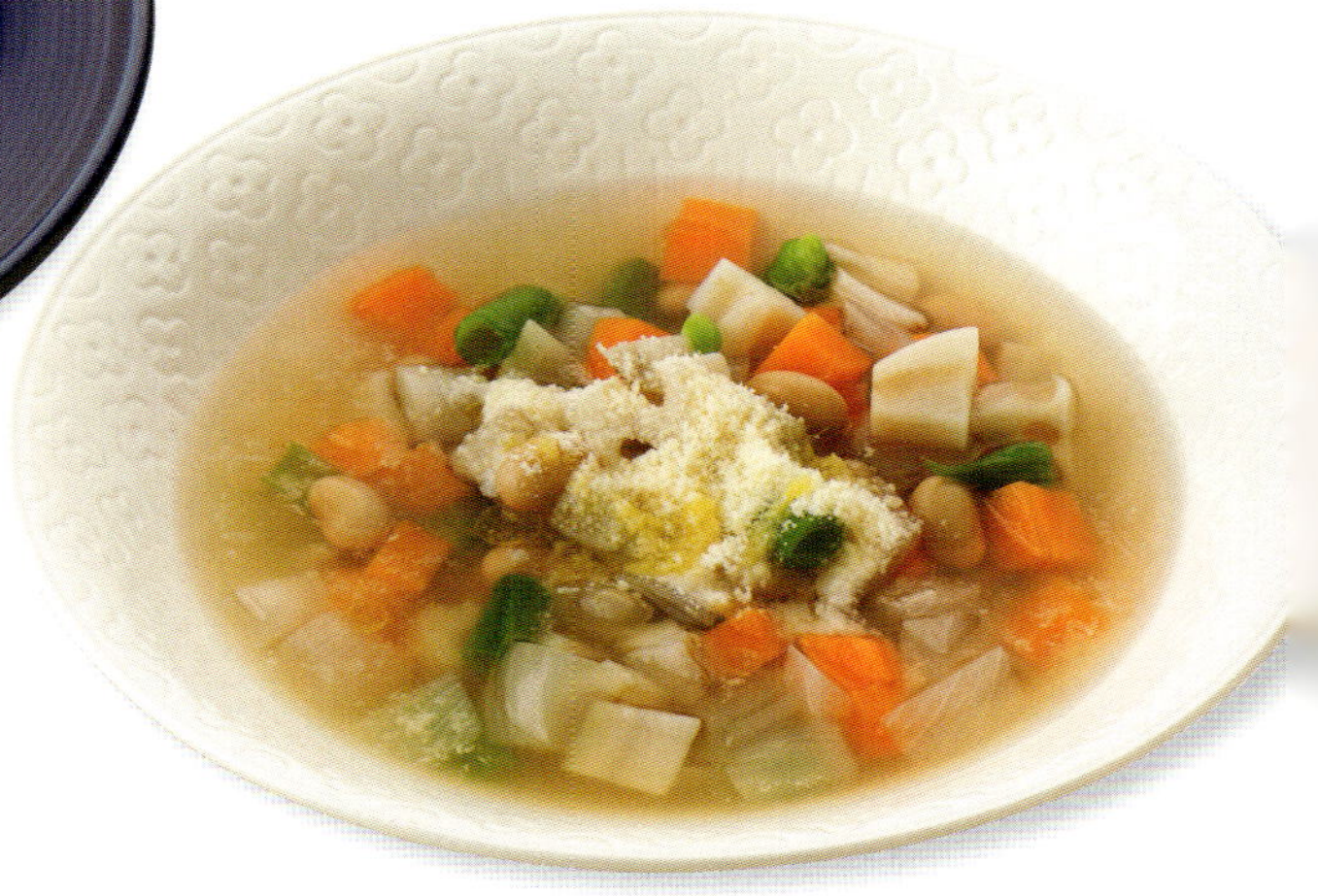

POINT
粉チーズとオリーブ油でエネルギーと脂質を加えます。風味、こくも増して、満足度が高まります。

たんぱく質を補うおかずにもなる汁物

鶏ささ身とカリフラワーの豆乳スープ

1人分	エネルギー	たんぱく質	脂質	食塩相当量
	134 kcal	14.1 g	3.2 g	1.0 g

材料（1人分）

- 鶏ささ身 …… 30g
- 酒 …… 小さじ½弱（2g）
- 塩 …… 少量
- カリフラワー …… 40g
- 玉ねぎ（薄切り）…… ¼個（30g）
- 生しいたけ（薄切り）…… 10g
- 豆乳 …… ¾カップ
- 水 …… ¼カップ
- パセリ（みじん切り）…… 少量
- a 酒 …… 小さじ1強（6g）
- a 塩 …… ミニスプーン1弱（1g）
- a こしょう …… 少量

作り方

1 ささ身は一口大のそぎ切りにし、酒と塩をふる。

2 カリフラワーは小房に分けて5分ほどゆで、湯をきる。

3 なべに水を入れて火にかけ、煮立ったら1を加える。肉の色が変わったらアクを除き、2、玉ねぎ、生しいたけを加え、やわらかくなるまで煮る。豆乳とaを加え、ひと煮立ちしたら火を消す。

4 器に盛り、パセリを散らす。

よく噛《か》んで食べたい具だくさんスープ

根菜と豆のスープ

1人分	エネルギー	たんぱく質	脂質	食塩相当量
	109 kcal	5.7 g	3.3 g	1.7 g

材料（1人分）

- れんこん・玉ねぎ …… 各30g
- にんじん・ごぼう …… 各20g
- 大豆（水煮缶詰め・缶汁をきる）…… 20g
- さやいんげん …… 10g
- 水 …… 1カップ弱（180g）
- 固形ブイヨン …… 2g
- 塩 …… ミニスプーン½
- こしょう …… 少量
- 粉チーズ …… 大さじ½
- オリーブ油 …… 小さじ¼

作り方

1 れんこん、玉ねぎ、にんじん、ごぼうはそれぞれ1cm角に切る。

2 さやいんげんは1cm長さに切り、色よくゆで、湯をきる。

3 なべに水、1、大豆、固形ブイヨンを入れて中火にかけ、ひと煮立ちしたらふたをして弱火で野菜がやわらかくなるまで煮る。

4 さやいんげん、塩、こしょうを加え、器に盛る。粉チーズをふり、オリーブ油を垂らす。

間食

一度に多く食べられないときは、間食を利用してエネルギーを補いましょう。口当たりがやわらかく、食材の味を生かした軽食やデザートを紹介します。

ぷるんとした食感のやわらかデザート

白桃のクラフティ

1人分	エネルギー	たんぱく質	脂質	食塩相当量
	145 kcal	3.1 g	7.0 g	0.1 g

材料（1人分）

白桃（缶詰め）……30g
- 卵（ときほぐす）……12g
- 牛乳……大さじ2
- 生クリーム……小さじ2
- 砂糖……大さじ½強（5g）
- 小麦粉……小さじ1

粉糖……小さじ⅔

作り方

1 白桃は一口大に切る。

2 ボールに卵、牛乳、生クリーム、砂糖を入れてよく混ぜる。小麦粉を茶こしで濾《こ》しながら加え、混ぜ合わせる。

3 耐熱容器に1を並べ、2を注ぎ入れる。トースターで火が通るまで10分ほど焼く。あら熱をとってから、冷蔵庫で冷やす。

4 食べるときに粉糖をかける。

POINT
缶詰めを使うと手軽で、食感がやわらかくて食べやすい利点も。缶詰めに甘味があるので、砂糖は少量で。

トースト約1枚分のエネルギーを確保

いちごのヨーグルトシェイク

1人分	エネルギー	たんぱく質	脂質	食塩相当量
	202 kcal	5.6 g	8.0 g	0.3 g

材料（1人分）

いちご……80g
バニラアイスクリーム……80g
プレーンヨーグルト（無脂肪タイプ）……50g
ミントの葉……少量

作り方

1 いちごはへたを除き、縦に4つに切る。

2 アイスクリームはミキサーにかけやすいよう、5分ほど常温におく。

3 ミキサーにいちご、アイスクリーム、ヨーグルトを入れて攪拌《かくはん》する。器に盛り、ミントの葉を飾る。

POINT
こくと酸味が好バランス。バナナ、キウイ、果物の缶詰め（パイナップル、桃、みかん）もおすすめです。

エネルギー補給に適したバナナを添えて

コーンフレーク入りヨーグルト

1人分	エネルギー	たんぱく質	脂質	食塩相当量
	139 kcal	3.3 g	1.6 g	0.5 g

材料（1人分）

コーンフレーク（全粒粉タイプ）……20g
バナナ……25g
ブルーベリー……10g
プレーンヨーグルト（無脂肪タイプ）……40g
はちみつ……小さじ½強（4g）

作り方

1 バナナは皮をむき、薄切りにする。

2 器にコーンフレークとバナナ、ブルーベリーを盛り、ヨーグルトとはちみつをかける。

POINT
コーンフレークの食感が苦手な場合は、ヨーグルトをかけて少し時間をおくと、食べやすくなります。

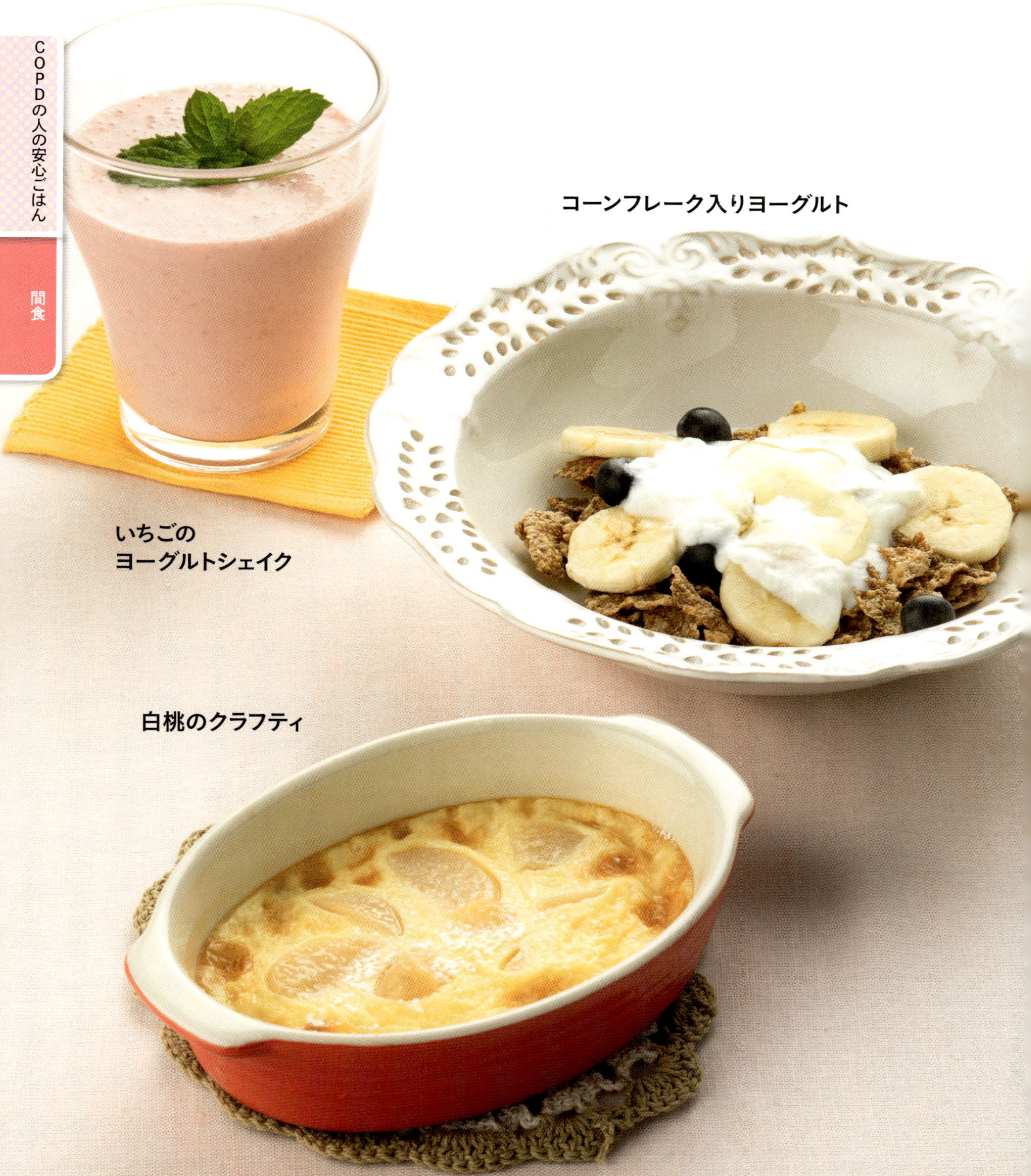

コーンフレーク入りヨーグルト

いちごの
ヨーグルトシェイク

白桃のクラフティ

電子レンジで作る簡単コンポートを添えて

バニラアイス りんごのコンポート風添え

1人分	エネルギー	たんぱく質	脂質	食塩相当量
	107 kcal	1.6 g	3.3 g	0.1 g

材料（1人分）

- りんご……38g
- 砂糖……小さじ1
- レモン果汁……小さじ$\frac{1}{2}$弱（2g）

バニラアイスクリーム……40g
シナモン（粉）……少量

作り方

1 りんごは薄切りにして耐熱容器に入れ、砂糖、レモン汁をふる。ラップをふんわりとかけて電子レンジで4分加熱する。そのままおいて味をなじませ、あら熱がとれたら、冷蔵庫で冷やす。

2 器にアイスクリームを盛って1を添え、シナモンをふる。

POINT
砂糖をふってレンジで加熱し、余熱で味をなじませる簡単レシピ。レモンの酸味が甘味を引き立てます。

バター風味でリッチな間食に

豆乳フレンチトースト

1人分	エネルギー	たんぱく質	脂質	食塩相当量
	227 kcal	8.7 g	7.8 g	0.7 g

材料（1人分）

食パン（8枚切り）……1枚（45g）

- 豆乳……$\frac{1}{5}$カップ（40g）
- 卵（ときほぐす）……25g
- 砂糖……小さじ1

バター……小さじ$\frac{3}{4}$（3g）
メープルシロップ……小さじ1

作り方

1 ボールに豆乳、卵、砂糖を入れて混ぜ合わせる（卵液）。

2 パンは4等分に切り、1に上下を返しながら浸す。

3 フライパンにバターをとかし、2を入れて弱火で焼く。焼き色がついたら裏返し、色よく焼く。

4 器に盛り、メープルシロップをかける。

POINT
卵液をしっかり吸わせて弱火で焼くのがポイント。表面はさくっ、中はやわらかな口どけに。

濃厚な味わいに心もおなかも大満足

チョコレートムース

1人分	エネルギー	たんぱく質	脂質	食塩相当量
	312 kcal	4.0 g	23.2 g	0.1 g

材料（作りやすい分量・4人分）

ミルクチョコレート（刻む）……120g

- 卵黄（ときほぐす）……16g
- 砂糖……大さじ1強（10g）

牛乳……大さじ2$\frac{2}{3}$

- 粉ゼラチン……小さじ$\frac{2}{3}$
- 湯……大さじ1$\frac{1}{3}$

ブランデー……少量
生クリーム（乳脂肪タイプ）……$\frac{1}{2}$カップ
ミントの葉……適量

作り方

1 ボールに卵黄と砂糖を入れ、混ぜ合わせる。

2 ゼラチンは湯にふり入れてとかし、ふやかす。

3 なべに牛乳を入れて人肌に温め、1に少しずつ加え混ぜる。なべに戻し入れ、弱火にかけてかき混ぜながらとろみをつける。火を消し、2を入れてとかす。

4 チョコレートをボールに入れ、3を茶こしで濾《こ》しながら加えてよく混ぜる。ブランデーを加える。

5 別のボールに生クリームを入れてゆるめに泡立て、4に加えてゴムべらでよく混ぜる。器に入れ、冷蔵庫で冷やす。ミントの葉を飾る。

POINT
この小さなデザート一つで、ごはん軽く1膳分のエネルギー、豚ロース肉約1枚分の脂質がとれます。

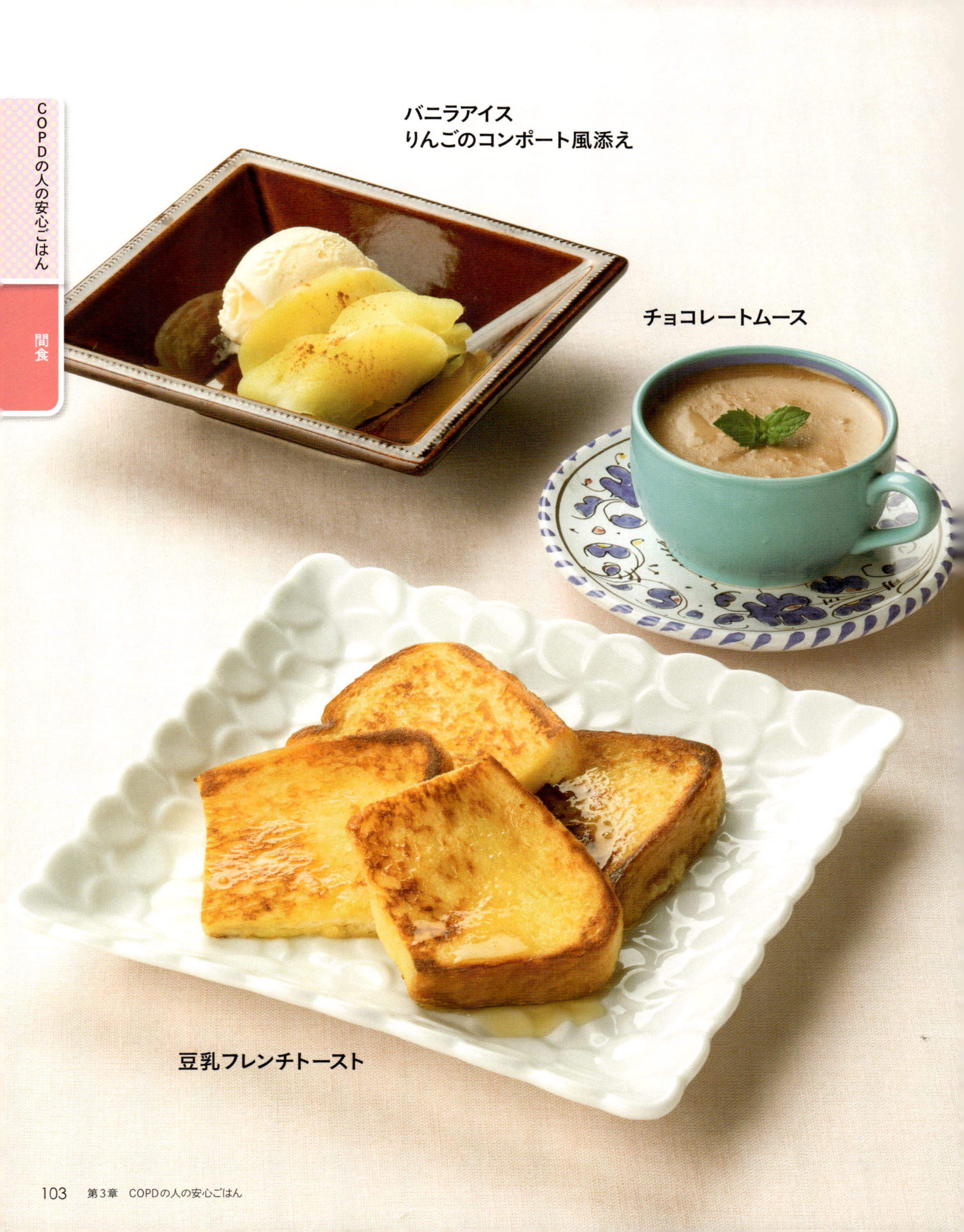

バニラアイス
りんごのコンポート風添え

チョコレートムース

豆乳フレンチトースト

風味が魅力の黒糖に相性のいい
きな粉をかけて

黒糖ゼリー

1人分	エネルギー	たんぱく質	脂質	食塩相当量
	93 kcal	2.7 g	1.2 g	0.1 g

材料（1人分）

黒糖（黒砂糖）……大さじ2強（20g）
水……½カップ
粉ゼラチン……小さじ⅔
湯……大さじ1⅓弱（18g）
生クリーム……小さじ1
きな粉……少量

作り方

1 粉ゼラチンは湯にふり入れてとかし、ふやかす。

2 なべに黒糖と水を入れて弱火にかけ、黒糖がとけたら火を消し、1を加えてとかす。

3 あら熱がとれたら平たい容器に流し入れ、冷蔵庫で冷やしかためる。

4 ゼリーを一口大に切って器に盛り、生クリームときな粉をかける。

POINT

ゼラチンでかため、つるんとのど越しのよいゼリー。食欲がないときも食べやすいデザートです。

甘じょっぱい味が食欲をそそる

みたらし団子

1人分	エネルギー	たんぱく質	脂質	食塩相当量
	202 kcal	2.8 g	0.3 g	1.7 g

材料（1人分）

白玉粉……20g
上新粉……10g
水……大さじ2
a しょうゆ……小さじ2
a 砂糖……大さじ2強（20g）
a 水……大さじ2
a かたくり粉……小さじ⅔

作り方

1 ボールに白玉粉と上新粉を入れ、水を加えて耳たぶのかたさになるまでこねる。

2 なべに湯を沸かし、1を5等分にして丸め、中央をへこませて入れ、ゆでる。浮き上がってきて、1分たったら冷水にとる。あら熱がとれたら水けをきる。

3 なべにaを入れて弱火にかけ、木べらで混ぜながらとろみがつくまで煮る（たれ）。

4 皿に団子を盛り、たれをかける。

POINT

白玉粉と上新粉を混ぜると、つるっとした口当たりと、もちもちとした食感の両方が楽しめる団子に。

アーモンドスライスがアクセント

スイートかぼちゃ

1人分	エネルギー	たんぱく質	脂質	食塩相当量
	138 kcal	2.7 g	6.4 g	0.1 g

材料（1人分）

かぼちゃ……50g
砂糖……小さじ2
バター……小さじ1（4g）
牛乳……大さじ1⅔
卵黄（ときほぐす）……3g
アーモンドスライス……2g

作り方

1 かぼちゃは耐熱容器に入れ、電子レンジで3分加熱する。フォークなどでつぶす。

2 1を熱いうちにボールに移し、砂糖、バターを入れてとかし、牛乳でのばす。

3 アルミカップ2個に分けて入れ、表面に卵黄を塗る。アーモンドスライスを半量ずつ並べ、180℃に熱したオーブンで5～6分焼く。

POINT

バター、アーモンドスライスは高エネルギー食品。少量ずつ加えることで、エネルギーをプラスします。

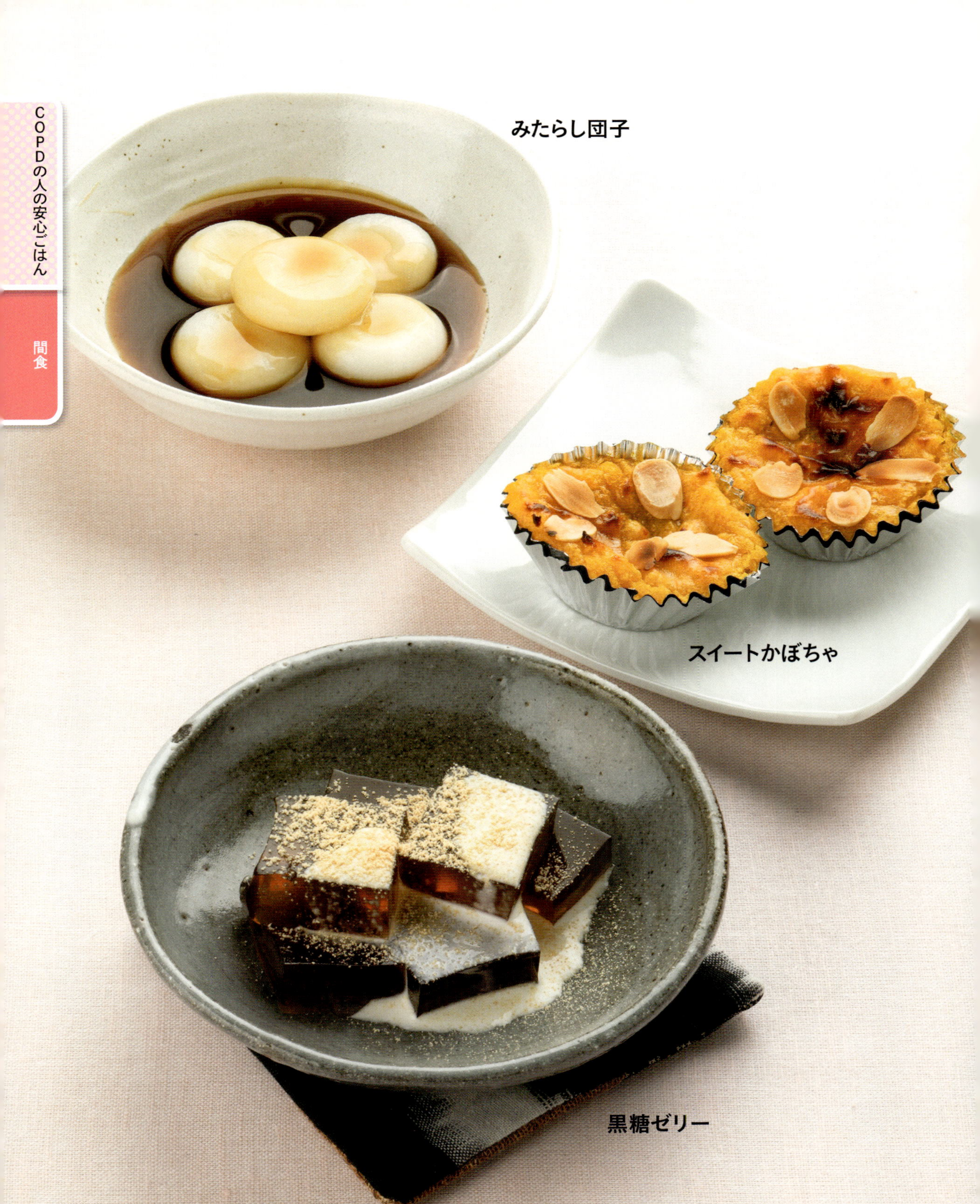
みたらし団子
スイートかぼちゃ
黒糖ゼリー

栄養成分値一覧

料理名	掲載（ページ）	エネルギー（kcal）	たんぱく質（g）	脂質（g）	コレステロール（mg）	炭水化物（g）	食物繊維総量（g）	カリウム（mg）	カルシウム（mg）	鉄（mg）	亜鉛（mg）	ビタミンA（レチノール活性当量）（μg）	ビタミンB_1（mg）	ビタミンB_2（mg）	ビタミンC（mg）	食塩相当量（g）
献立																
朝（とろりチーズのトマト入りオムレツの献立）	44	557	23.3	25.6	258	57.7	7.1	1044	328	3.0	3.2	359	0.38	0.70	71	2.8
昼（アジとタイのみそだれ丼の献立）	45	515	26.0	12.6	51	72.1	3.9	902	74	1.9	2.2	219	0.46	0.25	46	2.2
夕（豚肉のレモンしょうがソテーの献立）	45	638	29.4	21.0	68	79.6	6.7	1291	199	5.0	4.0	128	0.99	0.46	84	3.5
1日の合計		1710	78.7	59.2	377	209.4	17.7	3237	601	9.9	9.4	706	1.83	1.41	201	8.5
朝（サケのホイル包み焼きの献立）	46	568	28.6	14.8	86	80.4	9.2	1356	263	3.0	2.4	291	0.48	0.39	108	3.9
昼（天ざるうどん香味つけ汁の献立）	47	571	22.0	13.2	91	87.9	4.6	859	134	1.8	1.4	97	0.22	0.18	29	3.2
夕（タンドリーチキンの献立）	47	663	24.2	25.1	147	82.2	6.0	1093	164	2.7	3.2	195	0.44	0.38	53	1.8
1日の合計		1802	74.8	53.1	324	250.5	19.8	3308	561	7.5	7.0	583	1.14	0.95	190	8.9
朝（ふわふわ卵のサンドイッチの献立）	48	477	19.4	21.4	233	52.1	5.3	735	179	2.5	2.5	190	0.36	0.51	45	2.6
昼（ビーフストロガノフ&バターライスの献立）	49	659	24.0	22.1	66	88.0	5.7	1046	89	3.1	5.4	206	0.33	0.37	85	1.9
夕（焼きサバの野菜あんかけの献立）	49	689	33.7	17.2	59	95.6	7.8	1462	213	5.1	3.2	410	0.53	0.55	59	3.5
1日の合計		1825	77.1	60.7	358	235.7	18.8	3243	481	10.7	11.1	806	1.22	1.43	189	8.0

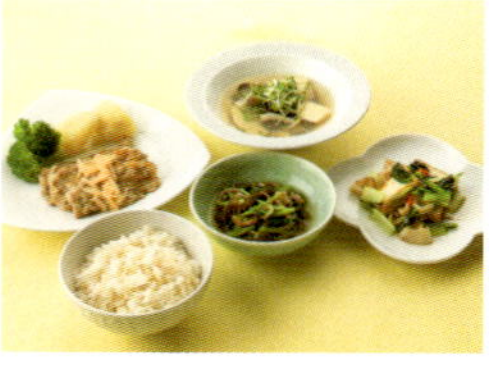

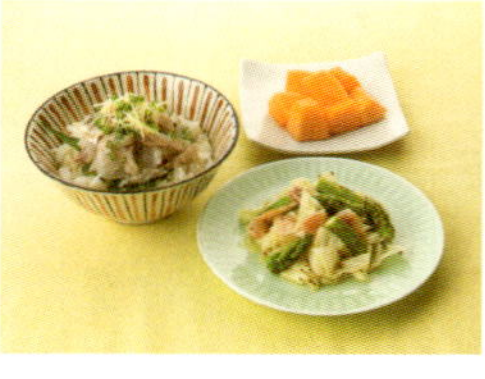

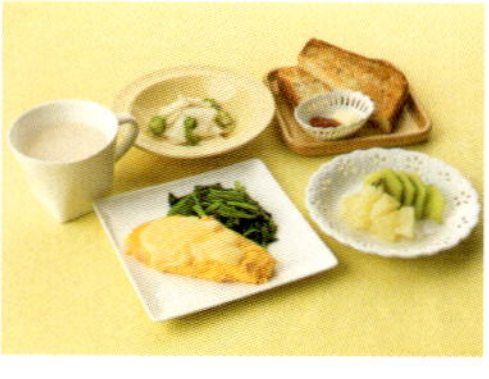

・文部科学省「日本食品標準成分表2015年版（七訂）」に基づいて算出しています。同書に記載がない食品は、それに近い食品（代用品）の数値で算出しました。
・特に記載がない場合は1人分（1回分）あたりの成分値です。
・市販品はメーカーから公表された成分値のみ合計しています。
・数値の合計の多少の相違は計算上の端数処理によるものです。

肉のおかず

料理名	掲載 (ページ)	エネルギー (kcal)	たんぱく質 (g)	脂質 (g)	コレステロール (mg)	炭水化物 (g)	食物繊維総量 (g)	カリウム (mg)	カルシウム (mg)	鉄 (mg)	亜鉛 (mg)	ビタミンA（レチノール活性当量） (μg)	ビタミンB1 (mg)	ビタミンB2 (mg)	ビタミンC (mg)	食塩相当量 (g)
豚肉のレモンしょうがソテー	50	223	17.1	12.3	59	10.3	2.0	564	18	1.1	1.8	53	0.74	0.22	56	0.7
鶏肉のから揚げ おろしポン酢しょうゆかけ	51	249	17.0	14.2	70	10.6	1.7	544	39	1.0	1.6	71	0.14	0.21	16	1.1
牛肉の冷しゃぶ中国風ソースかけ	52	260	19.7	16.8	54	6.9	2.5	599	42	1.8	4.4	51	0.15	0.26	11	1.6
チーズとレモン入りヒレカツ	53	312	22.1	15.3	110	19.4	2.3	460	96	1.4	2.1	48	0.99	0.30	31	1.4
牛肉の黒酢いため	54	227	17.9	12.0	55	9.6	2.6	439	30	2.0	4.1	15	0.10	0.23	25	1.3
ハンバーグのトマトチーズ焼き	55	336	19.2	22.6	121	11.1	2.3	487	124	1.9	3.6	100	0.37	0.33	26	0.8
タンドリーチキン	56	220	13.8	14.3	67	6.6	1.3	391	75	1.2	1.4	69	0.13	0.19	6	0.9
肉団子とキャベツのスープ煮	57	339	17.5	22.1	113	15.3	2.9	578	68	2.0	3.5	110	0.36	0.33	25	1.6
鶏肉とたっぷり野菜の八宝菜風	58	209	13.3	10.1	53	14.8	2.7	521	53	0.9	1.4	126	0.14	0.20	19	1.6
牛肉の赤ワイン煮 温野菜添え	59	301	19.2	12.8	59	18.2	3.9	859	46	2.0	4.3	276	0.19	0.30	28	0.8

魚介のおかず

料理名	掲載 (ページ)	エネルギー (kcal)	たんぱく質 (g)	脂質 (g)	コレステロール (mg)	炭水化物 (g)	食物繊維総量 (g)	カリウム (mg)	カルシウム (mg)	鉄 (mg)	亜鉛 (mg)	ビタミンA（レチノール活性当量） (μg)	ビタミンB1 (mg)	ビタミンB2 (mg)	ビタミンC (mg)	食塩相当量 (g)
焼きサバの野菜あんかけ	60	236	18.1	13.5	49	8.7	1.2	400	21	1.3	1.2	70	0.21	0.30	7	1.2
イワシのかば焼き きゅうりのごま酢あえ添え	61	287	16.0	16.2	47	14.9	1.5	381	109	2.3	1.4	20	0.07	0.33	7	1.3
シタビラメのムニエル アーモンドソース	62	271	18.6	15.3	77	14.3	2.7	531	74	0.8	0.9	80	0.12	0.24	24	0.7
ブリのしょうが煮 葉ねぎのぬた、ズッキーニのソテー添え	63	275	16.8	17.4	50	9.3	1.7	480	36	1.4	0.7	110	0.20	0.31	18	1.4
サケのホイル包み焼き	64	137	14.6	5.2	37	6.0	1.5	388	37	0.5	0.4	54	0.19	0.12	53	1.3
マグロとホタテのアボカドあえ	65	213	22.0	10.2	39	8.4	2.9	777	20	1.3	1.3	57	0.11	0.18	11	1.1
エビカツ せん切りキャベツ添え	66	265	21.1	11.6	233	17.2	1.8	454	97	2.3	1.5	54	0.11	0.15	24	1.0
サケときのこのクリーム煮	67	287	24.0	15.4	69	10.6	3.6	751	87	1.3	1.2	85	0.28	0.38	38	1.3
メカジキのから揚げマリネ	68	242	16.8	12.3	58	15.0	1.1	545	25	0.6	0.8	79	0.13	0.11	24	1.0
サワラのソテー ゆずこしょうソースかけ ブロッコリーのチーズ焼き添え	69	241	18.7	15.5	57	5.0	2.0	582	41	1.1	1.2	69	0.14	0.39	67	1.6

卵のおかず

料理名	掲載 (ページ)	エネルギー (kcal)	たんぱく質 (g)	脂質 (g)	コレステロール (mg)	炭水化物 (g)	食物繊維総量 (g)	カリウム (mg)	カルシウム (mg)	鉄 (mg)	亜鉛 (mg)	ビタミンA（レチノール活性当量） (µg)	ビタミンB1 (mg)	ビタミンB2 (mg)	ビタミンC (mg)	食塩相当量 (g)
ゆで卵のポテトグラタン	70	284	14.7	15.0	238	21.9	2.6	728	129	1.6	1.7	130	0.36	0.46	60	1.6
レンジカニ玉	71	142	9.2	7.3	213	7.8	0.2	157	57	1.1	0.7	106	0.03	0.25	1	1.5
アサリとわらびの卵とじ	72	141	14.1	6.0	237	6.3	2.5	199	76	10.2	2.0	126	0.06	0.33	7	1.1
とろりチーズのトマト入りオムレツ	73	220	13.7	16.2	238	3.7	1.4	468	168	1.9	1.8	292	0.18	0.45	24	1.6
にらと豆腐の卵いため	74	297	17.6	19.0	225	11.2	1.9	559	141	2.5	2.1	222	0.27	0.38	10	1.4
ゆで卵の肉包みの照り焼き 小松菜とにんじんのナムル添え	75	231	16.6	11.0	236	12.8	1.3	528	125	2.8	1.7	275	0.47	0.41	21	1.7

豆腐のおかず

料理名	掲載 (ページ)	エネルギー (kcal)	たんぱく質 (g)	脂質 (g)	コレステロール (mg)	炭水化物 (g)	食物繊維総量 (g)	カリウム (mg)	カルシウム (mg)	鉄 (mg)	亜鉛 (mg)	ビタミンA（レチノール活性当量） (µg)	ビタミンB1 (mg)	ビタミンB2 (mg)	ビタミンC (mg)	食塩相当量 (g)
辛くない麻婆豆腐	76	289	18.6	16.0	31	15.9	2.6	570	127	2.6	2.4	11	0.50	0.21	7	1.7
豆腐の中国風サラダ	77	237	13.6	16.3	12	8.5	2.4	606	106	2.0	1.2	40	0.42	0.19	18	1.5
かりかり豆腐のおろし煮	78	241	14.1	13.1	15	15.8	2.6	532	180	2.3	5.2	14	0.18	0.18	8	1.6
豆腐とサクラエビのとろみ煮	79	146	10.1	6.3	21	11.2	1.6	279	159	1.3	0.9	10	0.13	1.00	13	1.3

ごはん・パン・めん

料理名	掲載 (ページ)	エネルギー (kcal)	たんぱく質 (g)	脂質 (g)	コレステロール (mg)	炭水化物 (g)	食物繊維総量 (g)	カリウム (mg)	カルシウム (mg)	鉄 (mg)	亜鉛 (mg)	ビタミンA（レチノール活性当量） (µg)	ビタミンB1 (mg)	ビタミンB2 (mg)	ビタミンC (mg)	食塩相当量 (g)
ウナギのかば焼きの混ぜ寿司	80	467	19.1	15.2	138	61.7	2.3	337	146	1.3	3.0	928	0.60	0.50	3	1.8
天ざるうどん 香味つけ汁	81	439	19.9	11.5	86	60.2	2.6	444	62	1.3	1.1	81	0.13	0.10	10	3.2
ふわふわ卵のサンドイッチ	82	300	11.9	13.0	217	32.8	3.4	202	52	1.8	1.6	94	0.15	0.27	0	1.5
ビーフストロガノフ＆バターライス	83	581	22.1	22.0	66	69.1	3.1	642	56	2.7	4.9	181	0.24	0.28	7	1.5
アジとタイのみそだれ丼	84	414	21.9	7.4	46	61.3	2.3	492	35	1.2	1.6	31	0.30	0.15	3	1.4
豚しゃぶのごまだれ冷やし中華	85	609	26.2	23.0	31	72.4	6.3	985	326	4.1	2.9	53	0.54	0.22	23	2.2
きのことベーコンのスパゲティ	86	459	14.2	15.7	8	64.1	4.7	470	22	1.8	1.9	17	0.35	0.20	8	1.2

料理名	掲載 (ページ)	エネルギー (kcal)	たんぱく質 (g)	脂質 (g)	コレステロール (mg)	炭水化物 (g)	食物繊維総量 (g)	カリウム (mg)	カルシウム (mg)	鉄 (mg)	亜鉛 (mg)	ビタミンA (レチノール活性当量) (μg)	ビタミンB1 (mg)	ビタミンB2 (mg)	ビタミンC (mg)	食塩相当量 (g)
厚揚げのあんかけ丼	87	436	16.1	13.3	0	61.0	2.5	410	302	3.6	2.4	85	0.28	0.11	12	1.3
スモークサーモンとクリームチーズのベーグルサンド	88	382	19.1	15.0	63	41.6	2.4	361	57	1.2	1.1	78	0.27	0.17	4	1.1
キャベツたっぷりのお好み焼き	89	456	21.4	22.2	213	39.9	2.8	574	169	1.6	1.7	51	0.35	0.23	35	1.5
野菜・海藻・芋のおかず																
大根とにんじんのしっとり煮	90	56	2.5	1.3	2	6.8	1.3	207	31	0.4	0.2	105	0.02	0.04	9	0.7
かぼちゃの小倉煮	90	90	1.9	0.3	0	20.1	2.5	257	11	0.6	0.3	165	0.04	0.06	22	0
コールスローサラダ	91	89	4.2	5.3	6	7.2	1.7	252	34	0.5	0.5	11	0.16	0.09	36	1.0
小松菜と鶏ささ身の煮浸し	91	40	5.1	0.2	10	3.6	1.3	433	106	1.9	0.2	157	0.07	0.11	28	0.6
かぶの和風サラダ	92	24	0.5	1.1	0	3.3	1.2	153	21	0.2	0.2	6	0.03	0.03	10	0.3
もずくと三つ葉のポン酢しょうゆあえ	92	12	0.6	0	0	2.3	1.2	168	17	0.5	0.1	18	0.02	0.03	4	0.7
れんこんと厚揚げのいため煮	93	114	4.9	6.5	0	9.0	1.2	309	115	1.7	0.4	52	0.08	0.06	22	0.8
トマトのタルタルソースかけ	93	102	2.8	7.6	68	6.3	1.3	246	24	0.7	0.3	78	0.06	0.09	14	0.2
野菜のメープルマリネ	94	36	1.4	0	0	8.1	1.5	244	22	0.3	0.4	20	0.04	0.05	60	0.3
さつま芋のきんとん	94	127	2.0	1.7	5	26.5	1.6	346	65	0.4	0.3	16	0.08	0.08	16	0
切り干し大根のきんぴら	95	59	2.7	2.2	12	6.9	1.6	266	40	0.3	0.3	42	0.05	0.05	1	0.7
キャベツとグリーンアスパラガスの粒マスタードいため	95	76	3.5	5.1	5	4.6	1.3	200	35	0.6	0.5	8	0.13	0.09	28	0.8
野菜のヨーグルト漬け	96	59	2.4	1.5	6	9.1	1.2	317	84	0.2	0.3	35	0.06	0.10	26	0.1
ほうれん草のピーナッツあえ	96	96	4.4	4.4	0	10.2	2.6	453	35	1.3	0.8	175	0.10	0.15	22	0.8
根菜とこんにゃくの含め煮	97	88	1.8	3.1	0	13.2	3.0	263	42	0.6	0.4	69	0.06	0.04	14	0.8
春菊とサクラエビのあえ物	97	33	5.6	0.4	49	2.7	1.6	305	167	1.2	0.4	190	0.06	0.10	12	1.1

料理名	掲載(ページ)	エネルギー(kcal)	たんぱく質(g)	脂質(g)	コレステロール(mg)	炭水化物(g)	食物繊維総量(g)	カリウム(mg)	カルシウム(mg)	鉄(mg)	亜鉛(mg)	ビタミンA(レチノール活性当量)(µg)	ビタミンB1(mg)	ビタミンB2(mg)	ビタミンC(mg)	食塩相当量(g)
汁物																
シジミのスープ	98	39	2.7	1.3	9	3.6	1.2	178	44	1.4	0.6	13	0.03	0.14	4	1.3
アボカドと玉ねぎのみそ汁	98	109	3.6	8.3	0	7.3	3.2	419	27	0.7	0.4	9	0.07	0.11	12	1.5
根菜と豆のスープ	99	109	5.7	3.3	3	15.0	4.3	379	91	0.9	0.8	150	0.07	0.06	19	1.7
鶏ささ身とカリフラワーの豆乳スープ	99	134	14.1	3.2	20	10.5	2.5	659	43	2.3	1.1	9	0.12	0.12	36	1.0
間食																
いちごのヨーグルトシェイク	100	202	5.6	8.0	48	27.8	1.1	373	186	0.3	0.7	64	0.09	0.25	50	0.3
白桃のクラフティ	100	145	3.1	7.0	66	17.2	0.5	96	47	0.3	0.4	68	0.03	0.11	1	0.1
コーンフレーク入りヨーグルト	100	139	3.3	1.6	5	28.8	1.1	185	51	0.3	0.3	17	0.04	0.07	5	0.5
豆乳フレンチトースト	102	227	8.7	7.8	111	30.0	1.1	169	38	1.2	0.9	53	0.06	0.14	0	0.7
バニラアイス りんごのコンポート風添え	102	107	1.6	3.3	21	18.6	0.6	126	62	0.1	0.2	24	0.03	0.08	4	0.1
チョコレートムース	102	312	4.0	23.2	93	20.5	1.2	171	104	1.0	0.7	140	0.07	0.18	0	0.1
みたらし団子	104	202	2.8	0.3	0	46.5	0.2	57	5	0.5	0.4	0	0.02	0.02	0	1.7
黒糖ゼリー	104	93	2.7	1.2	3	18.5	0.2	243	52	1.0	0.2	8	0.01	0.02	0	0.1
スイートかぼちゃ	104	138	2.7	6.4	53	17.9	2.0	282	45	0.5	0.5	210	0.06	0.12	22	0.1

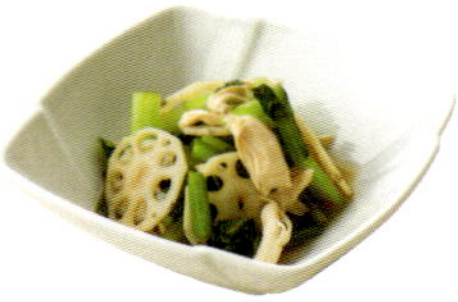

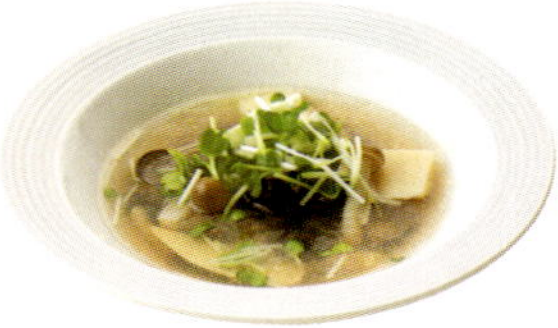

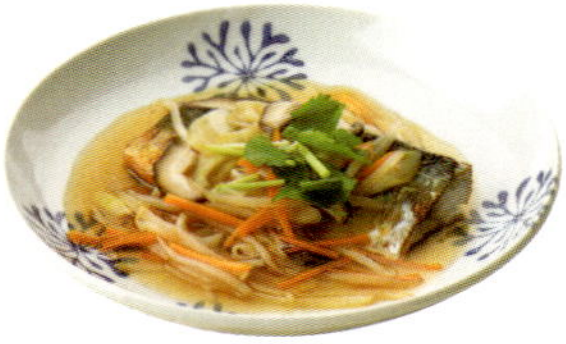

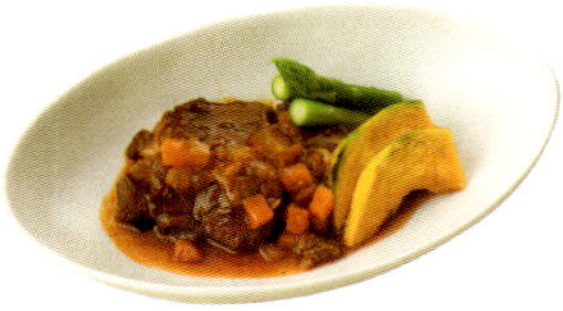

標準計量カップ・スプーンによる重量表（g） 実測値

食品名	小さじ（5mℓ）	大さじ（15mℓ）	カップ（200mℓ）
水・酒・酢	5	15	200
あら塩（並塩）	5	15	180
食塩・精製塩	6	18	240
しょうゆ（濃い口・うす口）	6	18	230
みそ（淡色辛みそ）	6	18	230
みそ（赤色辛みそ）	6	18	230
みりん	6	18	230
砂糖（上白糖）	3	9	130
グラニュー糖	4	12	180
はちみつ	7	21	280
メープルシロップ	7	21	280
ジャム	7	21	250
油・バター	4	12	180
ラード	4	12	170
ショートニング	4	12	160
生クリーム	5	15	200
マヨネーズ	4	12	190
ドレッシング	5	15	–
牛乳（普通牛乳）	5	15	210
ヨーグルト	5	15	210
脱脂粉乳（スキムミルク）	2	6	90
粉チーズ	2	6	90
トマトピュレ	6	18	230
トマトケチャップ	6	18	240
ウスターソース	6	18	240
中濃ソース	7	21	250
わさび（練り）	5	15	–
からし（練り）	5	15	–
粒入りマスタード	5	15	–
カレー粉	2	6	–

●あら塩（並塩）　ミニスプーン（1mℓ）＝1.0g
●食塩・精製塩　ミニスプーン（1mℓ）＝1.2g
●しょうゆ　ミニスプーン（1mℓ）＝1.2g

食品名	小さじ（5mℓ）	大さじ（15mℓ）	カップ（200mℓ）
豆板醤・甜麺醤	7	21	—
コチュジャン	7	21	—
オイスターソース	6	18	–
ナンプラー	6	18	–
めんつゆ（ストレート）	6	18	230
めんつゆ（3倍希釈）	7	21	240
ポン酢しょうゆ	6	18	–
焼き肉のたれ	6	18	–
顆粒だしのもと（和洋中）	3	9	–
小麦粉（薄力粉・強力粉）	3	9	110
小麦粉（全粒粉）	3	9	100
米粉	3	9	100
かたくり粉	3	9	130
上新粉	3	9	130
コーンスターチ	2	6	100
ベーキングパウダー	4	12	–
重曹	4	12	–
パン粉・生パン粉	1	3	40
すりごま	2	6	–
いりごま	2	6	–
練りごま	6	18	–
粉ゼラチン	3	9	–
煎茶・番茶・紅茶（茶葉）	2	6	–
抹茶	2	6	–
レギュラーコーヒー	2	6	–
ココア（純ココア）	2	6	–
米（胚芽精米・精白米・玄米）	–	–	170
米（もち米）	–	–	175
米（無洗米）	–	–	180

●胚芽精米・精白米・玄米1合（180mℓ）＝150g
●もち米1合（180mℓ）＝155g
●無洗米1合（180mℓ）＝160g

2017年1月改訂

◎ STAFF

- 料理作成・スタイリング／フード・アイ
- カバーデザイン／鈴木住枝（Concent,Inc）
- 本文デザイン・DTP ／春日井智子（ダグハウス）
- 撮影／岡田ナツ子
- イラスト／ michi
- 校閲／くすのき舎
- 編集／小森かおる

食事療法はじめの一歩シリーズ

「やせてきたね」といわれたら

COPD（慢性閉塞性肺疾患）の
安心ごはん

2019 年 11 月 30 日　初版第 1 刷発行

著者　福永興壱、鎌田浩史、鈴木和子、大木いづみ
発行者　香川明夫
発行所　女子栄養大学出版部
〒 170-8481　東京都豊島区駒込 3-24-3
電話　03-3918-5411（営業）
03-3918-5301（編集）
ホームページ　http://www.eiyo21.com
振替　00160-3-84647
印刷所　凸版印刷株式会社

ISBN978-4-7895-1887-1

Printed in Japan

著者プロフィール

◎病態監修

福永興壱（ふくなが・こういち）

医学博士。慶應義塾大学医学部呼吸器内科教授、呼吸器内科医。1994 年慶應義塾大学医学部卒業、同大学内科学教室研修医、同大学院内科学・呼吸循環器専攻を修了後、東京大学大学院生化学分子細胞生物学講座研究員、慶應義塾大学内科学教室専修医、独立行政法人国立病院機構南横浜病院医員、ハーバード大学医学部ブリガムウィメンズ病院博士研究員、慶應義塾大学医学部臨床助手、埼玉社会保険病院（現埼玉メディカルセンター）内科医長、慶應義塾大学医学部呼吸器内科・助教・専任講師・准教授を経て、現職。専門分野は呼吸器内科全般。特に喘息・慢性閉塞性肺疾患（COPD）、睡眠時無呼吸症候群を専門とする。

鎌田浩史（かまた・ひろふみ）

医学博士。慶應義塾大学医学部呼吸器内科助教、呼吸器内科医。2003 年慶應義塾大学医学部卒業。同大学内科学教室にて研修。その後、慶應義塾大学病院呼吸器内科、東京都済生会中央病院呼吸器内科、ボストン大学医学部呼吸器センター研究員、慶應義塾大学病院予防医療センターを経て、現職。専門分野は呼吸器内科全般。特に呼吸器感染症、間質性肺炎、慢性閉塞性肺疾患（COPD）を専門とする。

◎栄養指導・献立作成・栄養価計算

鈴木和子（すずき・かずこ）

元　慶應義塾大学病院食養管理室課長、管理栄養士。
現　東京家政大学非常勤講師、管理栄養士。

大木いづみ（おおき・いづみ）

慶應義塾大学病院食養管理室課長、管理栄養士。